眼科日间手术管理与实践

主　　编　瞿　佳　陈燕燕

编写秘书　陈华蓉

编　　委（按姓氏笔画排序）

干海琴　王晓幸　许笑若　许晶晶　李　谦　李　谨　李以跑
吴文灿　吴荣翰　张　茜　陈　慈　陈　蔚　陈　犇　陈天予
陈华蓉　陈张艳　陈彩芬　陈燕燕　郑美琴　郑雪怡　胡雅男
俞阿勇　施颖辉　姜爱芬　徐　栩　徐素梅　徐歌笛　高　正
涂云海　涂瑞雪　黄小明　黄小琼　梁远波　彭园园　谢晓眉
戴婷婷　瞿　佳

人民卫生出版社
·北京·

图书在版编目（CIP）数据

眼科日间手术管理与实践/瞿佳，陈燕燕主编. —北京：人民卫生出版社，2020.11

ISBN 978-7-117-30699-7

Ⅰ.①眼… Ⅱ.①瞿…②陈… Ⅲ.①眼外科手术 Ⅳ.①R779.6

中国版本图书馆 CIP 数据核字（2020）第 200870 号

人卫智网	www.ipmph.com	医学教育、学术、考试、健康，购书智慧智能综合服务平台
人卫官网	www.pmph.com	人卫官方资讯发布平台

眼科日间手术管理与实践
Yanke Rijianshoushu Guanli yu Shijian

主　　编：瞿　佳　陈燕燕
出版发行：人民卫生出版社（中继线 010-59780011）
地　　址：北京市朝阳区潘家园南里 19 号
邮　　编：100021
E - mail：pmph @ pmph.com
购书热线：010-59787592　010-59787584　010-65264830
印　　刷：三河市宏达印刷有限公司（胜利）
经　　销：新华书店
开　　本：787×1092　1/16　　印张：14
字　　数：341 千字
版　　次：2020 年 11 月第 1 版
印　　次：2020 年 12 月第 1 次印刷
标准书号：ISBN 978-7-117-30699-7
定　　价：108.00 元

打击盗版举报电话：010-59787491　E-mail：WQ @ pmph.com
质量问题联系电话：010-59787234　E-mail：zhiliang @ pmph.com

前　言

随着医学科学技术的快速发展,尤其是微创手术和麻醉技术的日臻成熟,日间手术医疗在国内外得到快速发展。如果说早期开展日间手术源自节约医疗费用和提高医院经济效益,解决床位不足等医疗资源问题的话,那现代日间手术医疗则更多关注高质量发展。2015年,国家卫生计生委办公厅和国家中医药局办公室制订了《进一步改善医疗服务行动计划》,创新医疗服务模式,满足医疗服务新需求,充分运用新理念、新技术,促进医疗服务高质量发展,保障医疗安全,进一步提升人民群众获得感。而日间手术就是通过不断改善的医疗和护理服务流程,选用有循证医学证据的围手术期优化的医疗技术和护理服务,将加速康复外科理念引入其中,并减少围手术期患者的应激反应,缩短患者住院时间,降低医疗成本;同时提高医疗资源的有效利用。

我院作为国内首批的眼科日间手术专科医院,建立了独立设置的日间手术中心,积累了一定的医疗质量控制和安全管理经验。但快速高效运转的日间手术医疗模式,也意味着更大的医疗风险,需要有更高水平的医疗技术、更完善的医院流程管理、更严格的医疗质量控制和患者安全保障,同时必须建立有信息化支撑的院前、院中和院后的全链条式的日间医疗管理体系。本书从眼科日间手术单元的设计与规划、眼科医疗流程改善、眼科日间手术准入与评估、眼科临床路径管理、日间手术麻醉管理、患者出院后随访管理等多方面阐述眼科日间手术管理与实践经验。希望本书能对广大临床医护工作者、医院管理人员,尤其是工作在日间手术中心的医护同仁们提高日间手术医疗服务水平和改善日间手术单元管理有所启发和帮助。

写作本书时正值新型冠状病毒肺炎肆虐期间,故特意增加了传染病流行期间日间手术单元管理相关内容。随着疫情常态化发展,希望能对医护同行的日常防护和医院感染管理提供借鉴。

本书是眼视光日间手术团队全体专家通力合作和集体智慧的结晶,编写过程中得到了人民卫生出版社的大力支持,陈艳、刘茹茹、蔡俊杰、江龙飞等老师协助本书校阅工作,在此,谨向他们致以诚挚的谢意!

医学发展日新月异,编者学识、水平有限,书中难免存在遗漏和不足,恳请广大同行多提宝贵意见,以利改进。

瞿佳

温州医科大学附属眼视光医院

2020.7.22 于　温州

目　录

第一章

日间手术的概述

日间手术(ambulatory surgery)源于 20 世纪 70~80 年代的英国。当时英国社会医疗资源严重不足,医疗服务的供需矛盾非常突出,医疗机构面临着效率提高的强大压力;而在医疗技术方面,随着外科微创化的发展和麻醉、护理技术的不断进步,日间手术应运而生。因为日间手术提供的医疗技术服务质量高,住院时间短,医疗费用少的优点,赢得了患者的满意和医疗、保险机构的青睐,随后美国、加拿大、英国等国家相继推广日间手术。目前,美国、加拿大的日间手术量已占医院总手术量的 80%~90%,瑞典、西班牙、葡萄牙等国家已达到 80% 以上,荷兰,英国英格兰、苏格兰在 70% 左右。我国从 20 世纪 80 年代开始探索日间手术模式,并逐渐成为改善医疗服务的重要举措,目前日间诊疗形式有日间手术、日间化疗、日间介入、日间血液透析,以及眼科日间手术等,虽然都是引用"日间"概念,但还是有各自的医疗规范和流程特点,有待进一步研究和探讨。

第一节　日间手术的定义

一、日间手术定义

日间手术模式最早是由苏格兰的小儿外科医生 Nicoll 于 1909 年提出的,起初并未得到广泛认同,日间手术的概念也比较模糊。直至 2003 年,国际日间手术学会(International Association for Ambulatory Surgery,IAAS)将日间手术(ambulatory surgery)定义为:患者在同一个工作日内完成手术或操作并出院的,不包括在门诊进行的手术或操作;但包含日间手术延续恢复者,特指在日间手术中心/单元接受手术或操作,需要过夜延续观察,次日离院的患者。中国日间手术合作联盟(China Ambulatory Surgery Alliance,CASA)于 2015 年 10 月 15 日在北京召开第三届全国日间手术学术年会上,正式将中国日间手术定义为:"日间手术指患者在一日(24h)内入、出院,并完成的手术或操作。"并做两点补充说明:一是日间手术是指有计划进行的手术或操作,不包括门诊手术;二是关于日间手术的延期住院患者,住院时间最长不超过 48h。

日间手术是基于微创外科、现代麻醉与复苏技术和全程、系统的整体护理发展为前提,并将加速康复外科(enhanced recovery after surgery,ERAS)理念引入其中,采用一系列有循证医学证据的围术期优化的医疗技术和护理服务,并建立以信息化为支撑的院前、院中和院后全链条式科学的流程设计,以减少围术期患者的应激反应,维持内环境稳定,从生理、心理、社会医学模式角度加快患者的康复,以缩短患者住院时间,降低医疗成本;同时提高医疗资源的有效利用。因此,与普通住院手术相比,日间手术模式有着更高的医疗技术和护理质量,及患者安全的要求。随着 ERAS 理念的不断提升和优化,未来会有更多、更复杂的手术可以通过日间手术模式实现;而日间手术也是 ERAS 追求的目标。

二、日间手术与门诊手术的区别

由于各国医疗体制和运行系统的不同,日间手术的定义和范畴在各国之间存在着一定的差异。从国内外的实施和文献来看,虽然有些国家的日间手术包含了门诊手术,但日间手术并非等同于门诊手术,主要有如下几方面的区别:①手术范畴不同:门诊手术通常仅限于常规短小、简单的手术,日间手术则是在微创外科和麻醉技术发展,将传统需要住院的中、小择期手术转向日间模式,即日间手术的范畴不包含或大于传统的门诊手术范围;②麻醉要求不同:传统的门诊手术中,主要以术者实施局部麻醉为主,麻醉医师参与较少;而日间手术需要麻醉医师的参与,各种麻醉方法、监测手段等在日间手术中发挥着必不可少的重要作用;③日间手术的术前准备、术后恢复要求更高,以及严格的出院评估和随访观察。

眼科日间手术也是如此,在眼科日间手术模式引入国内之前,对择期手术来说,患者的诊疗模式一直为门诊、住院两种固定模式,两种模式有着各自运行、诊疗的规则。眼科日间手术作为介于门诊、住院手术之间的诊疗模式,其诊疗方式更加灵活,也产生了与门诊诊疗、住院手术的上下有机连接。

第二节 日间手术的发展

一、国外日间手术的发展

1970 年,第一个独立设置的日间手术中心在美国出现。此后,日间手术如雨后春笋般地在世界各地涌现。1984 年,美国成立了日间麻醉学会国际组织,日间麻醉技术推动了日间手术快速增长,如腹腔镜胆囊切除术、疝修补术等已成为标准的日间手术并广泛开展。1985 年至 1994 年,择期手术中开展日间手术的比例在美国从 34% 增至 61%;美国日间手术的发展在历史上受第三方支付机构的影响较大。随着 20 世纪 80 年代初在美国实行的基于疾病诊断相关分组的预付费(diagnosis related groups system,DRGs)制度,促使医疗机构的服务由住院向非住院转移,这也进一步促进了日间手术的发展,日间手术的比例由 1985 年的 35% 增加至 2006 年的 90%。在美国,独立日间手术中心由 1983 年的 239 家,1993 年的 1 800 家,2003 年增加到 330 家,现在已经超过 4 000 家。

据统计,1982 年英国手术患者中约 1.51% 为日间手术病例。2000 年,英国卫生部门向各医疗机构提出,日间手术占择期手术比要达 75% 以上的目标,并投入经费制订日间手术实施指南,将社区医疗作为开展日间手术的配套等多项措施来支持和推动日间手术的开展。在一系列举措的推出后,英国的日间手术病种已由 1990 年的 20 个病种类型发展为 2001 年的 25 个病种类型,日间手术占择期手术的比例也由 1983 年的 1.5% 上升到了 2006 年的 65%。

1988 年,澳大利亚在医疗环境及支付制度的改革创新下,日间手术也得到大力推行,有超过70%的择期手术以日间手术方式开展。到1999年底,已有190家独立设置的日间手术中心;并于2002年增至234家,其中绝大多数为多个专科的日间手术中心,单一专科的较少。

新加坡政府也非常鼓励医院开展日间手术。截至2011年底,新加坡的日间手术占择期手术比已达到71%。新加坡政府对日间手术中心的院前、术中及术后护理都有非常明确的规定,并借助信息化技术,使新加坡日间手术的运转速度非常快,平均每间手术室每天可完成10~20例手术。

随着日间手术的发展,为提高日间手术质量控制及制定标准,各级各类的日间手术学会先后成立,最早成立的有美国的独立日间手术中心进展委员会。1995年,来自12个国家的协会共同组建成国际日间手术学会(International Association for Ambulatory Surgery,IAAS)在比利时注册。国际日间手术学会包括外科医生、麻醉师、护士和管理人员,提出的理念是:团队精神是日间手术取得成功的必备条件。2011年5月在丹麦首都哥本哈根召开的第九届日间手术国际会议上,丹麦卫生部部长在会议开幕式上的讲话中对IAAS的工作予以了高度评价。IAAS每两年举办一次国际会议,在欧洲、美洲、大洋洲、亚洲和非洲的许多国家进行日间手术政策管理、技术操作以及支撑系统的研究与交流,并积极向欧盟、世界卫生组织、经合组织等宣传、推广日间手术的益处和管理。现今IAAS成员包括24个国家和地区,主要以欧美国家为主。

二、国内日间手术的发展

我国日间手术的探索始于20世纪80年代,刚开始是以门诊手术称谓的,并以门诊手术的模式实施,如白内障摘除手术、腹股沟疝修补术、扁桃体切除术、乳腺良性肿瘤切除术等,而这些手术在国外都属于典型的日间手术。1991年香港成立医院管理局,致力于提供更优质的医疗服务,为推行日间手术发展创造了有利的条件。1999年成立了香港日间手术学会,2003年香港日间手术占所有外科手术的比例已经达到42.5%。武汉儿童医院从2001年开始针对儿童的4个病种实施日间手术;上海市第一人民医院从2002年开始实施日间手术;上海交通大学医学院附属仁济医院从2005年开始开展日间手术;2006年上海申康医院发展中心着手在上海6家医院试点日间手术,开放97张床位,当年完成3 000例日间手术,实施病种约50余种,涉及普外科、泌尿外科、妇产科、骨科、耳鼻咽喉科、眼科6个临床科室。经统计,开展日间手术的病种平均住院天数、平均术前待床日和平均医疗总费用与往年同期比较,分别下降了63.09%、63.41%和17.51%。据原国家卫生和计划生育委员会2014年调查,全国已有100多家医院开展日间手术,既有大型三甲综合医院,也有专科医院。

日间手术在我国虽然处于发展初期,但有着广阔的应用前景,这与当前国内医学技术的飞速发展,政府对医保和医疗费用的控制,以及患者的需求息息相关,随着疾病诊断相关分组的预付费(DRGs)制度的推行,医疗机构内部改革的动力将进一步释放。2012年3月,中国日间手术合作联盟成立,并制定了日间手术医生、患者及术式的准入标准、诊疗流程、建筑标准、病历书写标准等。中国于2013年5月正式加入该国际日间手术学会,成为第22个成员,标志着中国日间手术的发展正式步入国际组织。2015年10月第三届全国日间手术学术年会上,正式推出了中国日间手术的定义和56个首批推荐的日间手术术式。2015年5月6日,原国家卫生计生委、国家中医药管理局《关于印发进一步改善医疗服务行动计划的通知》

（国卫医发〔2015〕2号）中，特别提出要"推行日间手术"。同时，国务院办公厅《关于城市公立医院综合改革试点的指导意见》（国办发〔2015〕38号）也提出，在规范日间手术的基础上，逐步扩大纳入医保支付的日间手术。2019年国务院办公厅《关于加强三级公立医院绩效考核工作的意见》（国办发〔2019〕4号）中将日间手术占择期手术比例纳入考核指标。上述文件的出台，为我国日间手术的发展指明了方向，提供了政策保障。但也可以看到，由于我国开展日间手术的时间短，目前在日间手术的种类和数量上还没达到发达国家的水平。

第三节　眼科日间手术

一、眼科日间手术特点

眼科作为所有医院开展日间手术占比权重最大的专科，具有患者全身情况相对稳定，手术以显微手术为主、切口小、组织创伤少，手术时间相对较短，术中、术后出血风险相对较小，眼科感染概率低、并发症少的特点；而且大多眼科手术选用表面麻醉和（或）神经阻滞麻醉，是最适宜开展日间手术的专科之一。随着人口老龄化的进程、眼科诊治技术的提高，眼科患者的手术需求不断上升，而医疗资源的扩增远远跟不上人们需求的变化。

眼科手术日间化也是一种趋势。目前国家卫生健康委员会已批准开展的眼科手术共有24种，其中第一批有6种，即翼状胬肉切除联合组织移植术、外路经巩膜激光睫状体光凝术、睫状体冷凝术、超声乳化白内障吸除联合人工晶状体植入术、小瞳孔超声乳化白内障吸除联合人工晶状体植入术、超声乳化白内障吸除术。第二批有18种：上睑下垂修补术、外路小梁切除术、虹膜周边切除术、眼外肌手术后的修复术、眼外肌手术、玻璃体腔药物注射术、视网膜注气复位术、黄斑裂孔封闭术、黄斑前膜剥除术、内眦成形术、外眦成形术、眦成形术、睑内/外翻矫正术、泪道重建术+人工泪管置入术、泪小管探通术+人工泪管置入术、泪点重建术+人工泪管置入术、泪小管吻合术+人工泪管置入术、眼睑病损切除术。温州医科大学附属眼视光医院于2015年率先开展眼科日间手术病房，现日间手术的数量呈现稳步上升，2019年眼科日间手术占择期住院手术比例已达68%以上，并探索和建立了功能比较完善、设施比较齐全的眼科日间手术中心。

二、眼科日间手术的管理模式

眼科日间手术由于患者流量大、医疗护理质量要求高，应该有相对独立的运行体系，在组织机构、人员配备、基本设施和服务流程上都应有别于普通的病区或医疗中心。根据手术患者的床位来源和日间手术设置布局的不同，目前眼科日间手术有三种管理模式：即分散收治-分散管理模式，集中收治-分散管理模式，和集中收治-集中管理模式。①分散收治-分散管理模式，是将住院床位和手术部分完全依托于传统住院病区和中心手术室。根据日间手术专科的不同，从相应专科的病区中划出一定数量的床位，用来收治日间手术患者，并由所属专科的医护人员负责治疗、手术和护理；②集中收治-分散管理模式，是拥有独立设置的日间手术病房，日间手术可在传统手术中心完成，并由所属专科的医护人员负责治疗、手术和护理；③集中收治-集中管理模式，设有独立的日间手术中心，功能上包含有三个区，即综合服务区（患者及家属接待等候区、健康教育室、出入院办理等）、日间手术区、日间病房等，其中日间手术室可以单独设置,或在传统手术中心内设有日间手术的专用手术室。日间手术中心将各专科的日间手术进行统一收治、治疗和管理,患者的术前准备、手术操作、术后护理由日间病区的护理人员、全科医生和住院医生协作配合完成;日间手术中心有相对独立的组织架构和相对完整的物理空间,尽可能发挥日间手术中心的高质、高效、安全、便捷的功能,以提高患者的就医体验感。

第二章

眼科日间手术准入及标准

日间手术的准入制度是日间手术成功、安全开展的重要前提,日间手术的准入标准包括手术准入、医护人员准入、患者准入等多个方面,是医疗质量管理的重要环节。

第一节　日间手术病种及术式推荐

一、手术准入

由于日间手术患者在医院时间短,对医疗技术和临床护理都有着较高的要求,需要符合一定标准的手术才可纳入日间手术。日间手术选择的基本原则是:必须是比较成熟的医疗技术,在保证质量和安全的前提下进行。国际日间手术协会(International Association of Ambulatory Surgery,IAAS)提出的日间手术准入标准:只有术后症状,如疼痛、恶心、呕吐等能得到满意控制,术后短时间内患者能恢复进食、禁饮能力的手术才可作为日间手术。

一般情况下日间手术应满足以下条件:①临床诊断明确;②本院已开展成熟的术式;③手术风险小,术后并发症发生概率低;④术后气道受损风险小;⑤术后疼痛可用口服药缓解;⑥能快速恢复饮食能力;⑦不需要特殊术后护理;⑧术后经短暂恢复能够达到出院标准。

二、手术病种及术式推荐

眼科手术具有手术时间相对较短;患者一般全身情况较为稳定;以显微手术为主,切口小,术后并发症发生概率相对较低;术后恢复相对较快的特点。因此,大多数的眼科手术均适合开展日间手术。

为规范日间手术管理及发展,2016年原国家卫生计生委和人力资源社会保障部联合印发的《开展三级医院日间手术试点工作方案》(国卫医函〔2016〕306号)中,明确了首批日间手术病种及术式推荐目录,其中眼科为3个病种6个术式(表2-1-1)。

表2-1-1　国家第一批日间手术病种及术式推荐目录

疾病名称	ICD-10 编码	手术名称	ICD-9-CM3
翼状胬肉	H11.0	翼状胬肉切除组织移植术	11.32
难治性青光眼	H44.501	外路经巩膜激光睫状体光凝术 睫状体冷凝术	12.72

续表

疾病名称	ICD-10 编码	手术名称	ICD-9-CM3
老年性白内障	H25.901	白内障超声乳化吸除+人工晶状体植入术	13.71
		小瞳孔白内障超声乳化吸除+人工晶状体植入术	13.41
		白内障超声乳化吸除术	

部分省市也结合实际制定本省市的日间手术病种及术式推荐目录,如浙江省卫生和计划生育委员会于2017年印发《关于确定第一批日间手术试点医院、试点病种及术式的通知》(浙卫办医政〔2017〕7号)中,明确了浙江省的首批日间手术病种及术式推荐目录(表2-1-2)。

表 2-1-2 浙江省第一批日间手术病种及术式推荐目录

疾病名称	ICD-10 编码	手术名称	ICD-9-CM3
翼状胬肉	H11.0	翼状胬肉切除组织移植术	11.3
青光眼	H40-H42	外路经巩膜激光睫状体光凝术	12.73
	H44.5,Q15.0	睫状体冷凝术	12.72
老年性白内障和	H25	白内障超声乳化吸除+人工晶状体植入术	13.41、13.71
并发性白内障	H26.2	小瞳孔白内障超声乳化吸除+人工晶状体植入术	13.41
		白内障超声乳化吸除术	

2020年,国家卫生健康委印发了《第二批日间手术(操作)试点病种及术式推荐目录》(国卫办医函〔2019〕904号),确定了第二批日间手术/操作试点病种及术式推荐目录,其中眼科新增14个病种,18个手术/操作(表2-1-3)。

实际在临床实施的过程中,其他眼科手术如符合日间手术的基本条件,经医院相关管理组织机构讨论通过后,亦可纳入日间手术管理。

表 2-1-3 国家第二批日间手术/操作试点病种及术式推荐目录

疾病名称	疾病编码	手术名称	ICD-9-CM3 编码
上睑下垂	H02.400	上睑下垂修补术,用额肌法伴筋膜吊带法	08.32
青光眼	H40.200x002	外路小梁切除术	12.64
		虹膜周边切除术	12.1403
麻痹性斜视	H49.900	眼外肌手术后的修复术	15.6x00
麻痹性斜视/会聚性共同性斜视/散开性共同性斜视/垂直斜视/间歇性斜视/斜视,其他和未特指的/机械性斜视/斜视,其他特指的	H49.900/H50.000/H50.100/H50.200/H50.300/H50.400/H50.600/H50.800	眼外肌手术	15.1/15.2/15.3/15.4/15.5/15.9

续表

疾病名称	疾病编码	手术名称	ICD-9-CM3 编码
渗出性年龄相关性黄斑变性/黄斑视网膜变性,未特指/黄斑下新生血管形成/视网膜水肿/视网膜层间分离,未特指的	H35.300x011/H35.300x001/H35.012/H47.101/H35.700/H35.100	玻璃体腔药物注射术	14.7903
视网膜脱离或裂孔/孔源性视网膜脱离	H33.200x002/H33.304/H33.001	视网膜注气复位术	14.5903
黄斑裂孔	H35.303	黄斑裂孔封闭术	14.3901
黄斑前膜	H35.306	黄斑前膜剥除术	14.2900x002
	H02.800x014/H02.800x016	内眦成形术	08.5900x004
		外眦成形术	08.5900x005
		眦成形术	08.5902
睑内翻/瘢痕性睑内翻	H02.003/H02.000x004	睑内/外翻矫正术	08.41-08.49
泪小管阻塞/泪道阻塞	H04.505/H04.509	泪道重建术+人工泪管置入术	09.7300x004+09.7301+09.4404
		泪小管探通术+人工泪管置入术	09.4200+09.4404
泪小点狭窄	H04.500x009	泪点重建术+人工泪管置入术	09.7201+09.4404
陈旧性泪小管断裂	H04.801	泪小管吻合术+人工泪管置入术	09.7301+09.4404
眼睑或眼周区疾患/眼睑黄色瘤	H02.901/E78.200x001	眼睑病损切除术	08.2000x006

＊疾病名称和疾病编码对应疾病分类代码国家临床版 2.0;手术名称和 ICD-9-CM-3 编码对应手术操作代码国家临床版 2.0。

第二节　医护人员准入

一、医师准入

日间手术一般运转快,手术时间短,对于手术医师有着较高的要求。建立日间手术医师准入制度是加强日间手术管理,保证医疗质量与安全的重要内容之一。

（一）手术权限授权

设立医疗技术临床应用管理委员会负责统筹医疗技术管理,医疗管理职能部门负责具体事务管理。建立并落实医疗手术分级、各级医生手术资格的管理制度和手术权限制度,制定本院的手术分级目录。医疗技术临床应用管理委员会负责手术准入审批,由医师提出申请,经医疗管理职能部门资格审核后,提交至委员会讨论,医师现场答辩,由委员会讨论是否开放某项手术权限,结果进行公示。建立手术权限的再授权流程,获得手术权限后一段时间内对手术医师的能力再次进行评价,以确保其具有符合该项手术权限的临床技能水平。

(二) 日间手术医师准入标准

日间手术医师除获得相应的手术权限外,仍需满足以下条件:①原则上具有主治医师或高年资住院医师及以上职称;②具备良好的医德和较好的医患沟通能力;③临床能力较强,相关手术操作技术熟练并已完成一定数量,而且具有丰富的处理手术相关并发症的能力;④熟悉日间手术相关的管理制度。

二、护士准入

日间手术单元的护士需在短时间内完成患者的术前宣教、术前准备、手术转运、术后护理、术后宣教等一系列工作,工作节奏较快,需要具备一定的准入条件:①接受过日间手术护理的相关培训,熟练掌握日间手术病房疾病护理常规;②具备常用护理技能和急救技能;③具备较强的专科护理知识;④具有较为丰富的围术期护理经验;⑤具备良好的沟通能力和突发事件的应对能力;⑥具备较好的健康教育能力;⑦熟悉日间手术相关的管理制度。

第三节　患 者 准 入

实施患者准入制度是保证日间手术医疗质量与安全的重要保障措施之一,可以较大程度降低患者术后并发症的发生率、非计划再次手术率、当日手术取消率、患者爽约率、日间转普通住院率以及提高患者的满意度。日间手术的患者准入是经过手术医师团队、日间病房医护团队、手术室麻醉团队多方讨论后制定的,主要包括病种与术式、患者年龄、全身情况及ASA(American Society of Anesthesiologists,ASA)病情分类及患者及家属的意愿度等决定的,在实施过程中还可根据实际情况不断进行调整。

一、病种与术式

患者的病种与术式符合日间手术准入要求,疾病临床诊断明确,没有严重的相关并发症及合并症,且术前评估符合日间手术要求,术前准备工作已完成。

二、患者年龄

日间手术患者年龄限制目前尚无定论。眼科手术老年患者占比高,随着年龄的增长,血流动力学、凝血功能等可能发生改变,基础性疾病的患病率有所升高,但这些并不会必然导致有害结果,也不是手术的绝对禁忌证,因此,需要根据患者的自身意愿以及全面的评估后综合考虑。

三、全身情况

(一) 肥胖

肥胖在西方社会越来越普遍,肥胖患者的日间手术标准也一直受到关注。肥胖会增加围术期并发症的发生率,重度肥胖、体质指数大于40被认为是日间手术的禁忌,在特殊情况下必须进行详细的个体评估。体质指数的计算公式为体重(kg)除以身高(m)的平方。正常的体质指数为18.5~25,体质指数在25~30之间为超重,体质指数大于30为轻度肥胖,体质指数大于 35 为中度肥胖,体质指数大于 40 为重度肥胖。

(二) 全身疾病

老年患者在眼科手术中占有较高的比例,慢性基础性疾病如高血压、糖尿病等的患病率较高。

1. 血压升高　如果术前血压控制不佳,则对术中血压下降的耐受力相对差,容易导致冠状动脉供血缺乏及心肌缺血,直接影响心脏功能;术前血压波动较大或过高,不仅增加术中以及术后出血概率,还会影响术后伤口的愈合,也有可能引起脑血管意外、肺栓塞、消化道出血等并发症。因此,良好的血压控制是日间手术顺利开展的必要条件之一。在高血压的诊断方面,需要多次重复测量血压,注意不要以术前的一次测量偏高为准。因为术前的心理紧张,容易导致患者的血压升高。如果患者血压偏高,需要进一步评估,并进行积极稳妥的处理,以保证患者手术安全。

2. 血糖升高　糖尿病虽然不是手术的禁忌证,但手术的应激反应可以使胰岛素拮抗激素,如皮质醇、儿茶酚胺等分泌增加,引起血糖升高。血糖控制不良会增加患者术后的感染率和死亡率,延长伤口愈合时间、术后恢复不佳以及住院时间延长等不良事件的发生率,因此血糖的控制对于手术是否成功和患者的生命安全有着至关重要的作用。

3. 综合评估　术前应进行全身综合评估,如冠心病、肺部疾病、脑血管疾病、肾病等都是老年眼科手术患者的常见病,可以参考美国麻醉师协会(American Society of Anesthesiologists,ASA)病情分类(表 2-3-1),ASA 分类是一种对慢性病简易粗略的评估。原则上 ASA Ⅰ～Ⅱ级患者适合日间手术,ASA Ⅲ级患者必须经过非常严格的个性化评估,在其内科情况已严格控制的情况下方可考虑日间手术。

表 2-3-1　美国麻醉师协会(ASA)对患者病情的分级、分级标准和手术耐受力

分级	标准	手术耐受力
Ⅰ	体格健康,发育营养良好,各器官功能正常	麻醉和手术耐受力良好,麻醉经过平稳
Ⅱ	除外科病外,有轻度系统性疾病,无功能受限	
Ⅲ	重度系统性疾病,有一定的功能受限,但尚能应付日常活动	麻醉存在一定的危险
Ⅳ	合并严重系统性疾病,丧失日常活动能力,终身需要不间断的治疗	麻醉危险性极大,围术期死亡率高
Ⅴ	濒死患者,无论手术与否,均难以挽救患者生命	麻醉和手术异常危险,不宜行择期手术

如果有传染性疾病患者需要有专科会诊,并做好相关消毒隔离工作。

四、其他因素

日间手术患者除年龄、全身情况的考虑外,还需满足以下条件:①患者及家属愿意接受日间手术,对手术方式、麻醉方式理解并认可;②围术期有家属陪伴;③患者和家属对围术期护理内容有一定的理解能力,家属愿意并有能力协助患者日常生活,并在家中完成护理;④有联系电话并保持通畅,建议术后 72h 内居住场所距离医院不超过 1h 车程,便于随访和应急事件的处理。

第三章

眼科日间手术工作流程

眼科日间手术具有短、频、快的特点,工作流程的优化是流程管理的核心,通过信息化电子化的流程使得各部门、各环节的工作流程能够保持顺畅的衔接,又要能保证优先次序。

第一节 院前工作流程

日间手术院前工作流程包括入住病房前患者麻醉评估、术前评估及院前健康教育。

一、日间手术院前工作流程

（一）集中收治、集中管理院前工作流程（图 3-1-1）。

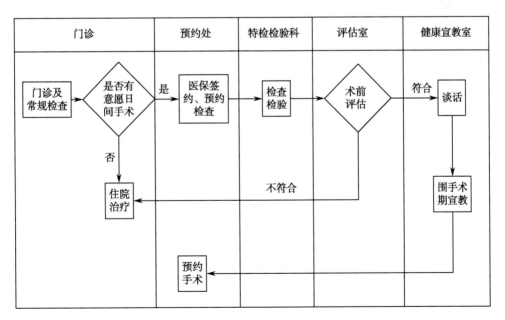

图 3-1-1 集中收治、集中管理

（二）分散收治、集中管理院前工作流程（图 3-1-2）。

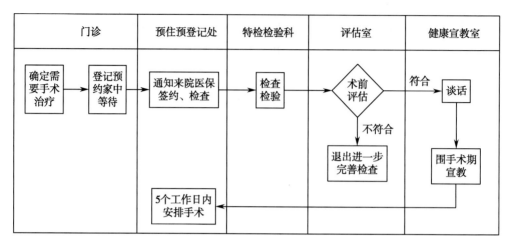

图 3-1-2 分散收治、集中管理院前工作流程

二、麻醉评估流程

通过麻醉评估来识别、评估、评价潜在的医疗风险以及医疗损伤，以进一步提高医疗服务质量（图 3-1-3）。

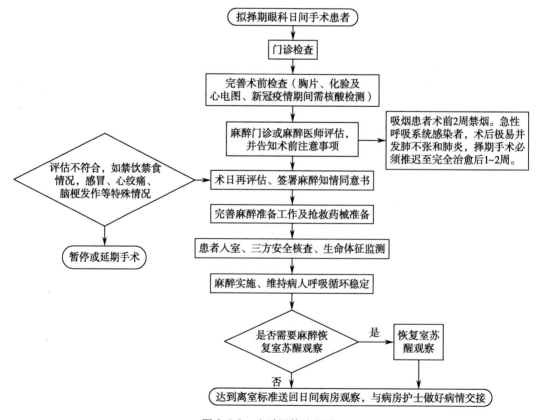

图 3-1-3 麻醉评估流程图

三、术前评估流程

医师按规定对进入日间手术的患者进行各项术前检查,并根据检查结果确定手术时间,指导患者做好接受日间手术之前的准备,包括预约流程和评估流程(图 3-1-4)。

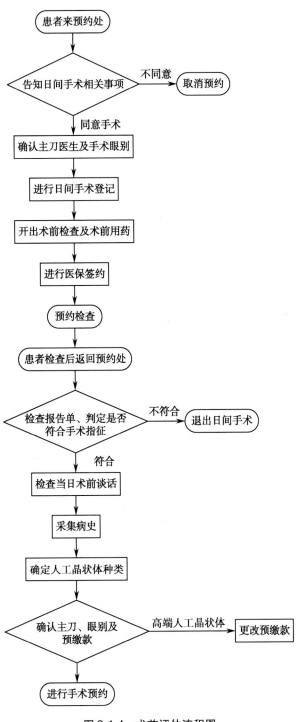

图 3-1-4 术前评估流程图

四、院前健康教育流程

护士对日间手术病房和日间手术过程作简要介绍,并针对患者及家属的生理、心理、文化、精神、社会的适应能力等方面进行评估后再讲解术前用药、自身准备等内容(图 3-1-5)。

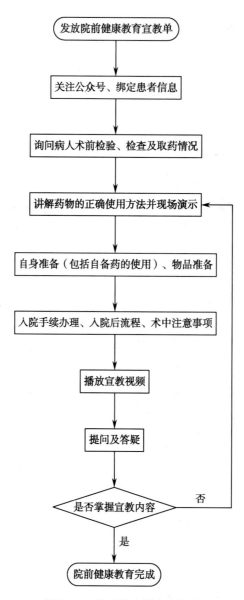

图 3-1-5　院前健康教育流程图

第二节　院中工作流程

日间手术病房院中工作流程包括患者入院流程、收患者流程、术前准备流程、手术流程、术后观察流程、出院时的病情评估流程、出院健康教育流程、出院流程和转科流程。

一、日间手术院中工作流程

(一) 集中收治、集中管理院中工作流程(图 3-2-1)

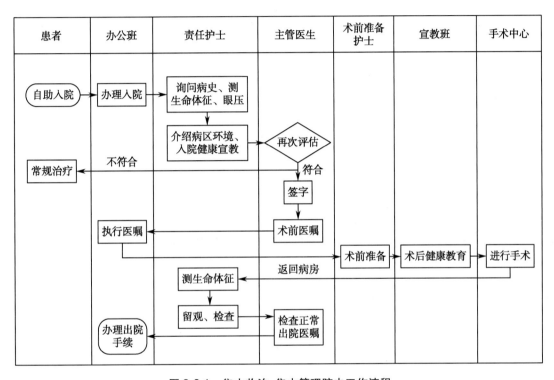

图 3-2-1　集中收治、集中管理院中工作流程

（二）分散收治、集中管理院中工作流程（图3-2-2）

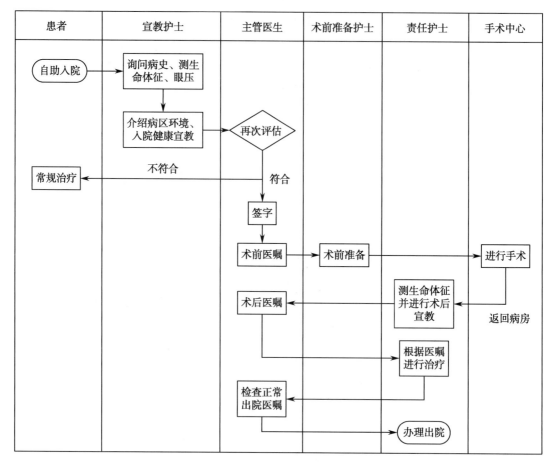

图 3-2-2 分散收治、集中管理院中工作流程

二、入院护理流程

患者按预约时间到达医院,工作人员协助其办理缴费、入院手续,并做好术前准备,等待手术安排(图 3-2-3)。

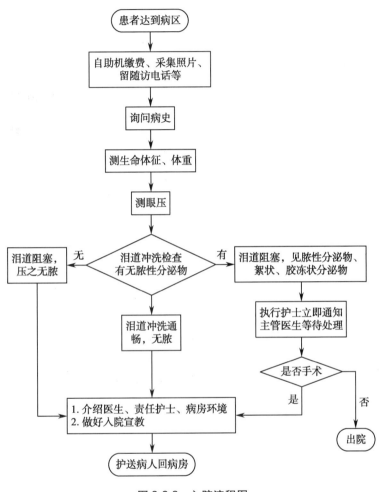

图 3-2-3 入院流程图

三、入院医疗流程

主管医师根据手术排程对患者及家属进行日间手术的基本流程和手术知情告知,做好手术标识,并下达手术医嘱。

（一）集中收治、集中管理收患者流程图（图3-2-4）

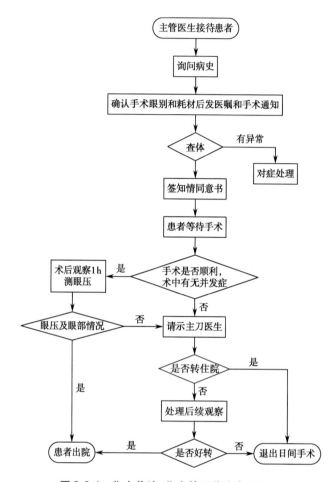

图 3-2-4　集中收治、集中管理收患者流程图

（二）分散收治、集中管理收患者流程图（图3-2-5）

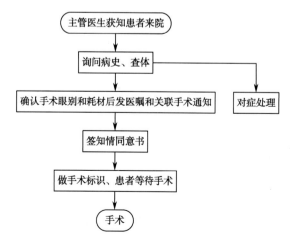

图 3-2-5　分散收治、集中管理收患者流程图

四、术前准备流程

指护士根据医嘱及手术时间对患者进行术前准备。

（一）集中收治、集中管理术前准备流程（图 3-2-6）

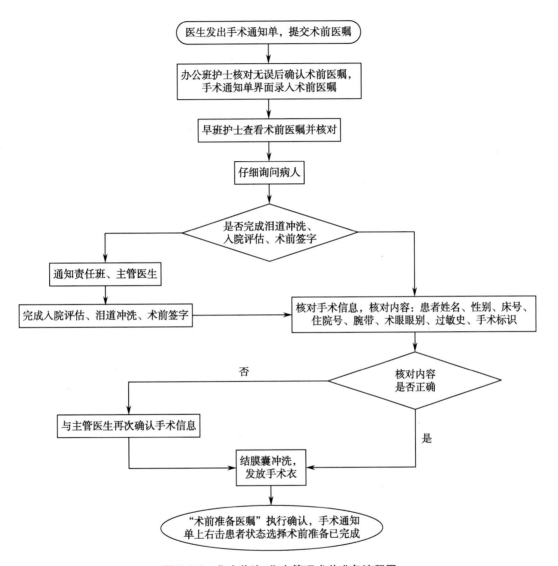

图 3-2-6 集中收治、集中管理术前准备流程图

（二）分散收治、集中管理术前准备流程图（图 3-2-7）

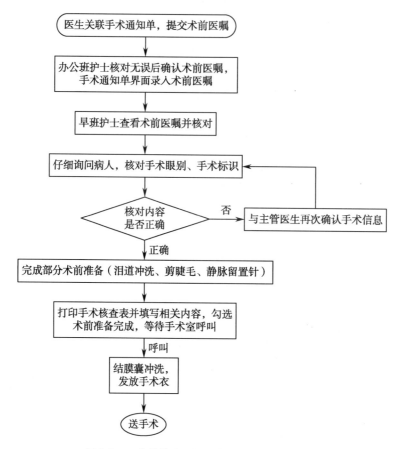

图 3-2-7　分散收治、集中管理术前准备流程图

五、手术当日工作流程

指病房护士接到手术室呼叫送手术的通知，患者由病房护士陪送至手术室，做好交接，由手术室护士接到指定手术间。麻醉师、主刀医师提前做好准备，准时实施手术。手术完成后，由手术室护士送患者回病房，与病房护士做好交接（图 3-2-8）。

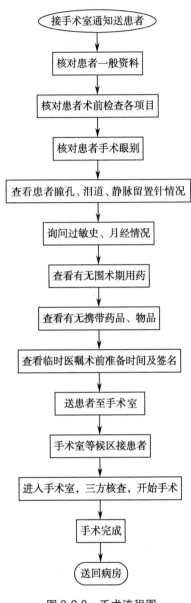

图 3-2-8　手术流程图

接手术室通知送患者

核对患者一般资料

核对患者术前检查各项目

核对患者手术眼别

查看患者瞳孔、泪道、静脉留置针情况

询问过敏史、月经情况

查看有无围术期用药

查看有无携带药品、物品

查看临时医嘱术前准备时间及签名

送患者至手术室

手术室等候区接患者

进入手术室，三方核查，开始手术

手术完成

送回病房

六、术后观察流程

主要是术后护理，了解患者采用的麻醉、手术方式、术中情况，监测生命体征和眼压，加强巡视，做好心理护理，让患者及家属安心、放心，根据病情及时做好护理记录。如果患者出现病情变化，及时汇报医师，根据医嘱做好护理。

（一）集中收治、集中管理术后观察流程（图 3-2-9）

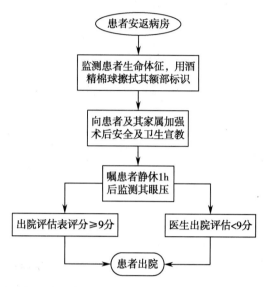

图 3-2-9 集中收治、集中管理术后观察流程图

（二）分散收治、集中管理术后观察流程（图 3-2-10）

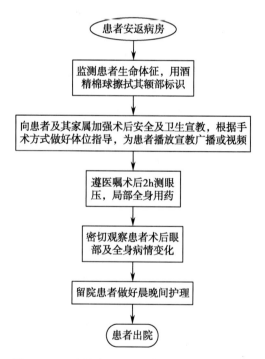

图 3-2-10 分散收治、集中管理术后观察流程图

七、出院评估流程

日间手术患者一般在一个工作日内出院,患者出院时主管医师对其进行病情评估,达到

出院指标者才能出院。

（一）集中收治、集中管理出院病情评估流程（图 3-2-11）

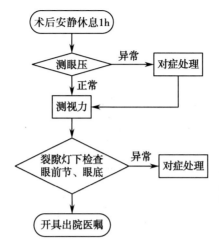

图 3-2-11　集中收治、集中管理出院病情评估流程

注：①眼前节存在碎核、晶状体脱位等，再次手术治疗；②眼底检查发现视网膜脱离患者需转科治疗

（二）分散收治、集中管理出院病情评估流程（图 3-2-12）

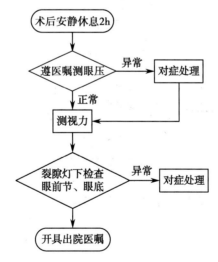

图 3-2-12　分散收治、集中管理出院病情评估流程图

注：术后发生并发症需进一步治疗手术的继续留院

八、出院健康教育流程

指健康管理师根据患者的手术方式对患者进行眼部上药方法的指导，及术后用药、用眼卫生、饮食、复查、运动和休息等知识的讲解。

（一）集中收治、集中管理健康教育流程（图3-2-13）

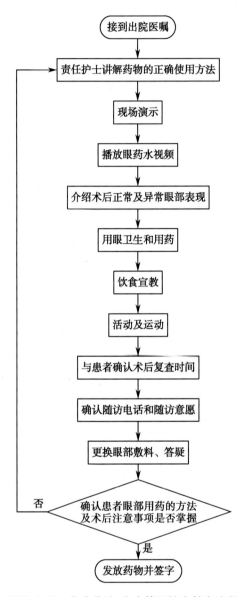

图 3-2-13　集中收治、集中管理健康教育流程

（二）分散收治、集中管理健康教育流程（图 3-2-14）

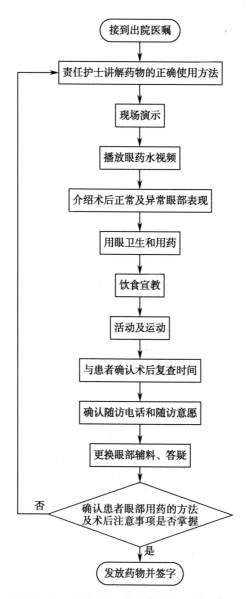

图 3-2-14　分散收治、集中管理健康教育流程

九、出院结算流程

根据出院医嘱,随时协助患者办理结账手续(图 3-2-15)。

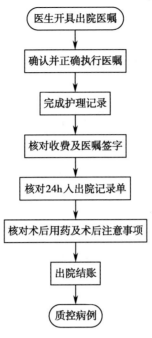

图 3-2-15　出院流程图

十、转科流程

根据评估结果,如果需要进一步观察或需要再次手术等情况,无法达到出院指标的患者,需转至专科病房进一步治疗(图 3-2-16)。

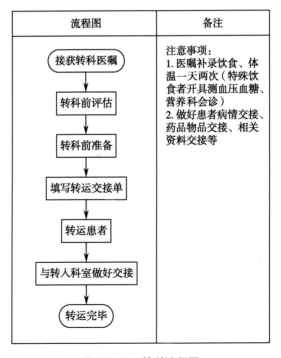

图 3-2-16　转科流程图

第三节　院后工作流程

一、术后随访及复查流程

（一）集中收治、分散管理术后随访及复查流程

患者手术出院后可能会碰到一些需要咨询的问题，同时医生也需要了解患者出院后的情况，有利于患者的安全和医患联系，因此术后的随访及复查很重要（图 3-3-1）。

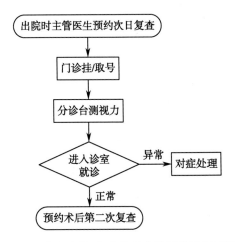

图 3-3-1　集中收治、集中管理术后随访及复查流程

（二）分散收治、分散管理术后随访及复查流程

手术当天来院，住院时间短，患者手术出院后会碰到一些问题需要咨询，同时医生也需要了解患者出院后的情况，有利于患者的安全和医患联系，系统规范的术后随访及复查是预住院病房开展日间手术的重要保障，是对术后护理的有效补充（图 3-3-2）。

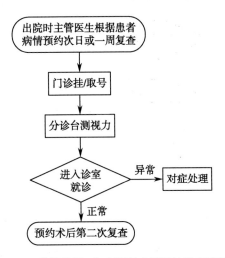

图 3-3-2　分散收治、集中管理术后随访及复查流程

二、术后电话回访流程

对于批量患者,可以利用互联网等信息技术进行一键拨号电话连线患者,实现优化高效的术后咨询及答疑医疗服务(图 3-3-3)。

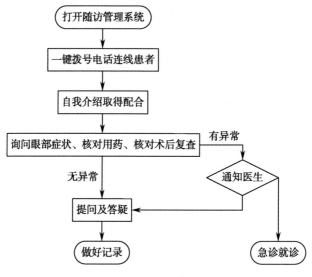

图 3-3-3 术后电话回访流程图

三、居家异常反应处理流程

对日间手术患者术后异常反应的及时应答、处理非常重要。电话随访可以起到定期指导、提醒、监督患者的作用,值班电话为患者的安全起到保驾护航作用(图 3-3-4)。

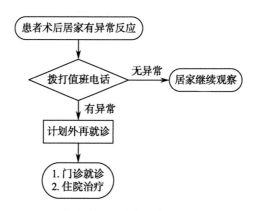

图 3-3-4 患者术后居家有异常反应处理流程图

四、非计划二次手术流程

指患者出院 30 天内因相同或相关疾病需计划外再次手术治疗,不包括原先计划好的手术(图 3-3-5)。

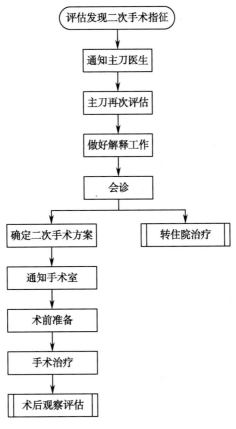

图 3-3-5　非计划二次手术流程图

第四节　日间手术患者异常事件处理流程

　　患者异常事件包括不良事件和安全隐患,前者指临床诊疗活动中或者医院运行过程中,发生的任何可能影响患者的诊疗、增加患者痛苦和负担并且可能引起医疗纠纷的事件,或者影响医疗工作的正常运行和医务人员人身安全的事件;后者指在诊疗活动中存在的可能影响患者安全的因素,且这种因素尚未造成不良后果。因此,要鼓励大家及时、主动、积极地报告影响患者安全的事故隐患或者潜在的风险,通过管理人员及时分析原因,采取相应措施,最大限度地避免类似事件发生,以达到持续改进医疗质量,减少医疗缺陷,确保安全医疗的目的。

一、不良事件上报流程

　　不良事件上报流程(图 3-4-1)。

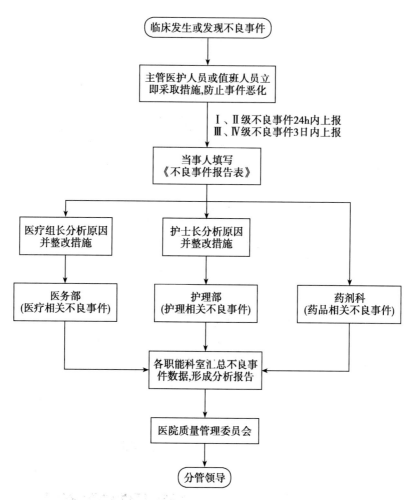

图 3-4-1 日间手术患者不良事件上报流程图

二、日间手术患者投诉处理流程

投诉处理流程:医院投诉管理作为构建和谐医患关系,创建平安医院,提升日间手术精细化管理水平,体现以患者为中心思想,不断健全和完善医院投诉管理,才能有效化解医患矛盾,维护患者合法权益,提高患者就医满意度(图 3-4-2)。

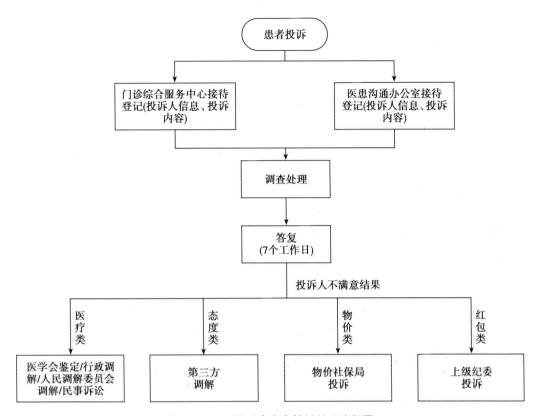

图 3-4-2　日间手术患者投诉处理流程图

第四章

眼科日间手术的组织框架

组织架构是指一个组织想要实现内部高效运转及获得良好绩效的先决条件,而人员结构管理是一切工作开展的首要因素。日间手术具有快捷、方便、安全、高效的特点,需要各流程科学合理,各环节无缝隙连接,团队成员配合默契。日间手术团队的运作不仅需要医疗与护理团队的密切合作,更需要科学的管理。因此,日间手术的开展对医院管理、医护团队提出了更高的要求。

第一节 医疗团队

眼科日间手术医疗团队主要包括手术医生、麻醉医生、病房医生及辅助人员等,医生主要负责相关日间手术患者的治疗、手术;麻醉医生主要负责完成日间手术的麻醉工作;辅助团队主要参与日常管理、协调医疗相关工作。

一、手术医生及助手职责

1. 在门诊筛选好患者,评估患者眼部及全身情况是否适合日间手术指征。

2. 负责日间患者的手术相关事宜,包括签署手术同意书、核查手术眼别及手术标识、术前风险评估、书写手术记录、术后特殊情况的交代、术后查房、术后复查及用药指导、术后随访、病历质量控制等。

3. 负责完成患者的手术。

二、麻醉医师的职责

1. 负责术前麻醉评估,包括术前禁饮禁食指导、麻醉风险谈话及签字等。

2. 实施麻醉,对术中有特殊要求的患者,做好监护工作。

3. 做好全麻术后的复苏工作。

4. 指导患者术后饮食等工作。

三、主管医生职责

1. 书写日间手术患者的入院病历。

2. 开具医嘱。

3. 负责术前眼别核查并做好术眼手术标识。

4. 负责术后病情观察,并处理患者在院期间与医疗相关的各种情况。

5. 负责出院前患者的出院评估。

6. 负责病程记录及开具诊断证明书等。

四、值班医师职责

(一) 院内值班医生职责

1. 负责管理日间手术患者在院期间的医疗安全,包括患者特殊、紧急情况的处理及帮助低年资医生解决患者在院特殊情况,如遇疑难问题及时请示上级医生。

2. 负责日间手术患者的院前眼科专科检查及术前评估,与研究生、医疗辅助人员共同完成《日间手术患者登记表》的填写;负责询问病史、开具检查单及晶状体价格选择。

3. 负责日间手术患者出院记录质控及签字。

4. 值班医生需坚守岗位,不得临时请假、迟到或脱岗,不得随便找人顶替,确有特殊情况时需经主任批准、签字,并交代工作后方可调换。

5. 值班医生若有事需暂时离开,须向护士说明去向,当日间手术患者有特殊情况需处理时,须 5min 之内到岗。

6. 值班医生需等到日间病房所有手术患者出院后方可下班。

(二) 院外值班医生职责

1. 值班时间为周一至周五 08:00～17:00 以外的时间。

2. 负责接听日间手术患者的应急电话,为日间手术出院患者提供远程应急咨询。

3. 做好值班记录,如有应急咨询应将患者的相关信息登记到《日间手术患者应急电话咨询汇总表》内并做好交接和汇报。

4. 值班期间应及时检查手机的充电情况,确保应急电话畅通。

5. 值班医师遇有特殊情况不能值班时,须经主任同意后方可相互调换值班。

五、医疗辅助人员职责

1. 向门诊患者介绍有关日间病房相关事项。

2. 与患者确认手术眼别和主刀医生。

3. 开具术前相关检查及术前用药。

4. 告知患者医保相关事项并进行医保签约。

5. 进行术前检查预约并告知患者检查当日流程及检查项目位置。

6. 确认检查报告单是否齐全并确认检查结果是否符合手术指征,不符合手术指征的(如血糖高,白细胞高等)联系患者告知先治疗基础疾病,待各项指标稳定后再行手术。

7. 进行术前谈话并回答患者所提出的问题。

8. 确定患者选择术中植入物,如人工晶状体种类等。

9. 预约患者住院时间并告知患者如何办理术前手续。

10. 发送手术通知单并进行人工晶状体选择。

11. 进行手术排程。

12. 对于临时要求取消手术患者进行退出日间手术操作。

第二节 护 理 团 队

眼科日间手术护理团队包括病房护理团队及手术室护理团队。病房护理团队的主要工作是为患者提供围术期系统化的整体护理及延伸护理;手术室护理团队的主要工作是配合手术医师、麻醉师完成手术任务。

一、病房护理团队职责

(一) 办公班护士职责

上班时间:08:00~15:00

1. 安排床位,核对新入院患者的身份并佩戴手腕带等。

2. 每日发送待消毒器械和物品申请。

3. 认真执行各项医嘱并确认,如有疑问及时询问医师,确认无误后方可执行。

4. 按医嘱收费,督促医师及时开具医嘱,防止漏收费、乱收费现象发生。

5. 核对手术患者费用,确保患者有足够的费用;若费用不够,及时催缴费用。

6. 每日确认联方和药盘,取回药品,补足所需的药品。

7. 及时处理后续医嘱,及时通知责任班护士执行。

8. 根据医嘱摆放围术期用药并签名。

9. 每日工作量确认一次。

10. 每日做好设备、仪器等的清洁消毒。

11. 与辅助班护士认真做好交接班。

(二) 早班职责

上班时间:08:00~15:00

1. 根据手术通知单,合理安排班内工作。

2. 每周一擦拭无菌柜。

3. 负责当天手术患者的术前准备。

4. 负责治疗室、治疗车及术前准备室的清洁。

5. 检查消毒物品的有效期。

6. 认真与责任班护士做好交接班,掌握患者的病情变化。

(三) 早1班职责

上班时间:07:30~14:30

1. 协助办公班护士安排床位,核对新入院患者的身份并佩戴手腕带等。

2. 根据手术通知单,打印当日手术排程清单,合理安排班内工作。

3. 协助早班护士完成术前准备。

(四) 责任班护士职责

上班时间:责任班1 08:00~15:00 责任班2 10:00~17:00

1. 接待新患者,介绍环境,做好护理评估。做好陪客管理,保持病房的清洁整齐。

2. 落实并检查基础护理(包括皮肤、指甲卫生等)。

3. 检查自备药物的落实情况。

4. 完成本组患者的特殊检查,对身体状况较差者,通知主管医师一起陪送。

5. 遵照医嘱及护理常规实施各项治疗、护理、检查等工作。

6. 负责接送手术患者,并做好宣教及术后护理。

7. 详细评估本组患者的心理、社会、家庭和文化程度等情况,有针对性地做好有效沟通和宣教。

8. 密切观察病情变化,如有异常及时通知主管医师,并做好护理记录。

9. 经常巡视病房,及时发现患者的需求,给予帮助。

10. 按照护理文书书写规范,负责本组日间手术患者的护理书写。

11. 负责本组住院、出院病历的质控。

（五）辅助 1 班职责

上班时间:07:30~14:30

1. 在责任护士的指导下工作。

2. 接待新患者,做好入院宣教及卫生处置。

3. 经常巡视病房,协助做好陪护管理,保持病室安静。

4. 协助责任班护士完成本组患者的一切治疗和护理,在责任护士的指导下正确执行医嘱。

5. 接送手术患者,测量患者术后生命体征,做好术后护理。

6. 认真与责任班护士做好交接班,掌握患者的病情变化。

7. 经常巡视病房,协助责任班护士做好本组患者的基础护理,了解患者的需求,及时满足生活所需。

8. 做好各种物品、药品、器械的清点工作,并做好登记,做到账物相符。

9. 做好冰箱管理,查看温度并登记,如发现冰箱温度异常及时处理,冰箱内壁结冰时及时除霜、记录。

10. 每日做好血糖仪的检测。

（六）辅助 2 班职责

上班时间:10:00~17:00

1. 在责任护士指导下工作。

2. 根据医嘱及患者情况,办理出院手续,做好出院指导,整理出院病历。

3. 接待新患者,做好入院宣教及卫生处置。

4. 经常巡视病房,协助做好陪护管理,保持病室安静。

5. 协助责任班护士完成本组患者的一切治疗和护理,在责任护士的指导下正确执行医嘱。

6. 接送手术患者,测量术后生命体征,做好术后护理。

7. 认真与办公班护士做好交接班。

8. 查对办公班护士医嘱执行情况,核对办公班护士执行的医嘱及收费情况。

9. 认真执行各项医嘱,如有疑问及时询问医师,确认无误后方可执行,并进行医嘱执行确认。

10. 按医嘱收费,督促医师及时开具医嘱,防止漏收费、乱收费现象发生。

11. 核对手术患者费用,确保患者有足够的费用,若费用不够,及时进行催缴费用。

12. 及时处理后续医嘱,及时通知责任班护士执行。

13. 根据医嘱摆放围术期用药并签名。

14. 认真与责任班护士做好交接班,掌握患者的病情变化。

15. 经常巡视病房,协助责任班护士做好本组患者的基础护理,了解患者的需求,及时满足生活所需。

(七) 帮班职责

上班时间:15:00～19:00

1. 认真与早班做好交接班,做好15:00之后手术患者的术前准备。

2. 认真与辅助2班做好交接班,根据患者情况,办理出院手续,做好出院指导。

3. 核对辅助2班执行的医嘱及收费情况。

4. 认真执行并确认各项医嘱,如有疑问及时询问医师,确认无误后方可执行。

5. 按医嘱收费,督促医师及时开具医嘱,防止漏收费、乱收费现象发生。

6. 核对手术患者费用,确保患者有足够的费用,若费用不够,及时进行催缴费用。

7. 及时处理后续医嘱,及时通知责任班护士执行。

8. 整理出院病历。

(八) 晚班职责

上班时间:14:00～21:00

1. 接待新患者,做好入院宣教及卫生处置。

2. 经常巡视病房,做好陪护管理,保持病室安静。

3. 完成本组患者的一切治疗和护理。

4. 接送手术患者,测量患者术后生命体征,及做好术后护理。

5. 认真与责任班护士做好交接班,掌握患者的病情变化。

6. 经常巡视病房,做好患者的基础护理,了解患者的需求,及时满足生活所需。

7. 严密观察患者的病情变化,完成护理文书书写,并整理好出院病历。

8. 负责14:00之后出院患者的电话随访。

9. 做好治疗室的紫外线和空气消毒机消毒工作,并做好登记。

(九) 主班护士职责

上班时间:9:00～16:00

1. 根据当天手术患者的量,合理安排班内工作。

2. 整理患者出院带药。

3. 根据医嘱,分发出院带药,并教会患者眼部上药,做好出院宣教。

4. 清点和整理次日患者备药。

5. 做好上周手术患者的回访工作,并做好登记。

6. 做好14:00之前出院患者的电话随访工作。

7. 负责健康教育室的清洁消毒工作,保持整洁。

8. 整理归档病例。

二、手术室护理团队职责

(一) 洗手护士职责

1. 查看手术通知单,了解拟实施手术名称、麻醉方式及患者相关信息(过敏史、生化检查等）、手术特殊用物,必要时参加病例讨论,访视患者。

2. 备齐手术所需物品,包括无菌物品、外科洗手用品等。

3. 协助巡回护士安置患者、准备手术仪器设备等。

4. 铺好无菌台。

5. 执行并监督其他医护人员外科手消毒。

6. 检查手术器械性能、完整性。

7. 执行手术物品清点制度,与巡回护士共同清点台上物品。

8. 遵循无菌技术操作原则,协助手术医生进行手术区域皮肤消毒,铺置无菌单、戴无菌手套。

9. 与巡回护士连接好各种手术仪器及管件。

10. 关注手术进程,掌握手术步骤,提前准备并正确传递手术器械,及时擦拭器械上的血渍,传递前及使用后均需检查器械完整性。

11. 与巡回护士共同核对各类植入物的型号及数量,同时检查植入物的质量。

12. 监督手术医生对特殊器械包括电外科设备的安全使用。

13. 负责手术台上标本的管理,严格执行手术标本管理制度。

14. 监督手术台上人员的无菌技术操作,严格执行手术隔离技术。保持无菌区域干燥整洁、不被污染,如有或疑有污染立即更换。

15. 做好标准预防,正确传递锐器,防止发生锐器伤。如为特殊感染手术,按感染类别执行《医疗机构消毒技术规范》(WS367-2012)相关处理规定。

16. 术中原则上不调换洗手护士,特殊情况必须调换时,严格执行交接班制度,现场交接。

17. 协助手术医生包扎伤口,清洁手术区域皮肤。正确连接各种引流袋。

18. 正确处理手术标本。

19. 遵循垃圾分类原则,锐器应放置于锐器盒内。

20. 做好器械及管腔器械的预处理及整理,进行必要的交接。

(二)巡回护士职责

1. 查看手术通知单,了解拟实施手术名称、麻醉方式及患者相关信息(过敏史、生化检查等),必要时参加病例讨论、访视患者,做好术前宣教。

2. 确认手术所需物品、仪器、设备、手术体位等,并使其处于功能状态。

3. 检查手术间环境,符合国家规范要求,包括温度、湿度、照明、清洁状况等,发现异常及时报修。

4. 遵循一间、一人、一病历原则,每个手术间只能安置一位患者,并只能存放该患者的病历、资料。

5. 执行手术患者交接制度,做好与病房护士的交接,检查所带药物、影像学检查结果等,确认患者有无义齿、饰品、植入物等,并在交接单上签名记录。

6. 核对手术患者身份,采用两种以上核对方法。

7. 根据手术及麻醉需要,建立静脉通路,并遵医嘱给予用药。

8. 执行《手术安全核查制度》。

9. 协助实施麻醉。

10. 协助洗手护士铺置无菌台。

11. 执行手术物品清点制度,并签字记录。

12. 检查评估皮肤,遵循手术体位安置原则,与手术医生、麻醉医生共同安置手术体位。

13. 减少不必要的暴露,保护患者隐私,做好保暖,保证舒适。

14. 随时提供手术所需仪器、设备、手术器械、耗材等。正确连接、调试手术设备。

15. 严格执行查对制度,给药、输血等操作时须与手术医生或麻醉医生双人核对;抢救时协助麻醉医生给药;在执行口头医嘱时必须复述确认,并保留空安瓿至手术结束。

16. 及时供应术中所需物品,添加物品双人清点后及时记录,掉落的物品应集中放于固定位置,以便清点。

17. 做好护理观察,包括动态生命体征监护及出血量、用药、输液、输血、尿量、手术体位等。如发生异常情况,积极配合抢救。

18. 严格执行并监督手术间所有人员的无菌操作技术、消毒隔离技术、垃圾分类等各项规定的落实。控制参观人数,保持手术间门处于关闭状态、环境整洁。

19. 严格执行交接班制度,现场交接,内容包括手术物品、体位及皮肤、管路等,并做好交接记录。

20. 遵循手术标本管理制度,协助洗手护士或手术医生核对病理及病理单的各项内容,确认标本来源的名称和数量,妥善管理手术标本,督促及时送检,并签字记录。

21. 执行护理文件书写规定,准确填写各种护理文件,并签字确认。特殊情况在护理记录单上详细描述,必要时请主刀医生签字确认。

22. 巡视仪器和设备的运转情况,发现异常及时检查,必要时报修。

23. 做好手术记账、特殊贵重物品使用等各项登记工作。

24. 协助手术医生包扎伤口,保持患者皮肤清洁,衣物整齐,保护隐私、注意保暖。

25. 检查患者皮肤,如有损伤等异常情况,与手术医生共同确认,发生时,须在护理记录单上记录,并与手术医生、病房护士交接。

26. 整理管路,保持通畅,标识清楚,固定稳妥。

27. 整理患者所带物品及护理文件,将患者安全送离手术室。

28. 整理手术间,物归原处,并补充所需物品。

29. 执行不良事件上报制度,及时上报与患者安全相关的事件。

第三节 管理团队

不管何种日间手术单元都需要管理团队的配合和支持,眼科日间手术的团队包括科室主任、临床医师、护士长、护士及各辅助人员等。各级人员明确分工、各司其职、密切合作,确保工作井然有序进行,确保医疗质量和医疗安全。

一、临床主任职责

1. 负责日间手术中心医疗、教学、科研及行政管理工作;科学规划学科发展,确立学科发展方向,并制定年度工作计划,和组织实施。

2. 领导科室医护人员进行医疗、护理流程改造,有效协调人力、物力、财力,保证医疗任务完成。

3. 全面负责日间手术中心的医疗质量和医疗安全工作,落实医院手术审批权限制度,督促本科人员认真执行各项规章制度和技术操作常规,落实医疗质量、医疗安全的核心制度,严防并及时处理差错事故。如果有不良事件或差错事故要及时报告医务科。

4. 组织全科人员学习国内外先进经验,开展新技术、新疗法,及时总结经验。

5. 解决重、危、疑难病例诊断治疗上的问题;每周一次三级查房,组织重大、疑难病例讨论以及二次手术术前讨论等。

6. 注重人才队伍建设,保持人员结构的合理性,并做好年度进人计划和人才培训培养、国内外进修等。

7. 深入开展科学研究,组织各项学术活动,鼓励开展临床研究、撰写论文、专著、专利等。

8. 组织日间手术中心医护人员的党风廉政建设、政治学习以及政策、法律、法规的学习,和上级会议传达。

二、护士长职责

1. 负责日间手术中心护理、教学、科研及日间手术病房管理;科学制定护理年度工作计划,按时制定月计划及月工作重点并付诸实施。

2. 组织实施护理质量监督及控制、安全防范、优质服务的管理;是护理质量与安全管理、持续质量改进第一负责人。

3. 参加并组织危重患者的抢救工作。急救用品、急救药品随时检查,做到定量、定位、定专人管理,保证抢救工作顺利进行。

4. 组织、检查、督促护士严格执行岗位责任和技术操作规范,落实岗位责任制度,增强护士责任心,改善服务态度,加强医护配合。

5. 督促并检查病房卫生和消毒隔离工作,做好院内感染监控,避免发生流行性传染病,做到季节性、针对性预防宣教。

6. 督促卫生员、配膳员工作,使其做好清洁卫生和消毒隔离工作。

7. 负责指导和管理实习生、进修人员,并指定有经验、有教学能力的护士担任临床实习和护理教学工作。

8. 加强病房患者陪护及探视人员管理,为患者创造整洁、舒适、安静的环境。

9. 组织和领导科室护理查房、护士业务学习、护理操作考核及护士临床教学,每季度对护士进行行为考核,不断提高护士业务水平及带教质量;鼓励和引导护士开展新业务、新技术及护理科研工作。

10. 做好日间手术中心的制度建设,优化病房护理相关的各项制度、工作流程。

三、辅助科室人员职责

(一) 信息管理处

1. 保障日间病房信息系统的软硬件、网络以正常、稳定、安全的状态运行。

2. 做好日间病房电子病历系统、收费系统、医保对接口、物资系统、床旁结算系统等日常管理及运维。

(二) 收费处

1. 负责日间手术医保患者费用核查。

2. 负责接待患者或家属有关医保方面的咨询工作。

3. 负责日间手术患者的挂号、收费等,完成出入院收费办理。

（三）物资管理处

1. 负责日间手术设备仪器的维修。

2. 负责固定资产巡检预防性维护保养工作。

3. 负责设备仪器的检测维护工作。

（四）病区文员

1. 协助整理病房、协助安排床位。

2. 记账、送检、陪检,协助患者完成各项检查。

3. 整理医护办公室及检查室。

4. 将当天出院的病历交予主管医生,并督促其签字。

5. 领用物品,加强耗品管理。

6. 与护士、工友一起清点病区被服(每月 1 次)。

7. 协助患者办理床旁结算及入院缴费。

8. 协助护士长做好纸质病历归档。

9. 负责无菌物品回收,整理。

（五）病区工友

1. 协助护士完成床位的整理,做好基础护理。

2. 送水到床头,协助进食进水,清洗碗筷等。

3. 协助患者如厕。

4. 协助护士接送手术患者。

5. 负责患者做好生活护理工作。

6. 在护士指导下完成出院患者的终末消毒处置工作。

7. 经常巡视病房,加强患者的安全管理,及时满足患者所需。

（六）安保人员

1. 遵守劳动纪律 上班时间必须穿戴规定的工作服、礼貌用语、规范服务、热情待人、不看书报、不互相串门。

2. 在科室主任和护士长的管理下负责本病区的治安、消防、安全保卫服务工作。

3. 在非探视时间内对病区的陪护人员进行管理,切实落实陪护探视管理制度,做好外来人员的登记。

4. 每天排查一次科室的消防安全检查,定期对科室的消防设备和器械进行检查,确保其完好有效,如发现有事故或隐患要及时处理和报告。

5. 定时巡视病房,如发现火警、纠纷、偷窃等事件时应及时向医院保安部门汇报,并及时予以制止或干预。

6. 切实落实病区控烟工作。

第五章

眼科日间手术管理

眼科日间手术质量管理贯穿手术前筛查及评估、在院治疗与护理、出院标准、术后随访及延伸护理、手术并发症及处理和眼科日间手术质量评价等各环节,对于日间手术的安全、高效开展有着非常重要意义。

第一节　术前筛查及评估

眼科日间手术患者在院时间短,术后 24h 内要出院。为了达到安全、高效,患者的术前筛查与合理评估至关重要。手术医师应根据本院规定的日间手术类别、预期的手术难度、患者全身情况、初步眼科检查结果、患者意愿等方面情况,合理选择适宜日间手术的患者。

一、手术类别与手术难度

眼科日间手术需具备手术技术成熟,手术时间短、手术难度可控、围术期出血及感染风险相对小、术后恢复相对快、术后症状相对轻、术后护理要求容易被患者及家属接受等特点。

眼科日间手术病种及术式推荐,应根据本院的实际情况,如软件、硬件条件、团队支持等,开展相应的眼科日间手术。建议优先考虑将超声乳化白内障吸除联合人工晶状体植入术、斜视矫正术、玻璃体切除术、玻璃体腔注药术、视网膜脱离修复手术等纳入日间手术;不建议将门诊手术归入日间手术。并非所有符合术式的患者都能纳入日间手术,同样的术式也应随着患者个体情况的不同而有不同的选择。医师应根据患者全身及眼部的情况对手术难度进行认真全面评估,预期术后恢复慢、术后需要较长时间的观察、术后需要特殊护理、诊断不明确、复杂疑难的患者,建议改为普通住院手术。

二、全身情况评估

患者的全身情况是影响手术风险的重要因素,应重视并进行充分的术前全身检查与细致的全身病史询问。

眼科日间手术必需的术前全身检查,包括血尿常规、肝肾功能、电解质、凝血功能、空腹血糖、免疫指标、心电图等检查。有心肺功能异常的患者、年龄大的患者、需要全身麻醉的患者还应进行胸片、心脏超声等检查。

应关注的全身病史包括高血压、糖尿病、心脏病、慢性肺部疾病、血液疾病等,询问的内容包括患病时长、治疗情况、控制情况。合并严重全身性疾病、重要脏器功能受损的患者,应谨慎纳入或不纳入日间手术。

医师应综合全身检查结果和患者全身病史,评估手术风险,排除相关手术禁忌证。对不同的全身情况给出合理的评估和建议,必要时邀请相关专科会诊。

1. 高血压 询问是否有相关就诊史和规律服药史,询问其长期和近期血压控制情况。对于无明确病史、无相关就诊史、血压值过高、控制情况不稳定的血压高患者,建议先心内科就诊。对于病情稳定的高血压患者,建议继续规律服用降压药物至手术当天,控制血压<160/100mmHg。

2. 糖尿病 询问是否有相关就诊史和规律服药史,询问其长期和近期血糖控制情况。对于无明确病史、无相关就诊史、血糖值过高、控制情况不稳定的高血糖患者,建议其内分泌科就诊。对于控制情况良好的糖尿病患者,建议继续规律服用降血糖药物至手术当天,合理饮食,将血糖控制在5.5～10.0mmol/L、糖化血红蛋白<8.5%并保证术前血糖平稳。为了安全起见,建议有条件的患者控制空腹血糖<8.3mmol/L。

3. 肝肾功能异常 轻度异常不影响日间手术的进行。对于肝肾功能指标明显异常,或合并严重肝肾疾病,或有重大相关手术史的患者,应邀请相应专科会诊,手术医师和会诊医师共同决定是否可行日间手术。

4. 凝血功能异常 轻度异常不影响日间手术的进行。对于凝血功能障碍患者,结合凝血功能检查结果,决定是否请血液科会诊,手术医师和会诊医师共同决定是否可行日间手术。正在服用阿司匹林、华法林、氯吡格雷等抗凝药物的患者,医师应根据病种不同、手术时间、手术复杂情况,考虑是否停药及术前停药时间。

5. 心电图异常 询问是否有相关心脏病史与规律服药史,及近期随访情况。对于心电图表现明显异常、NYHA心功能Ⅱ级及以上、或有重大心脏手术史患者,建议其至心内科会诊,手术医师和会诊医师一同决定是否可行日间手术。

以上指标异常患者,在治疗后指标调至阈值内,并稳定一段时间后可考虑日间手术。对于需行全身麻醉的患者,应及时邀请麻醉医师进行会诊。麻醉医师评估患者术后需要较长时间监测者或全身情况不适合麻醉者,不考虑日间手术。

三、眼部情况评估

眼部情况是眼科日间手术术前筛查及评估的一个重点内容。常规的眼部检查包括视力、眼压、泪道冲洗、裂隙灯检查等。此外还需根据患者的眼部情况及手术类别,选择验光、视网膜视力、角膜地形图、眼前节照相、眼底照相、广角眼底激光照相、黄斑及视盘OCT、眼部B超、眼轴长度、视野等检查。根据患者眼部的检查结果,医师可以预期术后恢复情况、术后效果。对于诊断不明确、复杂疑难或需同时合并其他术式而使治疗方案偏离日间手术标准的患者,建议不要进入日间手术流程。对于内眼手术患者,术前泪道冲洗有堵塞或者有分泌物、有慢性泪囊炎病史等,建议先进行治疗。

第二节 手术当日治疗与护理

一、术前治疗与护理

患者来院后,先由日间手术病房护士接待办理入院手续,如测量生命体征等。之后,主

管医师接待患者及家属,完成相关术前病案书写,做好手术知情同意并签字,做好手术标识,进入术前准备,包括:

1. 由手术种类决定是否剪除睫毛、冲洗结膜囊、泪道冲洗。

2. 由手术种类决定术前散瞳或缩瞳。

3. 根据术前检查结果确定是否需要再次血糖测量或查急诊血常规、血液血液生化检查等。

4. 根据手术种类及患者情况确定是否需要术前使用抗生素。

5. 根据手术种类、麻醉方式及患者情况确定是否建立静脉通道。若血压高于160/100mmHg,通知手术医师进行对症处理。用药后血压仍不能平稳降至160/100mmHg以下者,建议请内科医师或麻醉医师会诊,待血压控制平稳后再行手术。

6. 对于全麻患者,可根据情况决定是否再次请麻醉医师会诊。

二、术后治疗与护理

患者术后回到日间手术病房,主管医师与护士应及时询问了解术中情况和患者感受。护士为其测量生命体征,确认患者生命体征平稳,方可在日间病房休息观察。同时需确认患者术后体位,若有特殊体位应指导患者保持合适的体位。

主管医师与护士应与麻醉医师进行全麻患者的交接,了解患者麻醉及麻醉复苏情况,予以及时有效的全麻术后诊治和护理,并予以密切监测。

术后若全身和眼部无特殊情况,可根据手术方式和术中情况在1~3h后在有家属陪同的情况下办理出院手续。若出现全身或眼部不适,如恶心、呕吐、伤口明显出血、眼压高等,应及时对症处理及相关并发症处理(详见本章第五节)。病情稳定后方可办理出院,或视情况考虑转入住院病房治疗或请相关医师会诊。

三、日间手术心理干预

眼科日间手术由于住院时间短、创伤小等特点,容易忽略患者及家属的心理护理。由于日间手术患者与医护人员之间接触时间短,容易产生对疾病和手术治疗的不确定性担心,因此日间手术患者相比于普通住院手术患者,将面临更突出的心理应激问题,必须引起医护人员的高度重视。

有研究显示患者术前心理应激水平与术后身心康复密切相关。手术前心理应激反应最典型的临床表现就是焦虑反应。术前患者的焦虑程度呈逐步升高趋势,麻醉前一刻到达最高点。适度的术前焦虑程度有利于术后的康复,过低的焦虑说明患者术前并无充分的心理准备,会因为术后不适等因素而导致过度焦虑。而焦虑程度过高,会导致心率加快、血压升高,增加手术的安全风险。因此,医护人员要根据患者的心理反应,给予积极的心理干预与支持。

心理干预:根据眼科日间手术患者的特点,主动做好患者心理评估及健康教育,耐心解答患者及家属提出的问题。

1. 手术之前,护士应热情、积极、主动,加强与患者及家属的沟通交流,细心观察、了解其心理需求,及时安抚、满足患者需求。整个护理过程中始终贯穿着心理护理,重点让患者正确认知疾病相关知识、了解日间手术的流程、知晓手术的目的及术前需要完成的准备工作等内容,以缓解焦虑心理。

2. 手术之后,医护人员要充分理解疾病及手术治疗给患者带来痛苦,重点告诉患者居家护理的注意事项,重点药物的使用方法,药物不良反应的观察,康复训练,特别是眼底手术的特殊卧位,以增加术后护理知识,增强患者及家属战胜疾病的信心。

经过心理干预的患者在焦虑、恐惧、抑郁、疼痛的程度上均有所减轻,心率、血压、血糖的波动减少,有利于疾病的康复。

第三节　出　院　标　准

一、日间白内障手术出院标准

温州医科大学附属眼视光医院的白内障手术出院评估表(表5-3-1)观察内容为:生命体征、活动水平、恶心呕吐、疼痛水平、眼部评估五项。每项根据测试结果,赋分值为0~2分,总分为10分。经主管医师评估后,累计总评分≥9分,并由有负责能力的成年家属陪同和照料,方可出院。责任护士应做好患者的术后健康教育,包括正确居家护理、预防眼部碰撞、注意眼部卫生、按时用药、正确滴眼液、定期随访等。

表5-3-1　日间白内障手术出院评估表

观察项目	测试水平	分值	评分
生命体征	呼吸及意识状况恢复至基础水平,血压和脉搏与术前基线比较变化<20%	2	
	呼吸及意识状况恢复至基础水平,血压和脉搏与术前基线比较变化20%~40%	1	
	呼吸及意识状况未恢复至基础水平或血压和脉搏与术前基线比>20%	0	
活动水平	步态平稳,无头晕或接近术前的水平	2	
	活动需要帮助	1	
	不能走动	0	
恶心、呕吐	轻度:口服药物可以控制	2	
	中度:需要使用肌肉注射药物	1	
	重度:需要反复用药	0	
疼痛	疼痛可以通过口服镇痛药物控制	2	
	可以耐受	1	
	不能耐受	0	

续表

观察项目	测试水平	分值	评分
眼部评估	轻度:出院术眼的眼压 25mmHg 以下,角膜透明或轻度水肿,前房炎症反应轻	2	
	中度:出院术眼的眼压 25mmHg 以上,30mmHg 以下,角膜中度水肿,前房炎症反应中度	1	
	重度:出院术眼的眼压 30mmHg 以上,角膜水肿明显,前房炎症反应重	0	
合计			_____分
注:满分 10 分,凡累计总分评分≥9 分,有成年家属陪同,方可离院。			

医师签字:_____

时间: 年 月 日 时 分

(一) 理想的患者出院标准

1. 患者生命体征平稳,呼吸、意识恢复至基础水平,血压和脉搏与术前基线比较变化<20%,并至少平稳 1h。

2. 患者活动水平良好,步态平稳,无头晕或接近术前水平。

3. 患者无恶心、呕吐,或有轻微症状口服药物即可控制。

4. 患者无剧烈疼痛,或疼痛可以通过口服镇痛药物控制。

5. 眼部情况平稳,伤口无明显出血和渗出,术眼眼压 25mmHg 以下,角膜透明或轻度水肿,前房炎症反应轻。

(二) 如果发生以下情况,可考虑转入住院病房治疗

1. 手术过程中出现眼部和(或)全身严重并发症。

2. 日间手术后若发生眼部严重并发症或全身情况不佳。

3. 术后第 1 天复查,患者若出现严重眼部并发症。

二、日间斜视矫正手术出院标准

斜视手术患者根据年龄和全身情况可以选择取全身麻醉或靶控联合麻醉方式。对 13 岁以下儿童或欠合作成人可以选择全身麻醉的方式。对 13 岁以上,且配合度较好的患者可以选择靶控联合麻醉方式。靶控患者术中在清醒状态下,当眼外肌被牵拉时,患者可能出现眼心反射。因此,对患者出院指针的评估主要依据是术后患者的身体状态、术后患者眼部症状体征、是否出现术后明显斜视欠矫或过矫状态。

斜视术后患者的出院标准:

1. 全麻患者经心电监护,观察各项生命体征平稳;意识清晰,活动水平良好,步态平稳,无头晕或接近术前的水平;能术后少量进食或无明显低血糖表现。

2. 靶控患者术后无明显恶心、呕吐反应,能少量进食,无低血糖表现,生命体征平稳,活动水平良好。

3. 术后眼部无明显肿痛、无明显畏光流泪、睁眼困难；无严重术后复视所致头晕、恶心等。

4. 斜视术后无明显欠矫或过矫。

5. 患者及其家属同意出院。

三、日间眼底手术出院标准

眼底手术后患者生命体征稳定，活动水平良好、无剧烈呕吐及疼痛。经主管医师评估后，并由有负责能力的成年家属陪同和照料，方可出院。主管医生和责任护士应做好患者的术后健康教育，包括正确居家护理、预防眼部碰撞、注意眼部卫生、按时用药、正确滴眼液、定期随访等。

（一）理想的患者出院标准

1. 患者生命体征平稳，呼吸及意识状况恢复至基础水平，血压和脉搏与术前基线比较变化<20%，并至少平稳 1h。

2. 患者活动水平良好，步态平稳，无头晕或接近术前水平。

3. 患者无恶心、呕吐，或有轻微症状口服药物即可控制。

4. 患者无剧烈疼痛，或疼痛可以通过口服镇痛药物控制。

5. 眼部情况平稳，伤口无明显出血和渗出，术眼眼压 25mmHg 以下，角膜透明或轻度水肿，前房及玻璃体炎症反应轻，眼底情况稳定。

（二）如果发生以下情况，可考虑转入住院病房治疗：

1. 手术过程中或手术后出现眼部和（或）全身严重并发症，可转入住院病房继续观察治疗。

2. 术后第 1 天复查，患者若出现严重眼部并发症，收入病房继续观察治疗。

第四节 术后随访及延伸护理

一、术后随访

（一）术后复查时间

眼科手术后复查时间和间隔，应根据患者手术方式、术中情况和出院情况而定。温州医科大学附属眼视光医院眼科手术住院病房手术患者常规的术后复查时间和间隔为术后一周、一个月、三个月复查，以后每半年复查一次，不适随诊。日间病房手术患者若 24h 内出院时间为第二天早上，则术后复查时间与间隔同眼科住院病房手术患者一致。日间病房手术患者若 24h 内出院时间为手术当天，则在前者基础上添加术后一天的随访。出院时应嘱咐术后复查时间，提供门诊复查预约方式，并做好书面记录。

（二）术后随访内容

1. 白内障手术术后常规的随访内容包括视力、验光结果、眼压、眼部症状、眼部裂隙灯检查等。眼部裂隙灯检查重点关注结膜角膜切口情况，角膜、前房细胞或前房闪辉、人工晶状体位置、后囊膜情况等，同时根据患者手术方式、术中情况及当前的眼部情况选择相应的眼部辅助检查。

2. 斜视常规术后随访内容　包括视力和屈光度检查,包括眼位、眼球运动、斜视度、同视机检查、双眼视、裂隙灯检查、眼压检查等。常规于术后一周拆结膜缝线。于术后1个月做必要的屈光调整。随访目的主要在于:①关注术后斜视度变化,及时干预;②关注双眼视功能重建;③斜视术后验光配镜干预。

3. 眼底手术眼部裂隙灯检查还包括结膜巩膜切口情况、前房是否有明显渗出膜、虹膜情况等。常规复查还包括散瞳后前置镜眼底检查,其重点关注玻璃体是否有细胞或混浊、视盘情况、视网膜及其血管情况等。玻璃体切除术后复查常选择的辅助检查为广角激光眼底照相、黄斑 OCT 及眼部 B 超,同时根据患者手术方式、术中情况及当前的眼部情况选择是否需要其他眼部辅助检查。

二、术后延伸护理

延伸护理是指为了确保患者在不同场所、不同层次的健康照顾机构之间转移时,设计一系列护理活动,来预防或减少高危患者健康状况的恶化,具有协调性和连续性,缩短了护患之间的时间、空间距离,能有效提高出院患者生活质量,促进和维护患者健康。

日间手术极大地缩短了患者的在院时间,患者出院后,常常需要回到家中继续休养,若患者出院时不具备自我护理能力,且无专业人士提供相关指导,可能会导致恢复不佳,甚至病情恶化,因此术后延伸护理就显得尤为重要。

1. 延伸护理时间　日间手术中心通常会在患者术后当晚、术后一周,对其进行电话随访服务,从而将护理服务从院内延伸至院外,起到定期指导、提醒、监督的作用。

2. 随访护士资质　实施延伸护理的护士,须具备良好的业务素质,且要有5年以上临床工作经验,对各种眼科常见疾病及多发性疾病都具备熟练、精准的护理措施。并且,延伸护理的护士还要有良好的沟通技巧和宣教热情,能够与患者进行有效的沟通及交流。

3. 常见的延伸护理形式　包括家庭访视、电话随访、基于网络平台的健康教育,如日间病房互联网系统、微信公众号、QQ群、延续护理中心回访等。电话随访服务是最容易实施及普及的一种延伸护理方法。

温州医科大学附属眼视光医院研发的日间病房互联网系统,通过互联网技术实现信息互通,将医院专业的医护服务延伸到患者家庭,通过随访管理选择需要随访的患者,点击电话一键拨号,再根据随访内容对患者进行随访,并逐项填写随访记录单。

4. 延伸护理的内容　包括视力恢复情况、眼部不适症状、卧位、目前用药情况、术后宣教知晓、复查知晓等。温州医科大学附属眼视光医院使用日间病房互联网系统随访,内容录入下拉式标准化电子随访记录表单内(表5-4-1)。

5. 标准化电话随访服务用语

(1) 您好,这里是温州医科大学附属眼视光医院,请问您是×××?

(2) 我们想了解下您术后的恢复情况,占用您1~2min 的时间,请问您有空吗?

(3) 请问您现在的视力恢复得怎么样?

(4) 眼部有没有特别的不适症状呢?

(5) 出院时医生给您开的眼药水您有在用吗?

(6) 您在看病和住院期间对我们医生护士的技术和态度还满意吗?

(7) 您对我们医院其他方面有没有意见和建议?

表 5-4-1 日间手术随访登记表

温州医科大学附属眼视光医院
日间手术随访登记表

患者姓名：		住院号：		联系方式：	
视力恢复情况	□视力恢复佳	□视力有所提高	□视力无提高	□不适用
	□其他				
眼部不适症状	□无	□术眼异物感、流泪	□术眼有痒感	□术眼胀痛
	□术眼分泌物增多、视力急剧下降		□不适用	□其他	
鼻腔出现症状	□不适用	□大量出血	□少量出血	□无
	□其他				
目前用药情况	□正确	□有误	□其他	
术后宣教知晓情况	□知晓	□部分知晓	□不知晓	□其他
复查知晓情况	□知晓	□部分知晓	□不知晓	□其他
护士满意度	□非常满意	□比较满意	□基本满意	□不满意
医生满意度	□非常满意	□比较满意	□基本满意	□不满意
患者意见					
				随访人员：	随访日期：

（8）非常感谢您的配合，再见！

该系统还具有随访预警信息提示功能，针对高眼压等异常情况的患者，系统会自动弹出信息提示，具有个性化、针对化的随访特点。该系统既为患者带来便利，改善就医体验，提高患者满意度，又提高了医护人员的工作效率，降低了医疗风险。

第五节 眼科日间手术常见并发症及处理

眼科日间手术的术中并发症主要取决于手术方式，与眼科病房手术相同。此处我们将讨论眼科日间手术术后常见的并发症与处理方案。

一、日间白内障手术术后常见并发症及处理

（一）术后高眼压

如果术后发现高眼压，应立即来院就诊，医生要仔细观察患者前房深度及前房内炎性反应程度。治疗上首先考虑药物治疗，如考虑术后高眼压与炎症反应有关，应在使用降眼压药物的同时加强抗炎治疗。降眼压药物的使用务必注意排除禁忌证。单种药物无法达到良好效果时，可考虑联合多种降眼压药物治疗。必要时在排除禁忌证后静脉滴注甘露醇降眼压，

静脉滴注过程中注意观察患者全身反应。如发现瞳孔阻滞应及时行激光虹膜切开,如考虑黏弹剂因素引起高眼压可行前房放液治疗。

多数术后一过性高眼压不影响患者的远期视力恢复,但部分患者可因术后高眼压引起眼部疼痛、角膜水肿、前段缺血性视神经病变甚至视网膜中央动静脉阻塞等,发现眼压升高时,应立即处理,切勿轻视。

(二) 术后低眼压

眼压低于 5mmHg 会对眼部造成多种损伤,包括脉络膜脱离及水肿、角膜失代偿、加速白内障形成、发生低眼压性黄斑病变等。术后发生低眼压的危险因素包括儿童患者、近视眼、眼轴增长巩膜变薄、多次手术等。

术后发现低眼压,应注意与术前眼压进行对比,同时观察术后眼部情况,特别是切口密闭情况。对切口密闭不良范围大的患者可用 10-0 尼龙线进行缝合。对小范围切口密闭不良的患者可考虑佩戴角膜绷带镜。对于切口密闭的患者,可延长术后在院观察时间,必要时加压包扎。大多数低眼压患者会在数天内自行缓解。

(三) 术后视力差

如果患者术后视力下降,应结合术前检查、术中情况、术后恢复情况,仔细查找是否存在以下原因:

1. 角膜水肿　主管医师应了解术前患者眼部情况,如白内障程度等,询问术中情况;后弹力层脱离患者,可增加激素使用频率,缩短术后随访间隔,及时复查。

2. 缺血性眼病　对于手术时间长、术中有压迫眼球可能的患者,术后出现视力丧失、视力骤降、视力差的情况,应警惕缺血性眼病。一旦发现,及时进行扩血管、吸氧、营养神经、治疗全身疾病等处理。

(四) 术后眼内出血

如果发现术后眼内出血,应询问病史并及时查找出血部位。全身有出血倾向者,如患糖尿病并长期服用阿司匹林等药物的患者,术后眼内出血风险增高。少量的前房积血可予以口服云南白药等止血药物,并嘱坐位或头高卧位,延长在院观察时间;若无进一步出血、病情稳定可考虑出院观察。

(五) 后弹力层脱离

内眼手术可因切口因素、器械因素、手术技巧等原因出现后弹力层脱离。青光眼、葡萄膜炎、糖尿病等患者的角膜内皮层和后弹力层可能存在病理改变,也容易发生,此类患者术后检查时应特别关注这一情况。术后发现不能解释的、严重的角膜水肿混浊,排除机械损伤、药物毒性、感染等因素,应考虑为后弹力层脱离可能。

术后一旦发现后弹力层脱离,应仔细观察脱离位置与范围。术后严重角膜水肿的患者,水肿可影响后弹力层的观察,务必仔细,对于看不清又高度怀疑者应及时行眼前节 OCT 等辅助判断。

对于切口范围小、预期可自行贴附的患者,术后切忌揉眼,缩短随访间隔,密切观察恢复情况。若角膜后弹力层脱离范围大,则应考虑后弹力层复位手术治疗,可前房内注入消毒空气,以气泡推压使脱离的后弹力层复位,以确保将脱离的角膜后弹力层固定于角膜基质层,并将眼压保持略高于正常水平。

（六）感染性眼内炎

感染性眼内炎是内眼手术术后最严重的并发症,影响手术效果,甚至在炎症无法及时控制时,可导致摘除眼球的严重后果。为预防感染性眼内炎应严格无菌操作,围术期应用广谱抗生素。若术后发现可疑感染性眼内炎应积极局部及全身应用抗生素,玻璃体内炎症明显时行玻璃体腔注药及玻璃体液微生物培养和药敏试验,根据病情变化和药敏试验结果及时调整用药。感染后视力严重下降或经数日积极抗感染药物治疗后病情不见好转或恶化时,应考虑行玻璃体手术治疗。

二、日间斜视矫正手术术后常见并发症及处理

（一）结膜下血肿

由于斜视手术术中需打开结膜和结膜囊组织,暴露巩膜壁,术中切断眼外肌时通常将附着于眼外肌的睫状血管同时剪断,可能会造成结膜下出血、血肿等问题,对此一般需等待自行消除。通过局部使用激素类和非甾体抗炎类药物,可以促进血肿水肿的消除。早期不宜热敷,不宜过多眼部运动,以免加重出血。

（二）术后眼部异物感

斜视手术因术中需打开结膜和结膜囊组织,将在手术结束后缝合结膜切口。因置线,所以可能产生一定的异物感。若有明显异物感,需在裂隙灯下判断是否出现缝线接触角膜、角膜上皮缺损、倒睫等,并给予相应处置。若未发现明显刺激症状,需要跟患者充分解释。

（三）术后明显过矫或欠矫

斜视手术虽然是定量手术,因各种原因,术后仍可能出现明显欠矫或过矫问题。对此,本着患者为上的原则,将择期或尽早行二次手术治疗。

（四）术后恶心、呕吐

斜视手术为全身麻醉或靶控联合麻醉方式,斜视手术操作需打开结膜,钩取和牵拉、离断眼外肌等,部分患者会出现恶心、呕吐等状况。常见的处理方式有:①关心患者:详细检查生命体征、排除颅脑神经、心血管异常等因素,必要时内科会诊;②若排除其他可能,对患者解释安慰并持续关注。多数患者术后数小时内经休息后能自行缓解;③教会患者及家属减轻恶心感的方法,如舌尖抵着硬腭等,以缓解症状;④必要时注射止吐针剂。

三、日间眼底手术术后常见并发症及处理

（一）角膜上皮缺损

眼底手术可因术中角膜过度变形、刮除上皮过深或刮除角膜缘上皮损伤干细胞、角膜内皮机械性损伤、糖尿病患者等原因可造成角膜上皮缺损。术后应控制眼压在正常范围,发现上皮愈合不良者除使用抗炎和预防感染外,选用无防腐剂人工泪液及角膜上皮保护剂或表皮生长因子等有促进角膜上皮修复,同时避免使用对角膜损害药物。

（二）并发性白内障

术中器械碰伤晶状体或术后眼内气体、硅油长期接触等原因均可能导致白内障。此外白内障的发生发展也可能与晶状体长期失去了正常玻璃体的支持和营养有关。玻璃体手术后的晶状体混浊,多以后囊部和后皮质为主;如果是眼内气体造成白内障,常常出现于术后早期并且大多为可逆性。

术后发现白内障,应根据情况不同而处理不同:晶状体混浊轻者保守处理,控制眼压和炎症,眼底情况稳定者可择期行白内障手术。晶状体混浊明显并且硅油填充者可在硅油取出术之前或同时行白内障手术。

(三)继发性高眼压

眼底手术后高眼压原因较复杂:如果是术后早期出现,常见于长期视网膜脱离者,在视网膜复位后房水生成与排出的平衡尚未建立;患眼原有房角闭塞或小梁网阻塞的病变;或眼内气体或硅油注入量过多,后囊压力增高,瞳孔阻滞性高眼压。如果是术后晚期发生,可见于糖尿病视网膜病变等严重视网膜血管性疾病导致血管内皮生长因子进入前房发生虹膜和房角新生血管,继发新生血管性青光眼;长期玻璃体积血的变性红细胞术后堵塞前房角或硅油乳化可继发开角型青光眼。

术后发现高眼压应积极进行药物降压。如果是因为眼内气体或硅油量过多者,可考虑手术取出部分硅油或气体;如果发现瞳孔阻滞者,可应用 Nd：YAG 激光或手术行周边虹膜切开,术后严格保持特殊体位;术后眼压居高不下时,难以用以上方式控制眼压,则应考虑行睫状体光凝或冷凝术。

(四)眼内出血

如果眼底手术术中未彻底止血可导致术后再次出血;如果糖尿病视网膜病变患者存在新生血管,可于术后自发出血;如果术后剧烈呕吐,也可导致新生血管出血。为预防眼内出血,术后应避免剧烈全身活动或眼压波动;有出血倾向者,术后应及时用止血药物。出血量多时避免平卧位,出血停止数日后仍不吸收,并且眼底无硅油填充者可行玻璃体腔气液交换术置换出眼内血性液体。

(五)视网膜脱离

术前无视网膜脱离者,可因术中操作造成玻璃体牵拉周边部视网膜形成裂孔,从而导致术后视网膜脱离。若术后发现视网膜脱离,应散瞳检查眼底,了解视网膜脱离情况及裂孔情况,按照孔源性视网膜脱离的治疗原则进行处理。

(六)视网膜脱离复发

视网膜脱离术后再次复发的原因包括增生性玻璃体视网膜病变再增生,以前的视网膜裂孔未封闭、漏掉视网膜裂孔、发生新裂孔、视网膜前膜剥离不充分和巩膜加压位置不正确。查明造成视网膜再脱离的增生牵拉和裂孔情况,确定再次手术方案。如果裂孔明确,并且局限于浅脱离,可考虑先试行视网膜激光光凝术固定;由赤道部之前的裂孔造成局部视网膜脱离、不伴明显增生牵拉者,可行巩膜扣带术冷冻、加压处理;增生明显者则需再次行玻璃体视网膜手术。

(七)术后低眼压

术后低眼压常见于切口渗漏,视网膜或脉络膜过度光凝破坏,多次手术或前部增生性病变造成睫状体损伤,大范围的视网膜切开、切除,术后睫状体、脉络膜或视网膜脱离。术后合理应用激素控制眼内炎症反应,如果发现切口渗漏,必要时再次缝合。

(八)眼内炎

眼底术后发生眼内炎是一种少见的并发症,临床表现为眼痛、视力下降、球结膜充血和水肿、眼睑肿胀和前房纤维渗出物。当出现前房积脓时,可以做出临床诊断。全身大剂量使用抗生素,以后根据药物敏感试验结果选择敏感药物。全身使用肾上腺素糖皮质激素以减轻眼内炎症反应。局部球结膜下注射广谱抗生素和地塞米松,连续 3 天,一般能有效地控制眼内炎。

第六节　眼科日间手术室管理

眼科手术短、频、快的特点给日间手术护理管理及配合带来挑战。患者安全是眼科日间手术成功的前提和基础,而护理安全管理则是确保患者安全,保障眼科日间手术平稳、健康发展的重要途径。护理安全管理是指运用技术、教育、管理三大对策,从根本上采取有效的预防措施,把风险减少到最低限度,确保患者安全,防范意外事故,把隐患消灭在萌芽状态,创造一个安全高效的医疗护理环境。在安全的前提下,围绕医生、护士、患者各方面的需求展开个体化的照护和精细化的管理,提高手术室运作效率,结合信息化系统对手术患者流程、耗品、器械、手术包等闭环管理,提高日间手术安全高效开展。

一、眼科日间流程管理

(一) 日间手术排程方法

日间手术患者的管理可分为集中收治管理和分散收治管理两种模式。根据患者管理模式,日间手术排程方法可分为日间手术中心排程和手术联合排程。

如果采用集中收治管理模式,日间手术室根据主刀提供的开台时间及数量,结合手术难易程度进行手术排程,提高手术间利用率。对于小儿全麻手术及高龄、有全身基础疾病的老年患者予以优先安排。对临时增加的日间手术,可以开通绿色通道,手术室根据具体情况安排手术。

如果采用分散收治管理模式,则需要跟住院手术一起采用手术联合排程,日间手术患者需在系统中加以标识。手术室可依据手术时间优先对日间手术进行安排。此时就应建立较完善的沟通及信息交互系统,以提高手术室与日间病房的沟通效率,结合精细化预估时间,减少了患者术前等候时间。

如何使日间手术室的利用率最大化,减少无效成本的支出是管理者需要考虑的一个重要问题,这可能与一系列的监测指标有关,如首台手术准时开台率、手术临时取消率、接台时间、非计划再次手术率等相关,手术室的利用率还和专业组的固定手术日以及门诊出诊时间等安排相关。

(二) 手术信息化管理

手术室作为医院高效运转的关键部门,具有业务流程复杂、人流物流量巨大、医疗护理安全要求高、质量控制难度大、专业发展速度快、数据源多等特点,对信息化技术依赖度高、需求量大,是现代化手术室管理必要的支撑和手段。眼科日间手术时间短、周转快,各部门间、医护之间、医患之间信息交互复杂而频繁,完善的信息化系统对日间手术的管理格外重要。信息化系统管理的应用,能有力保障日间手术业务的开展,实现流程最优化,资源配置合理化,提高手术间利用率,提高手术室运行效率,同时在一定程度上规避一些人为因素造成的风险。日间手术信息系统可以根据各个医院日间手术的管理和服务模式进行设计。同时将排班信息共享给日间病房、临床手术科室、消毒供应室等相关业务科室,实现信息无缝对接。

可根据日间手术业务流程,设计独立的日间手术系统,可通过信息系统中的患者数据,能准确了解患者从入院到出院的进程。可使用各种颜色来区分日间手术患者状态,使医护人员、家属均能直观了解进度。不同颜色模块有助于对术前准备室、手术室以及术后恢复室更高效的管理,为日间手术室的高效运转提供信息保障。

(三) 高质量、高效率的术中护理配合

建立相对固定的眼科亚专业组,组长负责制进行亚专业组手术管理。眼科手术精细,术中使用的仪器、器械、耗材众多,各医师都有自己的手术习惯及手术特点,为了实现更加精准高效的手术配合,可以借助医师喜好卡、思维导图等工具,帮助各专业组护士快速做好全面术前准备,准确开展术中配合。同时,尽可能将术中所需物品如手术铺巾、辅料、一次性低值耗材整合定制为手术套包,减少单包物品,提高开台效率。术中由于时间短、节奏快,患者数量多且多数患者存在基础疾病,因此术中交接存在较大风险,我们建议术中尽量不交班;特殊情况需要交班,建议采取标准化术中交接班工具,使得每位医务人员严格遵守准确、有效、有序的交接和沟通。

(四) 高值医用耗材管理

眼科手术时间短、频率快、患者流量较大,而日间手术在院时间短,高值耗材需要院前预定,需要高效的信息系统支撑。人工晶状体等植入性材料占高值耗材的比例高达82.65%,且涉及各种品牌、种类、度数,管理难度非常大。通过二级库管理和条形码技术实现高值医用耗材从入库、预定、出库、植入的全程追溯,为日间手术患者收费提供便捷,满足日间手术患者快速出院,科室成本及时结算;满足了医院医疗、行政、财务物资管理和患者的需求,达到追溯管理的及时性、准确性,提高高值医用耗材的质量管理。

(五) 手术包配送及无菌物品全程追溯

眼科手术器械精细而价格昂贵,基于眼科手术接台快的特点,就需要强有力的消毒供应支持。通过信息系统可以实现精准手术包及器械配送,器械全程追溯,提高器械周转率,保证手术高效开展,同时能让手术室护士有更多的时间为患者提供优质服务。

(六) 给氧与术中监护

眼科手术无菌铺巾覆盖患者整个头面部和上半身,术中难以观察患者的面色和呼吸变化。局麻清醒状态下手术患者,在铺巾下感觉通气不畅、憋闷潮热。年老、体弱患者可能因缺氧而带来不良后果。护士利用多功能监护仪进行术中心率、呼吸、血压及血氧饱和度等持续监测,必要时可增加模拟导联心电图监测。低流量吸氧可提高患者血氧饱和度,提高术中通气舒适度,增加手术安全系数。术中应严密观察患者生命体征,特别是合并全身疾病患者及牵拉眼肌的手术,必要时可请麻醉师监护。做好监护记录。

二、眼科日间手术安全管理

(一) 安全核查

眼科日间手术由于涉及双侧手术,术前准备时间较短,其发生身份识别、手术部位等错误风险高。规范手术患者安全核查、认真执行手术安全核查制度是手术成功的第一步。手

术患者安全核查是一项多部门、多人员、多环节的工作过程,涉及手术患者、病房护士、手术室护士、麻醉医生、手术医生,各个部门相互协调,相互配合才能完成不同时段的正确核查,促进手术安全。患者入室后,巡回护士与麻醉医生、手术医生按《手术安全核查表》共同进行核查。特殊人群如小儿、语言沟通不畅的患者,应与家属确认手术信息。强调手术团队成员间的有效沟通,分享关键信息,排除隐患。

（二）患者转运交接

手术患者交接是指因手术患者发生转运、医务人员对手术患者情况的交接过程。《三级综合医院评审实施细则》中指出要完善关键流程(其中包括病房、手术室)的患者识别措施,健全转科交接登记制度。眼科手术患者由于视力较差,转运过程要做好防跌倒防护。交接双方与患者共同确认手术信息,并评估患者的心理状态及对手术配合要求的耐受性。

（三）器械清点与管理

手术室应有物品清点制度和相关的应急预案,明确规定清点的责任人、要求、方法及注意事项等,相关医务人员应遵照执行。明确清点时机和清点物品的范围,查看器械完整性。眼科器械精细,需特别注意微小器械、配件,如巩膜钉等,防止物品遗留。

（四）术中焦虑干预

由于患者对日间手术过程不太清楚,加上对自身疾病的担忧、手术安排快、未做好充分的思想准备等,极易产生焦虑情绪,因此对日间手术患者术前术中的焦虑情绪管理尤为重要。患者的年龄、文化程度、经济收入、家庭支持程度、术前等待时间、对日间手术熟悉度、既往手术史等都是患者焦虑的影响因素。医护人员根据患者的焦虑情况及性格特征,采用暗示、音乐疗法、触摸疗法、松弛疗法等干预手段,可帮助患者转移注意力,增强手术信心,减轻焦虑。

第七节　眼科日间手术病案管理

眼科日间手术患者在院时间短,其病案设计应相对精简。对于无特殊病程的患者,可将简单情况反映在术前评估表或24h入出院记录中,省去首次病程记录与其他病程记录等文书。对于有特殊病程或有其他专科会诊反馈意见的患者,则务必进行详细的病程记录。

一、病例设计

温州医科大学附属眼视光医院现行的日间手术病历内容包括病案首页、入院告知书、24h入出院记录(表5-7-1)、手术知情同意书(表5-7-2)、特殊材料使用同意书(表5-7-3)、术前评估表(表5-7-4)、手术安全核查表、手术记录与术后首程(表5-7-5)、麻醉记录及评估表、出院评估表、实验室检查及特殊检查、医嘱、护理、特殊病程等,全身麻醉手术需有全身麻醉知情同意书及相关记录。日间手术需取得患者书面同意后方可进行,由患者本人签署知情同意书。患者不具备完全民事行为能力、因病或因教育水平无法签字时,应当由其法定代理人签字或其他授权的人员签字。

表 5-7-1 日间手术 24h 入出院记录

身份证号：	联系地址：
婚姻：	联系电话
籍贯：	联系人（联系方式）：
民族：	病史陈述者（与患者关系）：
职业：	病史可靠程度：
入院时间： 年 月 日 时 分	出院时间： 年 月 日 时 分

主　诉：

入院情况：

1. 患者,姓名,_____岁,_____人。患者既往患有高血压病_____年,患有糖尿病_____年。

2. 生命体征:血压:_____mmHg,体温:_____℃,心率:_____次/分,呼吸:_____次/分。专

科检查:VAsc od:_____,os:_____。眼压:od:____mmHg,os:_____mmHg。

右眼结膜_____充血,角膜_____,前房_____,房水_____,瞳孔_____,直径约_____

mm,对光反射_____,晶状体_____,玻璃体_____,眼底见视盘界_____,色_____,C/D

约_____,黄斑中心凹反光未见/可见,后极部视网膜_____;左眼结膜_____充血,角膜

_____,前房_____,房水_____,瞳孔_____,直径约_____mm,对光反射_____,晶

状体_____,玻璃体_____,眼底见视盘界_____,色_____,C/D 约_____,黄斑中心凹

反光未见/可见,后极部视网膜_____

3. 辅助检查:

出院诊断:

手术名称:

主刀医生:_____

诊疗经过:患者于_____在_____麻醉下行_____眼_____术,_____（术中情况）_____。

现患者术眼恢复可,予以今日出院。

出院情况:VAsc od:_____,os:_____。眼压:od:____mmHg,os:_____mmHg。_____眼结膜

_____充血,角膜_____,前房_____,房水_____,瞳孔_____,直径约_____mm,对光

反射_____,晶状体_____,玻璃体_____,眼底见视盘界_____,色_____,C/D 约

_____,黄斑中心凹反光未见/可见,后极部视网膜_____。_____眼情况同入院。

出院医嘱:

注意事项:预防眼部碰撞,注意眼部卫生,按时用药,不揉搓眼球,尽量避免水进眼内,不吃刺激性食物。

出院带药:_____滴眼液,点_____眼,两小时一次、第二天改一天四次……

随访计划:术后第一天/术后一周复查已预约_____医师_____门诊复查。术后一周、一个月、三

个月复查,以后每半年复查一次,不适随访。

预约方式:官网预约:_____;电话预约:_____;公众号预约:_____。

医师签字:_____

时间： 年 月 日 时 分

表 5-7-2　手术知情同意书

姓名：　　　　病区：　　　　　专科：　　　　　床号：　　　　　住院号：

术前诊断:白内障

拟施手术日期:

拟施手术:左/右眼白内障超声乳化吸除并人工晶状体植入术

拟施麻醉方式:表面麻醉

手术级别:

手术特点:属于经典的白内障手术方式,手术切口较"小切口白内障囊外摘除并人工晶状体注入术"小,术后恢复较快,手术费用较低。由于术中超声能量的使用及手术操作的影响会增加手术风险,如增加乳化针头、超声能量和灌注液损伤角膜内皮的风险;增加术中损伤虹膜,后囊破裂,以及晶状体核或皮质脱入玻璃体内的风险等。

风险和注意事项:

◇ 本次手术目的是去除混浊的晶状体,若合并其他眼部疾病,本次手术暂不处理。

◇ 术者可能根据术中具体情况更改手术方式。

◇ 术前因晶状体混浊,眼底窥不清。术前患者存在晚期青光眼、年龄相关性黄斑变性、高度近视眼底病变、糖尿病性视网膜病变、血管阻塞、视网膜色素变性等眼部疾病,则术后视力提高不明显可能。

◇ 术后视力取决于角膜、玻璃体等屈光介质的透明性及视网膜、视神经、大脑功能,较难估计确切的术后视力。患者如存在视路相关脑及神经受损(如肿瘤压迫神经),术后视力可能无提高。

◇ 术中出现麻醉意外,如呼吸、心搏骤停,如行球后麻醉可致球后血肿等。

◇ 术中爆发性脉络膜出血致眼内容物脱出,眼球萎缩。

◇ 术中若发生后囊膜破裂,可能更换植入不同类型的人工晶状体及改变植入位置;人工晶状体可能无法植入,需二次手术植入;晶状体核沉入玻璃体,需行玻璃体切除术。

◇ 晶状体半脱位者,术中可能需要植入囊袋张力环;脱位范围较大,无法在囊袋内植入人工晶状体,则需行人工晶状体悬吊可能。

◇ 术中可能发生角膜后弹力层脱离或角膜内皮损伤,致术后角膜水肿、混浊,影响视力,需再次或多次手术复位;若角膜失代偿,需行角膜移植手术。

◇ 术中虹膜损伤及脱出可能。

◇ 术中切口闭合不良,需要缝线闭合;缝线会引起较高的术后散光,待缝线拆除后好转;缝线拆除需在术后 1 周以上。

◇ 术后可能出现眼压升高,眼胀痛,需要多次行前房放液或降眼压药物控制可能;不可控制的高眼压可能引起视神经损伤,视力逐渐下降,需要行青光眼手术控制眼压。

◇ 术后虹膜等眼内容物脱出,嵌顿于切口,需手术复位可能。

◇ 术后可能出现瞳孔扩大无张力。

◇ 术后可能发生虹膜睫状体炎、角膜内皮炎等炎症反应,需要药物治疗控制;严重者如发生交感性眼炎、感染性眼内炎,可致视力丧失,需行玻璃体注药,玻璃体切除术,严重可能需摘除眼球。

◇ 术后人工晶状体脱位,人工晶状体混浊,严重者需行人工晶状体调位、置换术。

◇ 术后发生后发性白内障或发生囊袋收缩综合征,需行激光后囊膜切开术,严重者需要手术处理。

◇ 术后可能发生囊袋阻滞综合征,需行激光后囊膜切开术。

◇ 术后出现飞蚊现象,或者比术前更明显(术前晶状体混浊,玻璃体混浊引起的飞蚊症不明显)。

◇ 术后可能发生黄斑囊样水肿,影响视力。

◇ 术后可能出现黄视、蓝视等异常色觉现象。

◇ 术后出现动、静脉阻塞,视力较术前显著下降。

◇ 由于个体眼部条件及当前眼部测量仪器性能所限,人工晶状体的测算无法达到完全的精准,尤其是超短、超长眼轴及既往角膜屈光手术史患者,测算误差更大。术后可能残留近视、远视或散光,术后 2~3 个月后可行医学验光,必要时配镜或屈光手术矫正。

◇ 植入单焦人工晶状体,根据预留的屈光度数,术后视远或视近需配戴眼镜以达到最佳远、近视力。

◇ 植入多焦人工晶状体,可能出现眩光、光晕等视觉干扰症状,尤其在夜间及昏暗环境下明显,需一段时间适应,如不能耐受可能需置换人工晶状体;术后部分患者视近可能仍需戴镜。

◇ 散光人工晶状体术后可能会出现人工晶状体轴向偏位,可能需二次手术行人工晶状体调位术。

◇ 术后可能出现高眼压现象,眼睛胀痛,严重者可能出现动静脉阻塞,视力较术前差。高眼压可能引起视神经受损,视力较术前差。

替代治疗方案一:飞秒激光辅助超声乳化白内障吸除并人工晶状体植入术

麻醉方式:表面麻醉

特点:本手术方式在飞秒激光辅助下完成晶状体环形截囊、晶状体核裂解及透明角膜隧道切口的制作,在降低超声能量的使用、减少角膜内皮的损失、人工晶状体植入后的稳定性等方面具有明显优势。

风险和注意事项:

◇ 负压环固定不佳及负压丢失,术中需重新调整负压固定装置,增加手术时间。

◇ 术中或术后结膜下出血,可在术后 1 至 2 周内自行消退。

◇ 激光过程中瞳孔缩小,影响后续手术操作,增加术中虹膜损伤、皮质残留及后囊膜破裂风险。

◇ 截囊不完全,使前囊膜去除时前囊膜放射状裂开、后囊膜破裂甚至玻璃体脱出。

◇ 角膜切口分离不完全,需角膜刀制作切口。

◇ 由于患者睑裂过小、难以配合或其他原因难以行飞秒激光而须改行白内障超声乳化吸除并人工晶状体植入术。

◇ 由于患者配合或其他原因导致飞秒激光损伤角膜、晶状体后囊膜或眼内其他结构的损伤,需停止本次手术,行其他手术治疗。

◇ 其余风险同拟定治疗方案。

替代治疗方案二:微切口白内障超声乳化吸除并人工晶状体植入术

麻醉方式:表面麻醉

特点:手术切口在 2.0mm 及以下,较常规"白内障超声乳化并人工晶状体植入术"更小,术中前房稳定性好,术后引起的术源性散光较小。对于较软的白内障核,微切口手术对角膜内皮影响小,手术切口闭合好,比常规切口有一定的优势;但对于较硬的白内障核处理效率不如常规切口,会延长手术时间,增加手术切口与内皮的损伤,影响手术切口闭合;同时并非所有人工晶状体及角膜参数适合行微切口手术。

风险和注意事项:同拟定治疗方案。

替代治疗方案三:小切口白内障囊外摘除并人工晶状体植入术

麻醉方式:局部麻醉

特点:本手术方式适用于白内障超硬核,或角膜内皮接近失代偿等情况,手术费用较低。由于本手术切口较大,术后散光及视觉质量可能低于白内障超声乳化吸除并人工晶状体植入术。

风险和注意事项:同拟定治疗方案

替代治疗方案四:保守治疗

特点:保守治疗适合裸眼或矫正视力较好,且未引起相关并发症的患者,但白内障病情会继续加重,视力进一步下降。

风险和注意事项:晶状体混浊会影响眼内病变的发现与监测。白内障进展引起晶状体体积膨胀,可引起急性闭角型青光眼,同时会增加术中前囊膜撕裂和囊袋破裂的风险;囊膜变性或因外伤引起细裂痕时,

续表

蛋白成分进入前房诱发自身免疫反应,引起过敏性眼内炎;晶状体组织碎片可堵塞房角和小梁网,引起晶状体溶解性青光眼;晶状体核逐渐硬化,增加白内障手术难度,应用超声能量和时间增加,术后更易发生角膜水肿与前房的炎症反应,视力恢复延迟。

人工晶状体选择知情同意:术中植入的人工晶状体可分为球面、非球面人工晶状体;单焦点、多焦点和拟调节人工晶状体;以及散光人工晶状体,患者及家属选择植入_____。

各种类型人工晶状体的特点:

◇ 球面单焦人工晶状体,术后无法实现完全脱镜,根据手术设计不同,术后视近可能需配戴老花镜或视远可能需要配戴远矫正眼镜,下雨天/夜间(光线较暗时)视觉效果较非球面人工晶状体差。

◇ 非球面单焦点人工晶状体,根据患者术前角膜球差测量结果,优选合适球差值的非球面人工晶状体有利于提高术后视觉质量,术后无法实现完全脱镜,根据手术设计不同,术后视近可能需配戴老花镜或视远可能需要配戴远矫正眼镜,下雨天/夜间(光线较暗时)视觉效果较球面人工晶状体好。

◇ 多焦点人工晶状体,适合有脱镜愿望同时有视近需求的患者,在一定程度上实现脱镜,能提供良好的远视力或近视力,但价格高,对眼部条件要求高,要求角膜规则、球差不高、无严重眼底病变、无影响手术效果的外伤病史和其他眼病史等,植入术后可能出现眩光、光晕等视觉干扰症状,需一段时间适应,如不能耐受可能需置换人工晶状体,对于精细工作,如长时间的绘画、阅读药品说明书等可能仍需借助眼镜。

◇ 散光型人工晶状体,适合于存在显著角膜规则散光的患者,但不适于角膜不规则散光的矫正。散光型人工晶状体可提高术后的裸眼远视力,降低其术后对眼镜的依赖,提高合并角膜散光的白内障患者术后视觉质量。但是散光型人工晶状体术后如果偏离指定轴向角度较大,会降低散光矫正效果,甚至增加散光度数,这种情况下,可能需二次手术调位。

术前与家属谈话及签订手术协议:

　　医学是一门科学,还有许多未被认识的领域。另外,患者的个体差异很大,疾病的变化也各不相同,相同的诊治手段有可能出现不同的结果。因此,任何手术都具有较高的诊疗风险,有些风险是医务人员和现代医学知识无法预见、防范和避免的医疗意外,有些是能够预见但却无法完全避免的并发症。作为主刀医生和经管医师,我们保证,将以良好的医德医术为患者手术,严格遵守医疗操作规范,密切观察病情,及时处理、抢救,力争将风险降低到最低限度,如术中情况有变化及时与家属取得联系。

　　特别告知:若一旦出现危及生命的情况,我院将按照国家和医院有关医疗急救方面的规定和流程给予紧急抢救,力争将风险降到最低限度,届时因情况紧急将按照先抢救后告知的程序执行。

　　经管医生已将上述情况详细告知患方,并详细解答了患方所提出的疑问。如果患方认为医师已将上述内容进行了详细告知、解释,而且患方理解并且同意给患者实行手术,请在下面签名。

患者(代理人)签名: 　　　　　　与患者关系:

经治医师签名: 　　　　　　主刀医师签名: 　　　　　　谈话日期:

表 5-7-3　特殊材料及自费医药费使用同意书

| 姓名: | 病区: | 专科: | 床号: | 住院号: |

根据患者病情,为了取得良好的临床治疗效果,您可能使用以下特殊缝线、植入性材料及单价在200元以上的材料。现征求您的意见,是否同意使用这些特殊材料(实际使用的材料以及粘贴在手术记录单上的产品条码为准)。

　　如果您是医保患者,您在本次住院期间,因病情需要使用不属于基本医疗保险支付范围的诊疗项目及药品,这些费用须由患者个人承担。现征求您的意见,是否同意使用自费项目。

以上内容由主管医师填写　　　　　　　　　　　　　　医师签名:

　　医生已将以上情况充分告知,本人(患者或授权人)同意使用以上项目(包括医保患者愿意自费的诊疗项目和药品)

患者(授权人)签字:＿＿＿＿＿＿　　　　　　　　　签字日期:＿＿＿＿＿＿

表 5-7-4　日间手术术前评估表

入院／术前诊断:

既往疾病史: □无　□有＿＿＿＿＿＿

既往手术史: □无　□有＿＿＿＿＿＿

食物、药物过敏史: □无　□有＿＿＿＿＿＿

目前服用的药物: □无　□有＿＿＿＿＿＿

(药物名称、用法、用量、本次住院是否继续使用)

全身情况:(填写代码:1. 正常;2. 异常,无手术禁忌;3. 手术禁忌)

血压:＿＿＿＿ mmHg,(　　);体温:＿＿＿＿℃,(　　);心率:＿＿＿＿次/分,(　　);

呼吸:＿＿＿＿次/分,(　　);心电图:(　　)血糖:(　　);凝血功能:(　　);

肝功能:(　　);肾功能:(　　);

专科情况:

辅助检查:

手术指征:＿＿＿＿眼白内障影响患者视力和生活,患者要求手术。

手术禁忌证:□无　□有

拟施手术名称和方式:＿＿＿＿眼＿＿＿＿术

拟施麻醉方式:＿＿＿＿麻醉

术前准备:

1. 完善术前检查,排除手术禁忌证;

2. 术前予以冲洗泪道及结膜囊,予以0.5%左氧氟沙星滴眼液等局部抗炎、预防感染等处理。

注意事项:＿＿＿＿医师查房分析指出:结合患者病史、体征及辅助检查,同意目前诊断。术眼有手术指征,目前各项检查示无手术禁忌证,告知患者及其家属病情及手术相关风险事项,签字为证。嘱患者术中配合手术。

续表

诊疗计划：

1. 拟于今日行_____眼_____手术治疗；
2. 术后予_____滴眼液、_____滴眼液和_____滴眼液等点术眼以局部抗炎、预防感染等治疗，密切观察双眼情况及生命体征，及时积极处理并发症。

出院计划：

1. 出院后予_____滴眼液、_____滴眼液、_____滴眼液和_____滴眼液等点术眼以局部抗炎、预防感染等治疗，密切观察双眼情况。
2. 术后一天、一周、一个月、三个月复查，以后每半年复查一次，不适随访。

医师签字：_____

时间：年 月 日 时 分

表5-7-5 手术记录与术后首程

姓名：	病区：	专科：	床号：	住院号：

手术开始时间：_____手术结束时间：_____

术前诊断：_____

术后诊断：_____

手术方式：_____

手术医师：主刀_____ 一助_____ 二助_____

麻醉方式：_____ 麻醉医生：_____

器械护士：_____ 巡回护士：_____

术中并发症：□无 □有
□复杂白内障

手术简要经过：术中做透明角膜隧道切口（外切口大小：_____，连续环形撕囊，水分离及分层，超声乳化吸除晶状体核及皮质（晶状体核硬度：_____，超声时间：_____分_____s，平均能量：_____%，负压_____mmHg)，袋内植入_____D人工晶状体（型号：_____，预留：_____D)，见人工晶状体位正，水密切口，术毕结膜囊内点妥布霉素地塞米松滴眼液。手术顺利，安返病房。

术后情况：术后患者安静，生命体征平稳，患者无明显疼痛和出血。眼压Tn。

术后诊疗计划：1. 术后患者平卧位；2. 内眼术后常规护理；Ⅱ级护理；3. 予_____滴眼液点_____眼，两小时一次，_____滴眼液，点_____眼，两小时一次，_____滴眼液，点_____眼，两小时一次，_____滴眼液，点_____眼，两小时一次等以抗炎、预防感染及监测眼压等治疗。

术后注意事项：1. 避免剧烈运动；2. 防止眼部碰伤；3. 不吃刺激性食物。

标签粘贴处：

记录医师签名： 主刀医师签名：

患者或代理人签字： 时间：_____

日间手术医师需在术前完成入院告知、手术知情同意书、特殊材料使用同意书、术前评估表的书写,在出院前完成手术记录与术后首程、出院评估表的书写,在患者出院后 24h 内完成日间手术病历的整理及审签。

二、病例质控

病例质控见表 5-7-6。

表 5-7-6　温州医科大学附属眼视光医院运行住院病历质量评分标准(2017 版)

科室:　　　　　住院号:　　　　　医师:

项目	检查内容	扣分标准	扣分值	扣分说明
病历完整性 20分	现病历资料完整,无内容缺失(入院记录、首次病程记录、日常病程记录、查房记录、有创诊疗操作记录、讨论记录、会诊记录、知情同意书、围术期资料、手术记录、各类辅助检查报告单等内容完整)	内容缺失扣 5 分/项		
书写及时性 20分	病历书写符合时限要求(入院记录 24h 内、首次病程记录 8h 内、主治医师首次查房 48h 内、抢救记录 6h 内、手术记录 24h 内、术后病程记录即刻、术后主刀查房 48h 内、转接科记录 24h 内完成,会诊时限符合要求)	不符合时限要求扣 2 分/项,最多扣 10 分		
	医嘱开立及时,补记医嘱有注明	医嘱不符合要求扣 1 分/处,最多扣 10 分		
内容准确性 10分	病历内容准确,记录信息一致,无严重错误	出现一处错误扣 0.5 分,最多扣 5 分		
	入院记录、病程记录、查房记录、手术记录等医师签字(包括上级医师审核签字)及时,字迹清晰可辨	不符合要求扣 0.5 分/处,最多扣 5 分		
诊疗知情同意 20分	各类诊疗知情同意书、病情谈话内容规范、完整,诊疗知情同意书具有可替代方案告知	内容、签字不规范扣 1 分/处,无效签字视为缺失。		
	谈话、签字及时有效,医师签名时间在前			
	授权书规范			
病历内涵质量 30分	主诉与现病史相对应,现病史体现疾病的发生、演变、诊疗等方面的详细情况。简明扼要,能导出第一诊断;原则不用诊断名称(病理确诊、再入院除外)	内容不符合要求的可酌扣 1 分/处,每评分项最多扣 3 分。		
	首次病程记录体现病例特点、初步诊断及诊断依据,检查治疗计划具体			

续表

项目	检查内容	扣分标准	扣分值	扣分说明
病历内涵质量30分	重要化验、特殊检查、病理检查等结果或病情变化、诊疗措施改变有记录和分析,有效果观察	内容不符合要求的可酌扣1分/处,每评分项最多扣3分。		
	上级医师查房提出具体诊断、治疗意见。每周至少1次副高以上医师(或医疗组长)查房记录,对危重、疑难患者、抢救患者必须查房,应记录病情分析及具体诊疗意见			
	记录会诊及会诊意见执行情况			
	修正、补充诊断,在病程录中记录相应诊断依据			
	疑难病例讨论或术前讨论记录规范,意见明确			
	抢救记录体现病情变化、抢救措施及结果,内容与抢救医嘱相一致			
	手术患者术后首次病程记录规范,术后诊疗措施合理,并发症处理及记录及时、完善			
	诊疗措施遵循规范,无违反用药原则			

得分:　　　　专家签名:　　　　　　　　日期:

说明:知情同意与内涵质量部分如出现内容缺失的按"病历完整性要求扣分";得分80~90分为乙级病历,80分以下为丙级。

第八节　眼科日间手术医院感染预防与控制

外科手术部位感染的发生,不仅会延长患者住院时间,增加患者痛苦,给个人和家庭带来额外的经济负担,同时也会给医疗机构造成一定的影响。眼科日间手术患者术后在院观察时间短,术中的感染控制显得尤为重要。医务人员应加强手术部位感染的预防和控制工作。

一、眼科日间手术病房感染预防与控制措施

1. 日间病房医院感染预防和控制须遵守医院感染管理的规章制度。

2. 在医院感染管理处的指导下开展预防医院感染的各项措施,按要求报告医院感染发病情况,对监测发现的各种感染因素及时采取有效控制措施。

3. 患者的安置原则为日间病房原则上不接收感染患者,如遇到有感染风险的患者或者突发感染患者必须集中隔离,单独安置在隔离病房。

4. 病室内应定时通风换气,必要时进行空气消毒。地面应用清水湿式清扫,遇血液、体

液等污染时即刻消毒。

5. 病患座椅需要定时清洁消毒,每天1次,一椅一巾,扶手桌子用后均需消毒。患者衣服须每人更换,如遇到被血液、体液污染时,及时更换。禁止在病房、走廊内清点更换下来的患者衣物。

6. 病房内用过的医疗器械送供应室集中处理,如有明显污染则需先初步处理,再送供应室。体温计、血压计等用后应立即消毒处理。

7. 加强各类监护仪器设备、卫生材料等的清洁与消毒管理。

8. 用餐室、洗手间应固定使用,保持清洁,定期消毒和终末消毒。

9. 治疗室、病室、厕所等应分别设置专用拖把,标记明确,分开清洗,悬挂晾干,定期消毒。

10. 医用垃圾与生活垃圾应分开装运,感染性垃圾置黄色塑料袋内,生活垃圾置黑色塑料袋内,必须进行无害化处理。

二、眼科日间手术部位感染预防与控制措施

眼科手术必然会带来手术部位皮肤、黏膜和组织的损伤,当有微生物污染手术切口时,手术部位可能会出现感染。手术部位感染的危险因素包括患者方面和手术方面。患者方面的主要因素是:年龄、体重、营养状况、免疫功能和健康状况等。手术方面的主要因素是:术前住院时间、备皮方式、手术过程的无菌操作、手术部位皮肤消毒、手术室环境、手术器械的灭菌、手术技术、手术持续的时间、预防性抗菌药物应用等。针对相关危险因素,特制定外科手术部位感染预防控制措施。

(一)手术前

1. 尽量缩短患者术前在院时间。来院之后尽快完成术前相关准备,及时送至手术室。

2. 有效控制糖尿病患者的血糖水平。

3. 正确准备手术部位皮肤,消毒前要彻底清除手术切口和周围皮肤的污染。采用适当的消毒剂以同心圆的方法消毒手术部位皮肤,尽量符合手术要求并扩大消毒范围,以备延长切口、做新切口或放置引流。

4. 手术患者手术部位切开前30min~1h内或麻醉诱导期给予合理剂量和种类的抗菌药物。需要做肠道准备的患者,还需术前一天分剂量给予非吸收性口服抗菌药物。

5. 有明显皮肤感染或患上呼吸道感染的医务人员,未治愈前不宜参加手术。手术人员要严格按照《医务人员手卫生制度》进行外科洗手和外科手消毒。

6. 层流洁净手术室应督促后勤部门对层流净化系统进行定期清洁,及时清洗和更换过滤网。

7. 手术室管理需按照温州医科大学附属眼视光医院手术室和层流手术室医院感染管理制度执行。

(二)手术中

1. 保持手术室门关闭,手术室正压通气(隔离手术室负压通气),环境表面清洁,严格限制手术室内人员数量。

2. 保证使用的手术器械、器具及物品等达到灭菌水平。

3. 手术中医务人员要严格遵循无菌技术操作原则和手卫生制度。

4. 若手术时间超过 3h,或者手术时间长于所用抗菌药物半衰期的,或者失血量大于1 500ml 的,手术中应当对患者追加合理剂量的抗菌药物。

5. 手术人员尽量轻柔地接触组织,保持有效的止血,最小限度地损伤组织,彻底去除手术部位的坏死组织。

6. 术中应当主动加温,保持患者体温正常,防止低体温。

7. 冲洗手术部位时,应当使用温度为 37℃ 的无菌生理盐水等液体。

(三)手术后

1. 医务人员接触患者手术部位前必须进行手卫生,要严格遵守无菌技术操作原则。

2. 外科医师、护士要定时观察患者手术部位切口情况,如发现异常,及时正确的送检标本。结合微生物报告及患者手术情况,对外科手术部位感染及时诊断、治疗和监测。

(四)其他措施

1. 定期对外科医师、护士进行培训,掌握外科手术部位感染预防控制要点。

2. 开展外科手术部位感染的目标性监测,及时反馈并采取有效措施逐步降低感染率。

第九节 眼科日间手术质量评价

全面的日间手术评价指标包括投入指标、接诊指标、处置指标、服务量指标、预后指标、随访指标、安全指标、满意度指标、效益指标、绩效指标等。其中眼科日间手术质量与安全评价指标有平均入院等待时间、不适合日间手术取消的患者比例、入院前完成评估患者比例、患者失约率、麻醉及手术不良事件发生率、术后并发症、延迟出院患者比例、24h 内二次手术比例、非计划再入院比率、非计划再手术比率、24h 内完成日间手术病历比率等;满意度指标包括患者整体满意度、患者投诉等;绩效指标包括日间手术服务量占医院总量的比例、日间手术患者平均在院时间、日间手术对医院减少人均住院日贡献率、日间手术对降低人均费用贡献率等。

眼科日间手术质量评价(表 5-9-1),可根据实际评价目的与拟改进方向,选择合适的指标,从临床专科、手术医师、手术方式等角度,定期对 24h 内二次手术比例、非计划再入院比率、非计划再手术比率、麻醉及手术不良事件发生率、术后并发症、日间手术取消的患者、延迟出院患者等进行分析,提出改进措施,并跟踪改进结果。

表 5-9-1 日间手术质量评价表

时间:_____年____月____日

手术	手术总例数	术后非计划重返再次手术		术后并发症		患者满意度			患者平均耗时
		例数	发生率	例数	发生率	满意	一般	不满意	

续表

原因分析	术后非计划重返再次手术： 术后并发症： 患者满意度： 日间手术患者平均在院时间：
整改措施	
整改结果	
职能部门 评价	

病历质量管理

　　眼科日间手术中心要求患者在24h内完成入院、手术和出院的过程。病历质量是日间手术质量的重要环节之一。因此要求在患者办理入院手续后24h内完成住院病历的书写。病历内容应符合《住院病历书写基本规范》,体现日间手术特点,可进行标准化、表格化的设计。眼科日间病历内容包括病案首页、病历内容清单、体温单、医嘱单、24h出入院记录、术前讨论记录、病程记录、实验室检查、特殊检查、手术安全核查表、手术风险评估单、手术知情同意书及高风险备案单、手术室治疗和消耗品收费记录单、麻醉知情同意告知书、麻醉术前会诊单、麻醉记录、麻醉记账单、手术志、护理相关记录、单病种临床路径、抗生素使用问卷、出院评估表、病人病情委托书、诊断证明等。

第六章

日间手术临床路径管理

临床路径是指针对某一特定疾病建立一套标准化的治疗模式与治疗流程,以循证医学证据和指南为指导来促进治疗疾病管理的方法。相对于指南而言,临床路径的内容更为直接、易懂,可操作性强,通过标准化的诊疗流程,达到规范医疗行为,减少变异,控制医疗费用,提高医疗质量的作用。临床路径在 20 世纪 80 年代发源于美国,我国在 21 世纪初开始推行临床路径。2009 年,原卫生部印发《临床路径管理指导原则(试行)》(卫医管发〔2009〕99 号),指导医疗机构开展临床路径管理工作。2017 年,原国家卫生和计划生育委员会对《临床路径管理指导原则(试行)》进行了修订,推进临床路径管理与医疗质量控制和绩效考核、与医疗服务费用调整、与支付方式改革、与医疗机构信息化建设等相结合,印发了《医疗机构临床路径管理指导原则》(国卫医发〔2017〕49 号),指导医疗机构加强临床路径管理工作,规范诊疗行为,提高医疗质量。而一些省市随后也出台了相关的规定,例如 2017 年浙江省卫生和计划生育委员会出台了《关于推进医疗机构临床路径管理的实施意见》(浙卫医政〔2017〕9 号),其中明确规定:到 2019 年底,各医疗机构全年开展临床路径病例数占出院总病例数的 35% 以上,并实现临床路径信息化管理。

第一节　日间手术临床路径实施

临床路径一般选择常见病、多发病及诊断治疗方案明确,技术成熟,疾病诊疗过程中变异较少的病种开展管理。而眼科日间手术一般诊疗方案清晰,可执行性强,较为适合开展临床路径管理,同时临床路径管理也对日间手术的规范化和持续改进起到了积极作用。开展日间手术临床路径管理还需具备以下条件:①科室主任高度重视,充分了解临床路径的意义,具备实施临床路径的决心;②安排专人负责临床路径管理,动态调整临床路径实施,科室内部具有良好的协调机制;③具有合理用药的管理措施。具体实施步骤如下:

一、确定病种和路径文本

专科临床路径小组在院级临床路径管理委员会的指导下,讨论确定本专科日间手术临床路径实施的病种,并制定详细的临床路径文本,包括路径实施期间患者接受的检查、治疗、护理、健康宣教等内容,同时将文本内容维护至临床路径信息系统中。

二、实施前培训

实施临床路径前应对科室内人员进行培训,内容包括临床路径的基础理论、管理方法和相关制度;临床路径主要内容、实施方法和评价制度;本科室临床路径的具体实施办法以及信息系统使用方法等,务必使临床医务人员掌握临床路径患者的准入标准、实施过程、变异处理以及退出机制等内容。

三、路径实施

进入临床路径的患者应进行入径评估,符合诊断明确、无严重合并症、预期能够按照设计的流程和时间内完成诊疗的,方可进入临床路径。所有进入路径管理的患者,都应按照设定的流程开具和执行医嘱,实施护理、知情告知、健康宣教等。

四、变异处理

变异是临床路径实施过程中难以避免的,会影响路径的顺利实施。通常某种临床路径是通过医嘱来系统实现它的临床路径的。如果医生开具路径外的医嘱,信息系统就会出现变异提醒,如能继续按期完成临床路径的话,应记录变异原因并完成路径。如无法按照设计的流程和时间内完成诊疗的,则退出路径。专科临床路径小组应定期分析变异的原因。如果反复发生同一变异,应及时、认真查找变异原因,必要时组织专家进行分析讨论,根据循证医学证据,对临床路径进行修改。

五、退出路径

进入临床路径管理的患者,如果出现以下情况之一时,应当退出路径:①患者出现严重并发症,需要改变原来的治疗方案;②未行手术或改变手术方式;③因患者个人原因无法继续实施路径;④对主要诊断/第一诊断进行修正的;⑤因出现合并症或检查中发现其他疾病,需要转科治疗;⑥其他严重影响临床路径实施的情况。

六、临床路径评价

院级临床路径指导评价小组应定期开展临床路径管理的评价工作,统计、分析临床路径管理过程中的关键数据,并负责评价结果的运用。可以在临床路径信息系统中设计各类报表,包括路径执行情况统计表、路径完成情况统计表、患者路径使用情况报表、路径月汇总表、路径变异报表、路径退出报表等,监测各科室的路径实施情况,监测入径率、完成率、变异率、退出率等管理指标,以及住院天数、住院均次费用、治愈率、好转率等病种质量指标。

第二节　临床路径案例

案例一:白内障囊外摘除联合人工晶状体植入术临床路径

一、白内障囊外摘除联合人工晶状体植入术临床路径标准住院流程

(一)适用对象

第一诊断为老年性白内障(ICD-10 国家临床版:H25.000-H25.900),行白内障囊外摘除

联合人工晶状体植入手术(ICD-9-CM-3 国家临床版:13.5900x001+13.7100x001)。

（二）诊断依据

根据《眼科临床指南》(第 3 版)(美国眼科学会编,中华医学会眼科学分会编译,人民卫生出版社,2018 年)。

1. 症状　无痛性、渐进性视力下降。

2. 体征　检查可见除晶状体皮质、晶状体核、晶状体后囊下明显混浊外,其余眼前段检查基本正常。

3. 眼底超声检查　无明显异常。

（三）治疗方案的选择

根据《眼科临床指南》(第 3 版)(美国眼科学会编,中华医学会眼科学分会编译,人民卫生出版社,2018 年),符合以下条件可以选择白内障囊外摘除联合人工晶状体植入手术:

（1）晶状体混浊程度已导致视力显著下降至不能满足患者日常需要的程度,而行白内障手术能提高视力或者在一定程度上能改善生活质量、满足心理需求。

（2）患者不具备行白内障超声乳化人工晶状体植入手术条件,如晶状体核较硬(V 级核)、角膜内皮细胞计数过少或晶状体不同程度的脱位。

（3）无白内障手术禁忌证。

（四）日间手术,在院为 1~2 天

（五）进入路径标准

1. 第一诊断必须符合 ICD-10 国家临床版:H25.000-H25.900 老年性白内障疾病编码。

2. 当患者同时具有其他疾病诊断,但在住院期间不需要特殊处理也不影响第一诊断的临床路径流程实施时,可以进入路径。

（六）术前检查(门诊完成)

1. 必需的检查项目

（1）手术前全身常规查体,包括血常规、尿常规、血生化、凝血功能、酶免疫分析、肝肾功能电解质、糖化血红蛋白及心电图,必要时行胸部 X 线片检查。(疫情期间添加新冠病毒核酸检测及鼻咽拭子检查。)

（2）专科检查:视力(裸视及矫正视力)、眼压、冲洗泪道;裂隙灯检查,记录晶状体混浊发生部位及程度、眼底检查;角膜曲率、角膜内皮细胞计数、眼 A+B 超及人工晶状体度数计算。

2. 根据患者病情可进行眼底相干光断层成像(OCT)。

（七）治疗方案与药物选择

术眼滴用抗菌药物滴眼液,4 次/天,连续使用 3 天。控制原发病(高血压、糖尿病、冠心病)。

（八）手术日为入院当天

1. 麻醉方式　局部麻醉,必要时行心电监护。

2. 手术设备　手术显微镜。

3. 手术中用材料　显微手术器械、人工晶状体、黏弹剂、显微缝线(必要时)。

4. 术前用药　散瞳药、抗生素(必要时)。

5. 术中用药　缩瞳药(必要时)。

6. 输血　无。

（九）术后恢复观察,视患者情况当天或第二天出院

1. 必需的观察项目　视力、眼压、裂隙灯检查等。

2. 术后用药　局部用抗生素、糖皮质激素滴眼液,持续至少 2 周。酌情使用角膜营养剂、非甾体抗炎药滴眼液。

（十）出院标准

1. 患者全身状态稳定。

2. 眼压正常。

3. 伤口对合好。

4. 眼前节炎症反应已稳定。

5. 人工晶状体位置正常。

6. 有合适的出院后护理条件。

（十一）变异及原因分析

1. 术后角膜水肿明显,眼压高,眼前段反应较明显需用药观察,其住院时间相应延长。

2. 出现手术并发症(晶状体后囊破裂、玻璃体外溢、晶状体核脱入玻璃体腔等),需要手术处理者,不进入路径。

3. 出现严重手术后并发症(人工晶状体位置异常、视网膜脱离、眼内炎),不进入路径。

4. 第一诊断为老年性白内障,合并青光眼需行青光眼白内障联合手术者,不进入路径。

5. 第一诊断为老年性白内障,合并糖尿病视网膜病变需同时行玻璃体视网膜手术者不进入路径。

6. 合并全身疾病、住院期间需要继续治疗,不进入路径。

7. 需全身麻醉者不进入路径。

二、白内障囊外摘除联合人工晶状体植入术临床路径表单

见表 6-2-1。

表 6-2-1　白内障囊外摘除联合人工晶状体植入术临床路径表单

适用对象:第一诊断为老年性白内障(ICD-10 国家临床版:H25.000-H25.900) 　　　　行白内障囊外摘除联合人工晶状体植入术(ICD-9-CM-3:13.5900x001+13.7100x001) 患者姓名:_____ 性别:_____ 年龄:_____ 门诊号:_____ 住院号:_____ 住院日期:_____ 年 _____ 月 _____ 日　出院日期:_____ 年 _____ 月 _____ 日　标准住 院日:1～2 天

日期	入院前
主 要 诊 疗 工 作	□ 入院前完成病史询问,完成体格检查及眼科专科的常规检查:视力(裸视和矫正视力);眼压;冲洗泪道;散瞳后检查眼前节、晶状体混浊部位及程度及眼底检查 □ 入院前完成眼科特殊检查:显然验光、角膜曲率、眼 A+B 超、人工晶状体度数计算、角膜内皮细胞计数检查等 □ 健康宣教:术前、术中注意事项 □ 术前检查结果核对与处理,完成术前评估,制订诊疗计划

续表

	入院当天
主要诊疗工作	□ 主管住院医师书写病历 □ 继续完成眼科特殊检查(根据情况) □ 签署手术知情同意书、高风险协议书、自费用品协议书 □ 行白内障囊外摘除联合人工晶状体植入术,术者完成手术记录 □ 主管住院医师完成术后病程 □ 上级医师术后查房,向患者及家属交代病情及术后注意事项 □ 术后1~2h,主管住院医师观察视力、眼压、裂隙灯下观察角膜透明度、眼前段反应、人工晶状体位置等,评估术后视力、角膜、眼前段等恢复情况 □ 术中如有后囊破裂等并发症,需重点观察人工晶状体位置 □ 住院医师完成出院小结、出院带药、出院证明 □ 上级医师决定出院时间 □ 向患者告之出院后促进术眼恢复的相关注意事项
术前医嘱	**长期医嘱** □ 眼科二级护理常规 □ 手术眼点抗菌药物眼液 □ 针对全身病的常规用药 **临时医嘱** □ 术前胸透(必要时)、心电图、血尿常规、血糖、常规生化等检查,裂隙灯、眼底检查、医学验光、角膜曲率、角膜内皮检查、眼A+B超、人工晶状体度数计算(入院前完成检查) □ 冲洗泪道 □ 测眼压、裂隙灯
手术医嘱	**临时医嘱** □ 局麻或心电监护下白内障囊外摘除联合人工晶状体植入术 □ 术前1h快速散瞳剂点术眼4~6次 □ 术前半小时广谱抗菌药物静脉滴入(必要时) □ 术前半小时止血剂肌肉注射(必要时) □ 术前半小时口服镇静药物(必要时) □ 酌情全身使用降眼压药
术后医嘱	**长期医嘱** □ 眼科二级护理常规 □ 抗生素、糖皮质激素滴眼液、膏 □ 非甾体抗炎药滴眼液(必要时) □ 角膜营养滴眼液(必要时) □ 口服抗生素(必要时) □ 降眼压药物(必要时) □ 止血药(必要时) **临时医嘱** □ 测眼压 □ 裂隙灯 □ 前房放液(必要时)

出院医嘱	入院当天或第二天 **临时医嘱** □ 出院医嘱:抗菌药物、糖皮质激素滴眼液(抗菌药物、糖皮质激素眼液每周递减,用至术后1个月停药)、非甾体抗炎药滴眼液、角膜营养药、降眼压药物(必要时)、定期门诊复查

主要护理工作	□ 病区环境介绍,指导患者尽快适应病区环境
	□ 入院护理评估、介绍责任护士、护士长、主管医师
	□ 医院相关制度介绍
	□ 执行长短期医嘱、生命体征监测
	□ 术后心理与生活护理
	□ 观察动态病情变化,及时与医师沟通,执行医嘱
	□ 术日宣教:
	  1. 告知患者白内障囊外摘除联合人工晶状体植入术的术后注意事项
	  2. 告知患者保持大便通畅,有利于术后伤口修复
	  3. 介绍相关治疗、用药等护理中应注意的问题
	  4. 告知患者术后及出院后相关注意事项
	  5. 介绍术后定期复查的重要性与相关事项
	  6. 进行出院指导:生活指导、饮食指导、用药指导

病情变异记录	□无 □有,原因: 1. 2.
护士签名	
医师签名	

案例二:硅油填充眼硅油取出术临床路径

一、硅油填充眼硅油取出术临床路径标准住院流程

(一)适用对象

第一诊断为眼科术后取出硅油(ICD-10 国家临床版:Z45.800x003),行硅油取出,眼底探查,前房冲洗手术[ICD-9-CM-3 国家临床版:14.6x02+14.7901+12.9102]。

(二)诊断依据

根据《玻璃体视网膜手术学》(第2版)(人民卫生出版社,2014年,黎晓新、王景昭主编)。

1. 病史 既往硅油填充病史。

2. 体征 检查可见玻璃体腔硅油填充,其余眼前段检查基本正常。

3. 眼底检查无合并其他视网膜或黄斑疾病。

（三）治疗方案的选择

根据《玻璃体视网膜手术学》（第 2 版）（人民卫生出版社,2014 年,黎晓新、王景昭主编）,符合以下条件可以选择硅油取出手术:

（1）视网膜稳定复位。无明显增生性玻璃体视网膜病变或合并黄斑区病变。

（2）存在严重的硅油并发症

（四）日间手术,在院 1~2 天

（五）进入路径标准

1. 第一诊断必须符合 ICD-10:Z98.801 玻璃体切除硅油充填状态疾病编码。

2. 当患者同时具有其他疾病诊断,但在住院期间不需要特殊处理也不影响第一诊断的临床路径流程实施时,可以进入路径。

（六）术前检查(门诊完成)

1. 必需的检查项目

（1）手术前全身常规查体,包括血常规、尿常规、血生化、凝血功能、酶免疫分析、肝肾功能、电解质、糖化血红蛋白及心电图,必要时行胸部 X 线片检查。(疫情期间添加新冠病毒核酸检测及鼻咽拭子检查。)

（2）专科检查:视力(裸视及矫正视力)、视网膜视力、眼压、冲洗泪道、裂隙灯检查,记录眼前节、眼底检查、三面镜(必要时)。

（3）辅助检查:包括角膜内皮细胞计数、眼前节生物测量仪、B 超、OCT、眼底照相(广角)。

（七）治疗方案与药物选择

术眼滴用抗菌药物滴眼液,4 次/天,术前一天。控制原发病(高血压、糖尿病、冠心病)。

（八）手术日为入院当天

1. 麻醉方式　球后麻醉,必要时行心电监护。

2. 手术设备　手术显微镜、宽视野观察系统、玻璃体切割机。

3. 手术中用材料　显微手术器械、23G 穿刺套管、黏弹剂、8-0 缝线、5ml 注射器、10ml 注射器、抽吸硅油管。

4. 术中用药　无。

5. 输血　无。

（九）术后恢复观察,视患者情况当天或第二天出院

1. 必需的观察项目　视力、眼压、裂隙灯检查等,辅助检查包括 B 超、OCT、眼底照相(广角)。

2. 术后用药　局部用散瞳剂、抗菌药、糖皮质激素眼液,持续 2 周。酌情使用降压药、非甾体抗炎药滴眼液。

（十）出院标准

1. 眼压稳定。

2. 眼底检查无殊。

（十一）变异及原因分析

1. 术后角膜水肿明显,眼压高,眼前段反应较明显需用药观察,其住院时间相应延长。

2. 出现手术并发症(视网膜裂孔、视网膜脱离、严重低眼压、严重玻璃体积血、眼内炎、眼球萎缩、爆发性脉络膜出血等),需要手术处理者,不进入路径。

3. 第一诊断为硅油填充眼,视网膜未复位,黄斑病变者,不进入路径。

4. 第一诊断为硅油填充眼,合并并发性白内障需同时行联合白内障手术者不进入路径。

5. 合并全身疾病、住院期间需要继续治疗,不进入路径。

6. 需全身麻醉者不进入路径。

二、硅油填充眼硅油取出术临床路径表单

硅油填充眼硅油取出术临床路径见表6-2-2。

表 6-2-2　硅油填充眼硅油取出术临床路径表单

适用对象:第一诊断为 ICD-10 国家临床版:Z45.800x003 玻璃体切除硅油充填状态疾病编码 　　　　行硅油取出,眼底探查,前房冲洗手术(ICD-9-CM-3 国家临床版:14.6x02+14.7901+12.9102)。 患者姓名:_____ 性别:_____ 年龄:_____ 门诊号:_____ 住院号:_____ 住院日期:_____年_____月_____日　出院日期:_____年_____月_____日　标准住 　　　　院日:1~2 天

日期	入院前
主 要 诊 疗 工 作	□ 入院前完成病史询问,完成体格检查及眼科专科的常规检查:视力(裸视和矫正视力);眼压;冲洗泪道;散瞳后检查眼前节及眼底检查 □ 入院前眼科特殊检查:显然验光,辅助检查包括角膜内皮细胞计数、眼前节生物测量仪检查、B超、OCT、眼底照相(广角)。 □ 上级医师核对检查结果,完成术前评估,制订诊疗计划,术前谈话
	入院当天
主 要 诊 疗 工 作	□主管住院医师书写病历 □ 补充相关检查、会诊或者复查相关指标,完成术前准备(根据情况) □ 签署手术知情同意书、高风险协议书、自费用品协议书 □ 行硅油填充眼硅油取出术,术者完成手术记录 □ 主管医师完成术后病程 □ 上级医师术后查房,向患者及家属交代病情及术后注意事项 □ 术后 1~2h,主管住院医师观察视力、眼压、裂隙灯下观察眼前段反应、眼底情况等,评估术后视力、角膜、眼底等恢复情况 □ 术后如有眼压低、玻璃体混浊等,需重点观察 □ 主管医师完成出院小结、出院带药、出院证明 □ 上级医师决定出院时间 □ 向患者告之出院后促进术眼恢复的相关注意事项

续表

术前医嘱	**长期医嘱** □ 眼科二级护理常规 □ 手术眼点抗菌药物眼液 □ 针对全身病的常规用药 **临时医嘱** □ 术前胸透(必要时)、心电图、血尿常规、血糖、常规生化等检查 □ 专科检查:视力(裸视及矫正视力)、视网膜视力、眼压、冲洗泪道,裂隙灯检查,记录眼前节、眼底检查、三面镜(必要时)。 □ 辅助检查:角膜内皮细胞计数、眼前节生物测量仪检查、B超、OCT、眼底照相(广角)。
手术医嘱	**临时医嘱** □ 局麻或心电监护下硅油填充眼硅油取出术 □ 术前1h快速散瞳剂点术眼4~6次 □ 术前半小时广谱抗菌药物静脉滴入(必要时) □ 术前半小时止血剂肌肉注射(必要时) □ 术前半小时口服镇静药物(必要时) □ 酌情全身使用降眼压药
术后医嘱	**长期医嘱(术后)** □ 眼科术后二级护理常规 □ 抗生素、糖皮质激素眼液、膏 □ 散瞳剂 □ 非甾体抗炎药滴眼液(必要时) □ 降眼压药物(必要时) □ 止血药(必要时) □ 眼压一天一次 □ 裂隙灯一天一次/一天两次 □ 换药(术眼清洁)一天一次 **临时医嘱** □ B超、OCT、眼底照相(广角)明起
出院医嘱	入院当天或第二天 **临时医嘱** □出院医嘱:抗菌药物、糖皮质激素眼液、散瞳剂(抗菌药物、糖皮质激素眼液每周递减,用至术后2周停药),非甾体抗炎药滴眼液,降眼压药物(必要时),定期门诊复查
主要护理工作	□ 病区环境介绍,指导患者尽快适应病区环境 □ 入院护理评估,介绍责任护士、护士长、主管医师 □ 医院相关制度介绍 □ 执行长短期医嘱、生命体征监测 □ 术后心理与生活护理 □术日宣教: 　　1. 告知患者硅油填充眼硅油取出术的术后注意事项 　　2. 告知患者保持大便通畅,有利于术后伤口修复 　　3. 介绍相关治疗、用药等护理中应注意的问题 　　4. 告知患者术后及出院后相关注意事项 　　5. 介绍术后定期复查的重要性与相关事项 　　6. 进行出院指导:生活指导、饮食指导、用药指导

续表

病情 变异 记录	□无 □有,原因: 1. 2.
护士 签名	
医师 签名	

案例三:上睑下垂矫正术临床路径

一、上睑下垂矫正术临床路径标准住院流程

(一) 适用对象

第一诊断为上睑下垂(ICD-10 国家临床版:H02. 400/Q10. 000),行上睑下垂矫正术(ICD-9-CM-3 国家临床版:08. 3100/08. 3101/08. 3102/08. 3200/08. 3200x001/08. 3200x002/08. 3200x003/08. 3201/08. 3202)。

(二) 诊断依据

根据《眼科学》(赵堪兴,杨培增主编,人民卫生出版社)、《眼科临床指南》(美国眼科学会编,中华医学会眼科学分会编译,人民卫生出版社,2006 年)。

1. 上睑缘的正常位置在上方角膜缘和上方瞳孔缘的中部,具体位置有小的差异,正常情况下睁眼平视时,上睑缘约位于角膜缘下 2mm;排除额肌作用下,上睑缘遮盖角膜>2mm 即可诊断上睑下垂。

2. 鉴别诊断

(1) 因神经系统疾病如重症肌无力、霍纳综合征(Horner syndrome)、动眼神经麻痹,以及其他眼部或全身性疾病所致的获得性上睑下垂。

(2) 颌动瞬目综合征[Jaw Winking syndrome,亦即 Marcus-Gunn 现象(Marcus-Gunn phenomenon)]。

(三) 治疗方案的选择

根据《眼科手术学·理论与实践》(第 3 版)(George L. Spaeth 原著,谢立信主译,人民卫生出版社,2005 年)。

1. 先天性上睑下垂

(1) 轻至中度上睑下垂,因为瞳孔可以部分或全部暴露,较少发生形觉剥夺性弱视,故可以在患者年龄较大可以配合局部麻醉时行手术矫正,如考虑社会心理因素,可以在学龄前期即 3~5 岁手术。

(2) 重度上睑下垂,因瞳孔全部遮盖,仰头视物,为预防形觉剥夺性弱视及脊柱发育问题,可在 3 岁左右手术。

2. 后天性上睑下垂

(1) 外伤性上睑下垂,急性外伤可行提上睑肌修复。如为陈旧性损伤,则待局部瘢痕组织软化后可考虑手术。

（2）腱膜性上睑下垂,影响外观和生活即可手术。

（3）动眼神经麻痹,重症肌无力及其他后天性上睑下垂,首先治疗原发病,待原发病稳定半年以上可考虑手术。

3. 根据患者病情选择手术方式:包括上睑提肌缩短术、额肌瓣悬吊术、阔筋膜或硅胶条悬吊术、Müller肌缩短术和联合筋膜鞘(CFS)悬吊术等,建议手术设计重睑切口,隐藏术后切口瘢痕。

（四）日间手术,在院时间为 1~2 天

（五）进入路径标准

1. 第一诊断必须符合 ICD-10:Q10.10 上睑下垂疾病编码。

2. 当患者同时具有其他疾病诊断,但在住院期间不需要特殊处理、不影响第一诊断的临床路径流程实施时,可以进入路径。

（六）术前检查(门诊完成)

1. 必需的检查项目

（1）血常规、尿常规。

（2）肝肾功能,凝血功能,感染性疾病筛查(乙型肝炎、丙型肝炎、艾滋病、梅毒等)。

（3）心电图、X 线胸片(全身麻醉患儿)。

2. 眼部专科检查

（1）检查视力、屈光状态和矫正视力。

（2）检查睑缘角膜映光距离、睑裂大小、提上睑肌肌力、额肌肌力和上睑下垂量。

（3）检查眼位、眼球运动,重点检查上直肌功能。

（4）检查有无贝尔现象(Bell phenomenon)和上睑迟滞现象。

（5）检查有无颌动瞬目综合征,必要时进行新斯的明试验。

3. 根据患者病情可选择超声心动图等。

（七）预防性抗菌药物选择与使用时机

1. 按照《抗菌药物临床应用指导原则》(国卫办医发〔2015〕43 号)执行,结合患者病情合理使用抗菌药物。其中硅胶条悬吊术患者因异物植入可考虑术前预防性静滴给药,抗菌药物的有效覆盖时间应包括整个手术过程。

2. 选用喹诺酮类或妥布霉素(儿童)类眼液,预防性用药时间为 1~3 天。

（八）手术日为入院当天

1. 麻醉方式　全身麻醉(儿童)。

2. 手术内固定物　无。

3. 术中用药　麻醉常规用药。

（九）术后恢复观察,视患者情况术后第 2 天出院

1. 必须复查的检查项目

（1）角膜上皮、上睑、结膜情况。

（2）缝线位置、切口对合情况。

（3）眼球运动情况和贝尔现象。

2. 术后用药　术后给予喹诺酮类或妥布霉素(儿童)类滴眼液预防感染,用药时间 3~4 天;根据患者眼睑闭合不全情况,酌情使用人工泪液滴眼液及眼膏,用药时间维持 3 个月左右。

（十）出院标准

1. 患者全身情况稳定,伤口愈合好,无活动性出血及感染征象。

2. 没有需要住院处理的并发症和(或)合并症。

（十一）变异及原因分析

1. 术前实验室检查异常,需要复查相关检查,导致住院时间延长。

2. 有影响手术的合并症,如矫正不足、矫正过度、上睑内翻倒睫、暴露性角膜炎、结膜脱垂和眉额区血肿等,需要进行相关的诊断和治疗,导致住院时间延长、费用增加。

二、上睑下垂矫正术临床路径表单

上睑下垂矫正术临床路径见表 6-2-3。

表 6-2-3　上睑下垂矫正术临床路径表单

适用对象:第一诊断为上睑下垂(ICD-10 国家临床版:H02.400/Q10.000)　　行上睑下垂矫正术(ICD-9-CM-3 国家临床版:08.3100/08.3101/08.3102/08.3200/08.3200x001/08.3200x002/08.3200x003/08.3201/08.3202)
患者姓名:_____ 性别:_____ 年龄:_____ 门诊号:_____ 住院号:_____ 住院日期:____年____月____日　出院日期:____年____月____日　标准 　　　　住院日:1~2 天

日期	入院前
主要诊疗工作	□ 入院前完成病史询问,完成体格检查及眼科专科的常规检查:视力(裸视和矫正视力);上睑提肌肌力、贝尔现象等 □ 入院前完成全身情况检查:心电图、胸片等 □ 健康宣教:术前、术中注意事项 □ 术前检查结果核对与处理,完成术前评估,制订诊疗计划

日期	入院当天
主要诊疗工作	□ 主管住院医师书写病历 □ 继续完成眼科特殊检查(根据情况) □ 签署手术知情同意书、高风险协议书、自费用品协议书 □ 行上睑下垂矫正术,术者完成手术记录 □ 主管住院医师完成术后病程 □ 上级医师术后查房,向患者及家属交代病情及术后注意事项 □ 术后 1~2h,主管住院医师观察患者全身情况,评估呼吸、心率、体温等生命体征 □ 住院医师完成出院小结、出院带药、出院证明 □ 上级医师决定出院时间 □ 向患者告之出院后促进术眼恢复的相关注意事项

续表

术前医嘱	**长期医嘱** □ 眼科二级护理常规 □ 手术眼点抗菌药物眼液 □ 针对全身病的常规用药 **临时医嘱** □ 术前胸片,心电图、血尿常规、血糖、常规生化等检查,裂隙灯(入院前完成检查)
手术医嘱	**临时医嘱** □ 全麻下上睑下垂矫正术 □ 术前 8h 禁饮禁食 □ 术前半小时广谱抗菌药物静脉滴入(必要时)
术后医嘱	**长期医嘱** □ 眼科一级护理常规,2h 后改二级护理常规 □ 口服抗生素(必要时) **临时医嘱** □ 术眼加压包扎 □ 心电监护 2h □ 吸氧 2h □ 血氧饱和度监测 2h
出院医嘱	入院第二天 **临时医嘱** □ 出院医嘱:抗菌药物、人工泪液滴眼液、抗生素眼药膏(抗菌药物维持 3~4 天,人工泪液、抗生素眼膏维持 3 个月后停药),定期门诊复查
主要护理工作	□ 病区环境介绍,指导患者尽快适应病区环境 □ 入院护理评估、介绍责任护士、护士长、主管医师 □ 医院相关制度介绍 □ 执行长短期医嘱、生命体征监测 □ 术后心理与生活护理 □ 观察动态病情变化,及时与医师沟通,执行医嘱 □ 术日宣教: 　　1. 告知患者上睑下垂矫正术的术后注意事项 　　2. 告知患者保持大便通畅,有利于术后伤口修复 　　3. 介绍相关治疗、用药等护理中应注意的问题 　　4. 告知患者术后及出院后相关注意事项 　　5. 介绍术后定期复查的重要性与相关事项 　　6. 进行出院指导:生活指导、饮食指导、用药指导
病情变异记录	□无　□有,原因: 1. 2.
护士签名	
医师签名	

案例四：睑内翻矫正术临床路径

一、睑内翻矫正术临床路径标准住院流程

（一）适用对象

第一诊断为睑内翻（ICD-10 国家临床版：H02.003/H02.000x004/Q10.200），行睑内翻矫正术（ICD-9-CM-3 国家临床版：08.4902）。

（二）诊断依据

根据《眼科学》（赵堪兴，杨培增主编，人民卫生出版社），《眼科临床指南》（美国眼科学会编，中华医学会眼科学分会编译，人民卫生出版社，2006 年）。

1. 正常下睑缘位置位于下方角膜缘水平，正常情况下睁眼平视时，下睑睫毛的正常方向为前方或前上方，尖端远离眼表，具体位置有小的差异。当下睑缘下方软组织肥厚上移将睑缘内翻并连同睫毛一并内卷，摩擦角膜，引起眼表刺激症状，即可诊断睑内翻。

2. 鉴别诊断

红眼病：因急性细菌感染造成结膜充血、水肿，大量黏脓性分泌物，伴流泪、眼表刺激等症状；查体可见睫毛与睑缘位置正常，与之鉴别。

（三）治疗方案的选择

根据《眼科手术学·理论与实践》（第 3 版）（George L. Spaeth 原著，谢立信主译，人民卫生出版社，2005 年）。

1. 先天性睑内翻

（1）下睑挂线法：利用 5-0 丝线自下睑皮肤进针，深度达睑板下组织后转换方向由皮肤出针，在皮肤面打包缝合，维持 7 天后拆线。

（2）Hotz 法：切开下睑皮肤后将睑板前轮匝肌与睑板或下睑缩肌缝合固定，翻转睫毛方向，然后分层间断缝合。

2. 老年性睑内翻

（1）轮匝肌切除法：切除一段眶隔前轮匝肌与皮肤后分层间断缝合，将下睑缘位置矫正。

（2）Hotz 法：切开下睑皮肤后将睑板前轮匝肌与睑板或下睑缩肌缝合固定，翻转睫毛方向，然后分层间断缝合。

3. 根据患者病情选择手术方式 包括挂线法，Hotz 法，轮匝肌切除法，建议选择 Hotz 法，手术效果稳定，复发率低。

（四）日间手术，在院时间为 1~2 天

（五）进入路径标准

1. 第一诊断必须符合 ICD-10：H02.003/H02.000x004 睑内翻疾病编码。

2. 当患者同时具有其他疾病诊断，但在住院期间不需要特殊处理、不影响第一诊断的临床路径流程实施时，可以进入路径。

（六）术前检查（门诊完成）

1. 必需的检查项目

（1）血常规、尿常规。

（2）肝肾功能，凝血功能，感染性疾病筛查（乙型肝炎、丙型肝炎、艾滋病、梅毒等）。

（3）心电图、X线胸片（全身麻醉患儿）。

2. 眼部专科检查

（1）检查视力、屈光状态和矫正视力。

（2）检查下睑缘位置，睫毛方向，眼表炎症情况等。

3. 根据患者病情可选择超声心动图等。

（七）预防性抗菌药物选择与使用时机

1. 按照《抗菌药物临床应用指导原则》（国卫办医发〔2015〕43号）执行，结合患者病情合理使用抗菌药物。部分情况可考虑术前预防性静滴给药，抗菌药物的有效覆盖时间应包括整个手术过程。

2. 选用喹诺酮类或妥布霉素（儿童）类眼液，预防性用药时间为1~3天。

（八）手术日为入院当天

1. 麻醉方式　全身麻醉（儿童）。

2. 手术内固定物　无。

3. 术中用药　麻醉常规用药。

（九）术后恢复观察，视患者情况术后第2天出院

1. 必须复查的检查项目

（1）角膜上皮、下睑缘位置情况。

（2）缝线位置、切口对合情况。

2. 术后用药　术后给予喹诺酮类或妥布霉素（儿童）类滴眼液预防感染，用药时间3~4天。

（十）出院标准

1. 患者全身情况稳定，伤口愈合好，无活动性出血及感染征象。

2. 没有需要住院处理的并发症和（或）合并症。

（十一）变异及原因分析

1. 术前实验室检查异常，需要复查相关检查，导致住院时间延长。

2. 有影响手术的合并症，如矫正不足、矫正过度等，需要进行相关的诊断和治疗，导致住院时间延长、费用增加。

二、睑内翻临床路径表单

睑内翻临床路径见表6-2-4。

表 6-2-4　睑内翻临床路径表单

适用对象:第一诊断为睑内翻(ICD-10 国家临床版:H02.003/H02.000x004/Q10.200)

　　　　行睑内翻矫正术(ICD-9-CM-3 国家临床版:08.4902)

患者姓名:_____性别:_____年龄:_____门诊号:_____住院号:_____

住院日期:_____年_____月_____日　出院日期:_____年_____月_____日　标准住

院日:1~2 天

日期	入院前
主要诊疗工作	□ 入院前完成病史询问,完成体格检查及眼科专科的常规检查:视力(裸视和矫正视力);睑缘位置,睫毛方向等 □ 入院前完成全身情况特殊检查:心电图,胸片等 □ 健康宣教:术前、术中注意事项 □ 术前检查结果核对与处理,完成术前评估,制订诊疗计划
	入院当天
主要诊疗工作	□ 主管住院医师书写病历 □ 继续完成眼科特殊检查(根据情况) □ 签署手术知情同意书、高风险协议书、自费用品协议书 □ 行上睑下垂矫正术,术者完成手术记录 □ 主管住院医师完成术后病程 □ 上级医师术后查房,向患者及家属交代病情及术后注意事项 □ 术后 1~2h,主管住院医师观察患者全身情况,评估呼吸、心率、体温等生命体征 □ 住院医师完成出院小结、出院带药、出院证明 □ 上级医师决定出院时间 □ 向患者告之出院后促进术眼恢复的相关注意事项
术前医嘱	**长期医嘱** □ 眼科二级护理常规 □ 手术眼点抗菌药物滴眼液 □ 针对全身病的常规用药 临时医嘱 □ 术前胸片,心电图、血尿常规、血糖、常规生化等检查,裂隙灯(入院前完成检查)
手术医嘱	**临时医嘱** □ 全麻下上睑下垂矫正术 □ 术前 8h 禁饮禁食 □ 术前半小时广谱抗菌药物静脉滴入(必要时)
术后医嘱	**长期医嘱** □ 眼科一级护理常规 2h 后改二级护理常规 □ 口服抗生素(必要时) **临时医嘱** □ 术眼加压包扎 □ 心电监护 2h □ 吸氧 2h □ 血氧饱和度监测 2h

出院医嘱	入院第二天 **临时医嘱** □ 出院医嘱:抗菌药物滴眼液(抗菌药物维持 3~4 天),定期门诊复查
主要护理工作	□ 病区环境介绍,指导患者尽快适应病区环境 □ 入院护理评估、介绍责任护士、护士长、主管医师 □ 医院相关制度介绍 □ 执行长短期医嘱、生命体征监测 □ 术后心理与生活护理 □ 观察动态病情变化,及时与医师沟通,执行医嘱 □ 术日宣教: 　　1. 告知患者睑内翻矫正术的术后注意事项 　　2. 告知患者保持大便通畅,有利于术后伤口修复 　　3. 介绍相关治疗、用药等护理中应注意的问题 　　4. 告知患者术后及出院后相关注意事项 　　5. 介绍术后定期复查的重要性与相关事项 　　6. 进行出院指导:生活指导、饮食指导、用药指导
病情变异记录	□无 □有,原因: 1. 2.
护士签名	
医师签名	

案例五：慢性泪囊炎泪囊鼻腔吻合术临床路径

一、慢性泪囊炎泪囊鼻腔吻合术临床路径标准住院流程

（一）适用对象

第一诊断为慢性泪囊炎(ICD-10 国家临床版:H04.401),行泪囊鼻腔吻合术(ICD-9-CM-3 国家临床版:09.8100)。

（二）诊断依据

根据《临床诊疗指南·眼科学分册》(中华医学会编著,人民卫生出版社,2006 年)。

1. 症状　溢泪,伴分泌物多或流脓,可伴内眦皮肤潮红、糜烂。

2. 体征　鼻侧球结膜充血,挤压泪囊区有黏液或黏脓性分泌物自泪点溢出。

3. 泪道探查冲洗　鼻泪管不通,或不畅,但泪点正常,泪小管、泪总管通畅。

4. 辅助检查　泪道碘油 X 线造影检查见泪囊显影,鼻泪管阻塞或重度狭窄。必要时做泪道 CT 造影+三维重建检查、泪道超声检查、泪道磁共振检查进一步明确。

(三) 治疗方案的选择

根据《临床诊疗指南·眼科学分册》(中华医学会编著,人民卫生出版社,2006 年),符合以下条件者可选择行泪囊鼻腔吻合术。

泪囊大小基本正常,X 线造影或 CT 造影显示泪囊垂直径≥5mm、横径和前后径均≥5mm 以上,无出血性疾病,无鼻科相关的手术禁忌证,如:鼻腔重度粘连或狭窄、鼻中隔明显偏曲、鼻黏膜明显萎缩和糜烂,或鼻腔有肿瘤、息肉等病变。

(四) 标准住院日为 2 天

(五) 进入路径标准

1. 第一诊断必须符合 ICD-10:H04.401 慢性泪囊炎疾病编码。

2. 当患者同时具有其他疾病诊断,但在住院期间不需要特殊处理也不影响第一诊断的临床路径流程实施时,可以进入路径。

(六) 术前准备(门诊完成)

1. 必需的检查项目　泪道探查冲洗、血常规、凝血分析、血生化(血糖、肝肾功能)、乙型肝炎抗原及抗体五项、丙型肝炎抗体、艾滋病抗体(抗 HIV)、梅毒抗体(抗 TP)、鼻内镜检查、泪道 CT 造影检查(水平位+冠状位)、心电图、胸部 X 线透视(或胸部 X 线片)。

2. 根据患者情况,必要时可选择:泪道 CT 造影+三维重建检查、泪道磁共振检查、泪道内镜检查、请鼻科会诊,进一步明确。

3. 当手术患者合并全身重要器官疾病时,需要相关科室门诊会诊,实施必要的诊疗。

(七) 抗感染性抗菌药物选择与使用时机

按照《抗菌药物临床应用指导原则》(卫医发〔2015〕43 号)执行,并根据患者的病情决定抗菌药物的选择与使用时间。

(八) 手术日为入院当天

1. 麻醉方式　局部麻醉,必要时靶控联合麻醉/全身麻醉。

2. 手术方式　泪囊鼻腔吻合术。

3. 手术内置物　必要时需置入人工泪管。

4. 术中用药　必要时给镇静药、镇痛药、止血药和降血压药。

5. 输血　无。

(九) 术后恢复观察,患者手术当天住院

1. 必需复查的检查项目　泪道冲洗、鼻内镜检查。

2. 术后用药　术眼点抗菌眼药和全身应用抗菌药 1 天,使用呋喃西林麻黄素滴鼻液滴患侧鼻,布地奈德鼻喷剂喷患侧鼻,术后第 1 天用抗菌药液体首次冲洗泪道。

(十) 出院标准

1. 切口清洁,无红肿溢脓。

2. 泪道冲洗通畅。

3. 无活动性鼻出血。

（十一）变异及原因分析

1. 同时伴有泪总管、泪小管和泪点阻塞或重度狭窄,需再行泪管疏通术、泪点成形术和人工泪管(泪道引流管)置入术,不进入路径。

2. 同时伴有泪点、泪小管缺失,需要做泪点和泪小管再造术,不进入路径。

3. 泪囊腔小,泪道 X 线造影或 CT 造影显示泪囊垂直径<5mm,横径和前后径均<5mm,泪囊黏膜瓣和鼻黏膜瓣吻合困难者,不进入路径。

4. 手术中发现泪囊病变特殊,如泪囊有肿瘤、息肉、炎性肉芽肿等,需要切除病变送病理检查,切除后泪囊黏膜瓣太小,不足以再做泪囊鼻腔吻合术者,不进入路径。

5. 鼻腔重度粘连或狭窄、鼻中隔明显偏曲、鼻黏膜明显萎缩和糜烂,或鼻腔有肿瘤、息肉等病变,需要耳鼻咽喉科会诊治疗者,不进入路径。

6. 术后 1 天内泪道不通,可请鼻科会诊,去除鼻腔内血痂后再冲泪道仍不通者,不进入路径。

7. 术后出现严重并发症,如严重感染、鼻腔大出血、切口愈合不良等,不进入路径。

8. 出现全身疾病,住院期间需继续治疗,不进入路径。

9. 需全身麻醉者不进入路径。

二、慢性泪囊炎泪囊鼻腔吻合术临床路径表单

慢性泪囊炎泪囊鼻腔吻合术临床路径见表 6-2-5。

表 6-2-5　慢性泪囊炎泪囊鼻腔吻合术临床路径表单

适用对象:第一诊断为慢性泪囊炎(ICD-10 国家临床版:H04. 401) 　　　　　行泪囊鼻腔吻合术(ICD-9-CM-3 国家临床版:09. 8100)		
患者姓名:_____　性别:_____年龄:_____门诊号:_____　住院号:_____ 住院日期:_____年_____月_____日　出院日期:_____年_____月_____日　标准住院日:2 天		
时间		入院前	入院当天(手术日)	入院第二天
主要诊疗工作	□ 询问病史及查体 □ 开门诊实验室检查单 □ 查阅化验报告单和检查报告 □ 上级医师讨论病情 □ 完成必要的相关科室,如鼻科会诊 □ 麻醉科会诊 □ 初步确定手术方式和日期	□ 继续完成眼科特殊检查 □ 完成病历书写 □ 完成术前准备与术前评估 □ 完成术前小结、术前讨论记录 □ 签署有关知情同意书、自费同意书 □ 完成泪囊鼻腔吻合手术 □ 绷带加压包扎术眼 □ 观察术眼情况 □ 完成手术记录及术后病程	□ 打开绷带敷料,观察皮肤切口和内眼情况 □ 上级医师查房 □ 完成病程记录 □ 完成出院小结 □ 进行出院指导:门诊复查和出院后注意事项

续表

时间	入院前	入院当天(手术日)	入院第二天
重点医嘱	无	**术前** **长期医嘱** □ 眼科三级护理 □ 饮食(普通饮食/糖尿病饮食/其他) □ 抗菌药滴眼液点患眼 □ 黏膜收缩剂点患侧鼻 **临时医嘱** □ 开术前医嘱 □ 抗菌药物皮试 □ 术前准备 **术后** **长期医嘱(术后)** □ 眼科术后二级护理 □ 饮食(普通饮食/糖尿病饮食/其他) □ 全身使用抗菌药 □ 黏膜收缩剂点患侧鼻 □ 止血药物(必要时) **临时医嘱** □ 镇痛药物(必要时)	**长期医嘱** □ 眼科术后二级护理 □ 饮食(普通饮食/糖尿病饮食/其他) □ 抗菌药滴眼液、眼膏点患眼 □ 黏膜收缩剂点患侧鼻 □ 止血药物(必要时) **临时医嘱** □ 切口清洁换药 □ 泪道冲洗 □ 出院
主要护理工作	□ 入院前宣教(环境、规章制度、饮食、有关疾病的护理、治疗、检查、用药等)	□ 执行医嘱,生命体征监测 □ 健康宣教:术前、术中和术后注意事项,重点是术前和术中事项 □ 术前护理准备 □ 术前心理与生活护理 □ 术后心理与生活护理	□ 执行术后医嘱、生命体征监测、观察术眼情况 □ 健康宣教:术后注意事项 □ 术后心理与生活护理 □ 执行出院医嘱 □ 出院指导:生活、饮食、用药等
病情变异记录	□无 □有,原因: 1. 2.	□无 □有,原因: 1. 2.	□无 □有,原因: 1. 2.
护士签名			
医师签名			

案例六：湿性年龄相关性黄斑变性玻璃体腔注药术
（抗 VEGF 药物）临床路径

一、湿性年龄相关性黄斑变性玻璃体腔注药术（抗 VEGF 药物）临床路径标准住院流程

（一）适用对象

第一诊断为湿性年龄相关性黄斑变性（ICD-10 国家临床版：H35.300x011），行玻璃体腔注药术（ICD-9-CM-3 国家临床版：14.7903）。

（二）诊断依据

根据《眼科临床指南》（第 3 版）（美国眼科学会编，中华医学会眼科学分会编译，人民卫生出版社，2018 年）。

1. 症状　突发无痛性、渐进性视力下降，中心暗点，视物变形。

2. 体征　黄斑区可见玻璃膜疣、脉络膜新生血管及周围的视网膜出血、局限性黄斑区视网膜浅脱离或色素上皮脱离，病灶周围可见黄白色脂性渗出。

3. 辅助检查　FCP（眼底彩照）、FFA（荧光素眼底血管造影）、ICGA（吲哚青绿脉络膜血管造影）、OCT（相干光断层扫描）、OCTA（眼底相干光层析血管成像术）。

（三）治疗方案的选择

根据《眼科临床指南》（第 3 版）符合以下条件可以选择玻璃体腔注药术（抗 VEGF 药物）：

1. 湿性年龄相关性黄斑变性诊断明确。

2. 视力下降影响患者生活质量。

3. 患者及家属同意手术。

4. 无其他手术禁忌证。

（四）日间手术，在院为 1~2 天

（五）进入路径标准

1. 第一诊断必须符合 ICD-10：H35.300x011 湿性年龄相关性黄斑变性疾病编码。

2. 当患者同时具有其他疾病诊断，如住院期间不需特殊处理也不影响第一诊断临床路径流程的实施时，可以进入路径。

（六）术前检查（门诊完成）

1. 手术前全身常规查体，包括血常规、尿常规、血生化（包括肝肾功能、电解质、血糖、糖化血红蛋白）、凝血功能、感染性疾病筛查（包括乙型肝炎、丙型肝炎、艾滋病、梅毒），以及心电图，必要时行胸部 X 线片检查；疫情期间添加新冠病毒核酸抗体检测及鼻咽拭子检查。

2. 专科检查　视力（裸视视力及最佳矫正视力）、眼压、泪道冲洗；裂隙灯检查（包括详细的眼前节和眼底检查）。

3. 辅助检查　眼底彩照（FCP）、黄斑区相干光断层扫描成像（OCT）、必要时黄斑区相干光断层扫描血管成像（OCTA）、必要时眼底血管造影检查（FFA 及 ICGA）。

（七）术前用药及注意事项

术眼滴用抗生素滴眼液，4 次/天，连续使用 3 天。控制全身基础疾病（如：高血压病、糖尿病、心脏疾病）。

（八）手术日为入院当天

1. 麻醉方式　表面麻醉,必要时心电监护。

2. 手术方式　玻璃体腔注药术。

3. 手术设备　手术显微镜。

4. 手术中用材料　显微手术器械、注射针头、注射针筒、棉签、纱布等。

5. 术前用药　表面麻醉药物。

6. 术中用药　雷珠单抗注射液,或康柏西普眼用注射液,或阿柏西普眼内注射溶液。

7. 输血　无。

（九）术后恢复观察,视患者情况当天或第二天出院

1. 必需的观察项目　视力、眼压、裂隙灯检查等。

2. 术后用药　术眼局部使用抗生素眼药水(4 次/天),持续 3～5 天;酌情使用角膜营养滴眼液。

（十）出院标准

1. 患者全身状况稳定。

2. 眼压正常。

3. 注射部位闭合良好,无持续出血。

4. 术眼眼部炎症反应轻,病情稳定。

5. 患者无特殊不适。

6. 有合适的出院后护理条件。

（十一）变异及原因分析

1. 术前检验结果异常影响手术或需要特殊治疗。

2. 术后术眼炎症反应较明显或眼压持续较高,需用药观察,其住院时间相应延长。

3. 出现手术并发症或术后并发症,不进入路径。

4. 合并全身疾病、住院期间需要继续治疗,不进入路径。

5. 需全身麻醉者不进入路径。

二、玻璃体腔注药术临床路径表单

玻璃体腔注药术见表 6-2-6。

表 6-2-6　玻璃体腔注药术临床路径表单

适用对象:第一诊断为湿性年龄相关性黄斑变性(ICD-10 国家临床版:H35.300x011) 行玻璃体腔注药术(ICD-9-CM-3 国家临床版:14.7903)
患者姓名:_____　性别:_____　年龄:_____　门诊号:_____　住院号:_____ 住院日期:_____年_____月_____日　出院日期:_____年_____月_____日　标准住院日:1～2 天

日期	入院前
主要诊疗工作	□ 入院前完成病史询问,完成体格检查及眼科专科的常规检查:视力(裸视和矫正视力);眼压;冲洗泪道;散瞳后完成眼前节及眼底检查 □ 入院前完成眼科特殊检查:验光、眼底彩照、OCT 等,必要时行 OCTA、FFA/ICGA 检查 □ 健康宣教:术前、术中注意事项 □ 术前检查结果核对与处理,完成术前评估,制订诊疗计划

续表

	入院当天
主要诊疗工作	□ 主管住院医师书写病历 □ 继续完成眼科特殊检查(根据情况) □ 签署手术知情同意书、特殊药品使用同意书 □ 行玻璃体腔注药术,术者完成手术记录 □ 主管住院医师完成术后病程 □ 上级医师术后查房,向患者及家属交代病情及术后注意事项 □ 术后1~2h,主管住院医师检查术眼视力、眼压、裂隙灯下观察角膜透明度、注射部位结膜充血及结膜下出血情况、眼前段及眼后段反应、眼底情况等,评估术后视力、眼压、眼部炎症反应等恢复情况 □ 住院医师完成出院小结、出院带药、出院证明 □ 上级医师决定出院时间 □ 向患者告之出院后促进术眼恢复的相关注意事项
术前医嘱	**长期医嘱** □ 眼科二级护理常规 □ 术眼点抗生素滴眼液 □ 针对全身病的常规用药 **临时医嘱** □ 术前胸透(必要时),心电图,血尿常规、凝血功能、血生化、术前免疫四项等实验室检查,裂隙灯眼前节及眼底检查、医学验光、眼底彩照、OCT等(入院前完成检查) □ 冲洗泪道 □ 测眼压、裂隙灯检查
手术医嘱	**临时医嘱** □ 表面麻醉下行左/右眼玻璃体腔注药术(必要时心电监护) □ 术前半小时口服镇静药物(必要时) □ 术前半小时口服降血压药物(必要时)
术后医嘱	**长期医嘱** □ 眼科二级护理常规 □ 抗生素滴眼液 □ 角膜营养滴眼液(必要时) **临时医嘱** □ 测眼压 □ 裂隙灯 □ 前房放液(必要时) □ 降眼压药物(必要时)
出院医嘱	入院当天或第二天 **临时医嘱** □ 出院医嘱:抗生素滴眼液(4次/天,使用3~5天停药),角膜营养滴眼液、降眼压药物(必要时),术后1周门诊复查

续表

主要
护理
工作
	□ 病区环境介绍,指导患者尽快适应病区环境
	□ 入院护理评估、介绍责任护士、护士长、主管医师
	□ 医院相关制度介绍
	□ 执行长短期医嘱、生命体征监测
	□ 术后心理与生活护理
	□ 观察动态病情变化,及时与医师沟通,执行医嘱
	□ 术日宣教:
	    1. 告知患者玻璃体腔注药术的术后注意事项
	    2. 告知患者保持大便通畅,有利于术后伤口修复
	    3. 介绍相关治疗、用药等护理中应注意的问题
	    4. 告知患者术后及出院后相关注意事项
	    5. 介绍术后定期复查的重要性与相关事项
	    6. 进行出院指导:生活指导、饮食指导、用药指导

病情 变异 记录	□无　□有,原因: 1. 2.
护士 签名	
医师 签名	

第七章

眼科日间手术麻醉

眼科日间手术的麻醉不仅要求提供术中安全有效的麻醉管理,还要保证术后数小时内患者能够安全离院。由于术后不住院,因此对麻醉提出了更高的挑战,以适应日间手术患者的需要。

第一节 日间手术麻醉准入

日间手术模式与传统手术模式不同,日间手术有众多优点,但也存在着客观风险。日间手术应严格执行准入制度,包括手术种类准入、患者准入和医师准入。手术患者术前应进行严格筛查,掌握日间手术的适应证和禁忌证,确保患者能安全地进行日间手术。

一、麻醉适应证

适合日间的眼科手术,应当对术后生理影响尽可能小,并发症也尽可能少。日间手术后留院时间延长及急诊入院的主要指标与手术操作有关。随着眼科技术的发展,现在越来越多类型的手术都可在日间或者门诊开展,如鼻泪管再通、斜视矫正、白内障摘除术、睑板腺囊肿切除等。

适合日间手术及麻醉的患者一般应符合以下条件:①患者意识清醒,无精神疾病史,围术期有成人陪伴。愿意接受日间手术,对手术方式、麻醉方式理解并认可;②患者和家属理解围术期护理内容,愿意并有能力完成出院后照护;③选择美国麻醉协会(American Society of Anesthesiologists,ASA)标准Ⅰ~Ⅱ级患者,无明显心肺疾病患者;ASAⅡ级患者如果并存疾病稳定,且经过严格的术前评估及充分的术前准备,在密切监护下可接受日间手术。目前不主张对全身状况尚不稳定的患者安排日间手术;④目前一般建议选择年龄为 1~65 岁的患者。高龄患者应结合手术类型、全身情况、合并症严重程度和控制情况、可选的麻醉方式来综合判断,以决定是否适合日间手术。许多高龄患者,或者一些合并有多系统疾病的高危患者,术前经过充分的调整和治疗,稳定后也可行日间手术;⑤预计患者围术期生理功能变化小或者可控,预计患者术后并发症,特别是呼吸道梗阻、剧烈疼痛及严重恶心呕吐等影响患者出院情况的发生率低。

二、麻醉禁忌证

随着麻醉和手术技术的发展,接受眼科日间手术的患者也日益增多。日间手术患者的健康状况越来越复杂,所接受的手术也是时间越来越长,操作越来越复杂。然而,有下列情况的患者术后并发症的发生率可能增高,应当入院过夜。①全身情况不稳定的 ASA Ⅲ级/Ⅳ级患者,术后需较长时间的监护和治疗;②高危婴儿或早产儿,患有不稳定的呼吸系统疾病或心血管系统疾病的患儿;③估计术中失血多和手术创伤较大的患者;④因潜在或已并存的疾病可能会导致术中出现严重并发症的患者(如恶性高热家族史,过敏体质患者);⑤近期出现急性上呼吸道感染未愈者、哮喘发作及持续状态;⑥困难气道;⑦估计术后呼吸功能恢复时间长的病态肥胖或阻塞性睡眠呼吸暂停综合征患者;⑧吸毒、滥用药物者;⑨有心理障碍、精神疾病及不配合的患者;⑩患者术后无具备民事行为能力的人照看。

如果患者合并以下情况,日间手术应该延期进行:①血红蛋白≤70g/L;②血小板<100×10^9/L;③纤维蛋白原<2.0g/L;④血钾<3.0mmol/L;⑤血钠≤125mmol/L;⑥原因未明且未经正规治疗的严重心肌缺血或严重的心律失常;⑦3~6个月内曾发生过心肌梗死者;⑧原因未明且未经过正规治疗的高血压患者;⑨急性上呼吸道感染未愈者;⑩预定手术区域有感染病灶。

三、临床检查与麻醉准入条件

(一) 血液学检查

1. 红细胞(red blood cell,RBC)和血红蛋白(hemoglobin,Hgb)

参考值

①RBC:男性(4.0~5.5)×10^{12}/L,女性(3.5~5.0)×10^{12}/L;②Hgb:男性120~160g/L,女性110~150g/L。成年男性 Hgb≤120g/L、女性<110g/L 称为贫血。根据 Hgb 降低程度可把贫血分为:①轻度:参考值低限~90g/L;②中度:90~60g/L;③重度:60~30g/L;④极重度:≤30g/L。

准入条件

失血较少的择期手术患者,术前 Hgb 应≥70~80g/L;老年人、小儿、高血压、冠心病等患者,Hgb 应≥90~100g/L。

2. 白细胞(white blood cell,WBC)

参考值

成人(4.0~10)×10^9/L,中性粒细胞50%~70%,淋巴细胞20%~40%。WBC≤4.0×10^9/L 称为白细胞减少,其中主要是中性粒细胞减少。中性粒细胞≤1.5×10^9/L 称为粒细胞减少症,中性粒细胞≤0.5×10^9/L 称为粒细胞缺乏症,该类患者容易发生感染,应避免手术与麻醉。

准入条件

择期手术患者术前应维持中性粒细胞在(2.0~3.0)×10^9/L 或 WBC≥4.0×10^9/L。

3. 血细胞比容(hematocrit,Hct)

准入条件

失血较少的择期手术患者,术前 Hct 应≥20%~25%。老年人、高血压、冠心病等患者,Hct 应≥25%~30%。

4. 血小板计数(platelet count,PC)

参考值

(100~300)×10^9/L,PC<100×10^9/L 称为血小板减少。PC≤50×10^9/L 时术中、术后可能发生创面渗血过多,应视为手术禁忌。PC≤20×10^9/L 时可发生自发性出血。

准入条件

择期手术患者术前 24h、术中及术后 72h 应维持 PC>(70~80)×10^9/L。

5. 活化部分凝血酶时间(activated partial thromboplastin time,APTT)

参考值

32~43s

准入条件

超过对照值 10s 为延长,慎用球后和球周阻滞。

6. 血浆凝血酶原时间(PT)

参考值

11~13s

准入条件

超过对照值 3s 为延长,慎用球后和球周阻滞。

7. 血浆 D-二聚体(plasma D-dimer,DD)

当 DD≤500ug/L 时,具有 91% 阴性诊断价值,可作为深静脉血栓形成(DVE)和肺栓塞(PE)的阴性检验。

参考值

①胶乳凝集法:阴性;②ELISA 法:<200ug/L。

(二) 生化电解质检查

1. 血糖(blood glucose,Glu)

参考值

3.9~6.1mmol/L。

准入条件

糖尿病患者择期手术术前空腹血糖应<8.3mmol/L(150mg/dl),最高不超过 11.1mmol/L(200mg/dl),或餐后血糖<13.8mmol/L(250mg/dl)。

2. 血钾(blood potassium,K^+)

参考值

3.5~5.0mmol/L。血钾<3.5mmol/L 称为低钾血症,血钾>5.0mmol/L 称为高钾血症。

准入条件

择期手术患者术前应维持血钾在 3.0~5.5mmol/L。

3. 血钠(blood sodium,Na^+)

参考值

135~145mmol/L。血钠<135mmol/L 称为低钠血症,血钠>150mmol/L 称为高钠血症。

准入条件

择期手术患者术前应维持血钠≥135mmol/L,急诊手术应维持血钠≥130mmol/L。

(三) 肝肾功能检查

1. 血清氨基转移酶(serum aminotransferase)

参考值

①ALT(alanine aminotransferase,丙氨酸氨基转移酶):10~40U/L;②AST(aspartate aminotransferase,天门冬氨酸氨基转移酶):10~40U/L。

准入条件

血清标志物阳性并血清丙氨酸氨基转移酶(ALT)升高的病毒性肝炎患者,在急性期和慢性活动期原则上不应施行手术,需待 ALT 恢复正常、病情稳定后再手术。若病情需要立即手术或短期内手术、且患者只有 ALT 升高而其他各项肝功能正常,可在积极保肝治疗基础上实施手术。

2. 血内生肌酐清除率(endogenous creatinine clearance rate,Ccr)

参考值

80~120ml/min

根据 Ccr 可将肾功能分为①轻度损害:Ccr 在 70~51ml/min;②中度损害:Ccr 在 50~31ml/min;③重度损害:Ccr<30ml/min。

3. 血清肌酐(serum creatinine,CR)

参考值

①全血:88.4~176μmol/L;②血清或血浆:男性 53~106μmol/L,女性 44~97μmol/L

4. 尿素氮(blood urea nitrogen,BUN)

参考值

3.2~7.1mmol/L

根据 BUN 变化可将肾功能分为:①轻度损害:7.5~14.28mmol/L;②中度损害:14.64~25mmol/L;③重度损害:25.35~35.7mmol/L。

(四)尿液检查

1. 尿糖(urea glucose,GLU)

参考值

①定性:阴性;②定量:0.56~5.0mmol/24h;③班氏还原法:-:含糖在 0.002g/L;+:含糖在 0.05g/L;++含糖在 0.05~0.1g/L;+++:含糖在 0.1~0.2g/L;++++:含糖在 0.2g/L 以上。

准入条件

糖尿病患者择期手术前尿糖定性应为阴性,班氏还原法最高不应超过++。

2. 酮体(ketone,KET)

参考值

①定性:阴性;②定量:0.34~0.85mmol/L,以丙酮计。

准入条件

糖尿病患者择期手术前尿酮体 1AC08 定性应为阴性。

(五)心肺功能检查

1. 肺活量(vital capacity,VC)

参考值

男性 3.5L,女性 2.4L。根据 VC 实测值占预计值的百分比可以把肺功能分为:①基本正常:≥80%,②轻度减退:80%~71%;③显著减退:70%~51%;④严重减退:50%~21%;⑤呼吸衰竭:≤20%。

准入条件

择期手术患者,VC 占预计值 70% 以上可以手术与麻醉,50%~69% 应严格考虑,30%~49% 应尽量避免手术与麻醉,≤30% 禁忌手术与麻醉。

2. 最大通气量(maximal voluntary ventilation，MVV)

参考值

男性104L/min，女性82.5L/min

准入条件

择期手术患者，MVV占预计值70%以上可以手术与麻醉，50%~69%应严格考虑，30%~49%应尽量避免手术与麻醉，≤30%禁忌手术与麻醉。

3. 用力肺活量(forced vital capacity，FVC)

参考值

FEV1.0及FEV1.0/FVC%：2.83L、83%

根据FEV1.0/FVC%可以把肺功能分为：①基本正常：≥70%；②轻度减退：70%~61%；③显著减退：60%~41%；④严重减退：≤40%。

准入条件

择期手术患者，FEV1.0占FVC 60%以上可以手术与麻醉，41%~60%应严格考虑，≤40%禁忌手术与麻醉。

4. 心排出量(CO)

参考值

4.5~6.0L/min

5. 心排出指数(cardiac index，CI)

参考值

2.5~4.0L/(min/m^2)

准入条件

≤2.2L/(min/m^2)禁忌择期非心脏手术。

6. 射血分数(ejection fractions，EF)

参考值

①LVEF：60%±7.0%；②RVEF：48%±6.0%。

准入条件

LVEF≤50%预示心脏功能降低，禁忌择期非心脏手术。

7. 动脉压(blood pressure，BP)

参考值

收缩压≥18.62kPa(140mmHg)和/或舒张压≥11.97kPa(90mmHg)称为高血压。

准入条件

择期手术患者术前收缩压应≤21.28kPa(160mmHg)、舒张压<11.97kPa(90mmHg)。

(六) 常见异常心电图

1. 窦性心动过缓

准入条件

对药物治疗无反应的有症状的窦性心动过缓，术前应安置起搏器。

2. 房性期前收缩

准入条件

冠心病引起的房性期前收缩有发生房颤的危险，术前应给予系统内科治疗，以调整心肌供氧和需氧之间的平衡,改善心功能。

3. 室性期前收缩

准入条件

频发性、多源性、二联律、三联律、RonT(室性期前收缩联律间期)等有发展为室速和室颤的可能,禁忌择期手术。

4. 心房纤颤

准入条件

术前控制心室率在 80 次/min 左右。对新近出现的房颤,应查明病因,若因甲亢引起,应给予抗甲状腺治疗。若因冠心病引起,提示患者出现心力衰竭,应在心力衰竭完全纠正 2 周后手术。

5. 房室传导阻滞

准入条件

二度Ⅱ型和三度(完全性)房室传导阻滞术前应安置起搏器。

6. 束支及分支阻滞

准入条件

完全性左束支阻滞、双束支阻滞和三分支阻滞术前应安置起搏器。

7. 预激综合征

准入条件

对药物不能控制、心脏电生理检查确定旁路不应期短或房颤发作时心室率达 200 次/min 左右的患者,术前应采用电、射频、激光或冷冻法消融,或手术切断旁路。

8. 心肌缺血

准入条件

术前应给予系统内科治疗,以调整心肌供氧和需氧之间的平衡,改善心功能。

9. 心肌梗死

准入条件

①择期非心脏手术应延迟至梗死 3~6 个月后进行;②低危恶性肿瘤患者可在梗死后 4~6 周内手术,高危恶性肿瘤患者术前宜做经皮冠状动脉成形术或冠状动脉旁路吻合术;③危及患者生命的急诊手术应在全面血流动力学监测下手术。

第二节　麻醉术前评估与准备

随着就诊患者的健康状况越来越复杂,并可能正接受多种长期药物治疗,因此日间手术患者的术前评估也越来越重要。建立麻醉门诊对这些患者进行术前筛查可以最大限度地避免手术风险或者临时取消手术,给患者造成不必要的损失。

一、术前评估

术前评估主要为了完善相关检查或预先进行相关治疗。识别麻醉需特殊关注的点(如困难气道等)或围术期手术和麻醉高并发症风险的患者。术前高血压、肥胖症、哮喘、吸烟和胃肠反流性疾病的患者更容易并发围术期不良事件。在术前应完善病史采集、体格检查、实验室检查,其中病史采集是最具价值的。但是,有专家认为对日间手术患者进行常规术前实验室检查会拖慢手术安排,并且浪费医疗资源。有研究表明,如果检查只是为了判别麻醉适应证,超过60%的常规预约的术前检查不需要做,而且其中只有0.2%的异常报告可能会对围术期管理产生影响。所选检查项目应根据患者病史和体检结果来确定。最近的一项分析性研究表明,术前筛选性检查并不能很准确地预测术后并发症。对接受眼科日间手术而全身其他方面健康的患者,取消一些常规术前检查将会简化流程,既节省费用,也不会对患者的医疗质量和医疗安全造成负面影响。但是做全身麻醉的患者,术前还是要进行血、尿常规检查与肝、肾功能化验,以保证围术期的安全。

二、麻醉前准备

充足的术前准备可大大地提高日间手术的安全性,降低手术潜在的风险,改善患者预后,使得手术的经历对患者及其家属而言更愉快更安心。应用药物和非药物方法将患者的焦虑减至最低,并通过适当的术前用药减少可能的术后问题。患者长期用药应鼓励其继续服用,如高血压患者手术日晨可常规用少量清水送服降压药,糖尿病患者需告知病房医生、护士糖尿病史及用药情况,根据禁食情况酌情考虑手术日晨停用降糖药。

麻醉前准备的主要任务包括:①做好患者精神和体格方面的准备;②酌情考虑特殊患者的麻醉前用药;③做好麻醉设备、用具、仪器和药品等方面的准备。

1. 纠正或改善病理生理状态　麻醉前应尽量改善患者的全身状况,采取相应措施使各脏器功能处于最佳状态,如戒烟、改善营养状况、纠正贫血和水电解质紊乱、改善心肺功能。麻醉科医师应识别内科疾病的病理生理改变的患者,并及时采取措施纠正或改善患者术前病理生理改变。如合并心脏病者,应积极改善心功能。一般建议术前停止吸烟2周以上;有急性呼吸道感染的患者应暂缓择期手术,应用有效抗生素3~5天以控制急、慢性肺部感染。合并呼吸系统疾病者术前进行呼吸功能锻炼;合并高血压者,先内科系统治疗控制血压至稳定,血压显著升高[即收缩压大于180mmHg和(或)舒张压大于110mmHg]患者应在术前控制血压,舒张压≥110mmHg时,日间手术应推延;糖尿病择期手术控制血糖≤9mmol/L,尿糖(-~+),尿酮体阴性。

2. 心理方面的准备　患者的术前准备不仅包括调整生理指标,同时应进行适当的心理指导。手术前患者难免紧张和焦虑,甚至有恐惧感,会对生理功能产生不同程度的影响,不利于患者的治疗。麻醉前通过视频健康科普、发放日间手术宣传资料以及签署麻醉知情同意书等方式与患者进行沟通,做好必要的心理疏导,消除患者思想顾虑和减轻焦虑情绪,就禁食时间、麻醉方法、手术概要和是否需要家属陪伴等相关事宜向患者作恰当的解释,耐心听取和解答患者提出的问题。有心理障碍者不建议行日间手术。

3. 胃肠道的准备　日间手术患者术前应常规禁食禁饮,以避免围术期发生胃内容的反流和误吸。胃排空时间通常为4~6h,在应激条件下,如创伤、疼痛、焦虑等,胃排空时间还会延长。日间手术患者应遵循ASA术前禁食禁饮规定:脂肪类固体食物(肉、馒头、饭等)术前禁食8h;术前禁食米粥、牛奶6h;母乳术前禁食4h;术前禁水、糖水2h。

4. 麻醉前用药　一般情况下日间手术患者不需要麻醉前用药。对明显焦虑、迷走神经张力偏高等患者可酌情术前用药,麻醉前用药的主要目的是镇静、解除患者焦虑、产生必要的遗忘、合适的镇痛、调整自主神经功能,减弱一些不利的神经反射,抑制呼吸道腺体分泌。

可选的药物有抗胆碱药(如阿托品、东莨菪碱)、巴比妥类药物(如苯巴比妥)、苯二氮草类药物(如咪达唑仑、地西泮)等。

5. 麻醉机、监护仪、麻醉器械和药品的准备 日间手术患者的麻醉机、监护仪、麻醉用具及药品的准备要求与住院患者要求相同。麻醉前必须准备麻醉和监测设备,并做好相关功能检测,准备相应麻醉用具及药品,以保障麻醉和手术能安全顺利进行,防止意外事件的发生。无论实施何种麻醉,都必须准备麻醉机、监护仪、急救设备和药品。麻醉期间必须做好患者的生命体征如血压、呼吸、ECG、脉搏、脉搏氧饱和度的监测。

第三节 眼科日间手术麻醉方法与管理

选择正确的麻醉方法是手术成功的重要条件。眼科麻醉的基本特点如下:①由于眼科患者的头面部为术野铺巾覆盖,加强呼吸管理是此类手术麻醉的重点和难点;②不同眼科手术对麻醉有不同要求,如外眼手术需要比较完善的镇痛和预防眼心反射,内眼手术则要尽量维持术中眼压稳定,预防眼压升高,保持眼球固定不动、眼睑不能闭合,眼球和有关的附属器被充分麻醉;③眼科手术随着显微外科技术的发展较以前更为精细和复杂。合作的成年患者可以在局部麻醉下施行大部分的眼科手术,但局部麻醉的缺陷在于止痛范围有限,且难以克服患者的紧张焦虑的情绪,对于时间长、刺激强的手术,较难顺利进行,所以近年来术前局部麻醉联合术中给予持续适当剂量的麻醉性镇静、镇痛药越来越受到重视和广泛应用;④多数眼科手术属于浅表手术,要求手术后快速清醒,而且无呛咳和躁动。

一、局部麻醉

局部麻醉在眼科手术中有着相当大的应用范围,多种手术都可以在局部麻醉下进行。由于局部麻醉对患者生理功能干扰小,已成为眼科手术首选的麻醉方法。

(一) 常用局部麻醉药

1. 丁卡因 丁卡因是一种长效局麻药,是最早应用于眼科手术的表面麻醉药物,表面麻醉应用的浓度为 1%~2%,点眼之后,1min 内开始起效,维持 10~15min,眼科常以 1%等渗液作角膜表面麻醉。

2. 利多卡因 为氨酰基酰胺类中效局麻药。具有起效快,弥散广,穿透性强,无明显扩张血管作用的特点。成人用量不超过 200mg,起效时间为 5min,时效约可维持 15~30min。0.5%~1.0%溶液用于局部浸润麻醉,时效可达 120~400min,依其是否加用肾上腺素而定。神经阻滞则用 1%~2%溶液,起效约需 5~15min,其时效可维持 60~120min。神经阻滞成人一次用量为 400mg,加用肾上腺素时极量可达 500mg。目前利多卡因是眼科手术特别是白内障手术中最常用的表面麻醉药物,使用的浓度为 1%~4%。

3. 布比卡因(丁哌卡因) 布比卡因的镇痛作用时间比利多卡因长 2~3 倍,比丁卡因长 25%。布比卡因加用肾上腺素可进一步提高麻醉效能,降低血内浓度。临床常用浓度为 0.25%~0.75%溶液,成人安全剂量为 150mg,极量为 225mg。0.25%~0.5%溶液适用于神经阻滞麻醉。

4. 局麻药联合应用 一个长效但起效慢的药物如布比卡因,和另外一种快速起效但短效的药物如利多卡因混合,混合液含有各自药物的毒性至少是相加的,因此在使用混合液时应注意潜在的协同增强的毒性。在眼科神经阻滞中,由于使用的混合药物的总量很少,这种风险几乎可以忽略。目前经常使用的是利多卡因和布比卡因的混合。

(二) 眼科手术常用局麻方法

1. 表面麻醉 结膜和角膜可通过滴入局麻药阻断所有的神经末梢,达到麻醉的效果。这是眼科常用的麻醉方法。常用的表面麻醉药包括丁卡因、利多卡因等。丁卡因不影响瞳孔及眼内压,适用于去除角膜或结膜异物、测量眼内压,以及拆除结膜和巩膜的缝线等。利多卡因可使局部血管扩张,使局部轻度充血。

2. 局部浸润麻醉 将局麻药注入手术切口部位的组织内,以阻断该部位组织中的神经末梢以达到麻醉效果。常用于眼睑、结膜、泪器、眼外肌、角膜、巩膜、虹膜手术麻醉,加用0.1%的肾上腺素可延长作用的时间,减轻出血。在手术区下方的组织进行局部浸润麻醉,可阻断进入该区域的神经干和末梢,称为区域阻滞。泪囊、眼睑及眼眶区的浅表肿瘤都可以在此种麻醉下切除。

3. 眶内浸润麻醉 眶内深部肿瘤和眶内容物剜出手术,当全身麻醉受限,可以选用眶内浸润麻醉。分别在眶上、眶内、眶下壁以及眼球外侧注射1%~2%利多卡因。从眶上壁进针时,紧贴眶上切迹下方刺入,直达眶上裂,注药2ml;眶内壁从泪囊上方皮下进针,至筛骨底板的上方边缘,注药2ml;眶下壁沿眶下缘中央向后达眶下裂处注射,注药2ml;眶外壁在眼眶外缘中央进针,向睫状神经节方向推进,注药4ml。总的注药量一般不超过10ml。

4. 神经阻滞 神经阻滞麻醉是把麻醉药直接注射在神经干或神经分支的旁侧,以麻醉该神经支配的区域。眼科常用的神经阻滞麻醉包括眶下神经阻滞、筛前神经阻滞、眶上神经阻滞、球后神经阻滞、球旁神经阻滞等。神经阻滞的特点是可以用较少量麻醉药即可达到麻醉目的,可以避免手术区大量注药所致的组织肿胀,对有炎症的组织其麻醉效果也较好。而且有利于不宜进行全麻的危重患者进行范围较大的手术。但执行时,必须熟悉解剖上该区的神经走向及其支配范围。

(1) 眶下神经阻滞:眶下神经自眶下缘中部下方1cm处的眶下孔穿出后分为3支,即下睑支、鼻旁支及上唇支,分别支配下睑的皮肤和结膜、鼻周皮肤以及颊部皮肤和上唇皮肤及黏膜。进行眶下神经阻滞时,先确定眶下孔的位置,眶下孔位于眶下缘下方,上颌骨上的一个小孔,确定后将穿刺针逐渐刺向眶下孔,再向外上方刺约0.5cm处,注入药物。这种阻滞适用于泪囊部手术。

(2) 眶上神经阻滞:眶上神经自眶上切迹出眼眶,支配额部、上眼睑及结膜。在眶上缘内1/3处的小切迹确定眶上切迹,再自眶上切迹外侧,延眶上壁进入眶内2.5~3.0cm,注入药物。适用于上眼睑手术。

(3) 额神经阻滞:于眶上缘内1/3处进针,沿外侧刺向眶顶部,至额神经处,并注入药物,适用于上睑及额部的手术。

(4) 筛前神经阻滞:为鼻睫神经分出的终末支,与筛前动脉一同通过筛前孔。筛前孔位于距眶缘约2cm,眶上壁与眶下壁交界处,从此处进针约2cm,注入药物,操作时应注意避免球后损伤、眼睑出血及眶壁的损伤。同样适用于泪囊手术。

(5) 滑车上神经阻滞:滑车神经为额神经的分支,分布于内侧上睑及额部的皮肤,还有一小部分分布于额窦及鼻根部皮肤。于滑车上方相应的皮肤处进针,至12~30mm处注入药物,此法适用于内眦部及其上方的手术。

（6）滑车下神经阻滞：起自鼻睫神经，由近眶内侧壁筛前孔附近发出，向前沿上斜肌下缘并从滑车下方出眶，分布于内眦部皮肤、结膜及泪器。于眶壁上角的滑车下方内眦韧带上方 5mm 处进针，于 10~12mm 处注入药物，适用于泪腺手术。

（7）鼻睫神经阻滞：眼神经最早的分支，除供给眼球的全部感觉神经外，主要分布于内眦部泪囊及附近的组织结构，并有部分分支分布于鼻黏膜。于内眦韧带上方进针，并沿眶壁内侧壁进针，于 25mm 处注入药物。适用于内眦部、泪小管及泪囊手术。

（8）圆锥内（球后）阻滞：使用圆锥内阻滞这一术语是为了强调指出眼球后由四条直肌所组成的几何区域。圆锥内阻滞所指的是针头刺入并在此部位注射。一个直针头，放置在装有所选择的麻醉药物的针管里，不经皮也不经结膜，进入眼眶的颞下象限，从眼眶边缘横向三分之一中三分之二的边缘开始，沿眼球切线运行。最初紧贴眼眶底部穿刺，越过眼球的中纬线后，进针方向调整为向上、向前进入眼球后的肌肉圆锥内。必须要瞄准以瞳孔和视盘组成的轴线的眼球后方的想象点，要小心不能穿过眼平面的中矢状线。

（9）圆锥旁（球旁）阻滞：使用这种阻滞方法，局麻药或混合药液在眼眶内沉积而不是进入由直肌所组成的肌肉圆锥内。圆锥旁阻滞是在两个位置进针，一个在眼眶上，另一个在眼眶下。无论使用哪种圆锥旁阻滞的方法，应注意的是，外直肌和下直肌与眼眶侧壁和下壁之间的空间并不是很大，在此注入药物是否有损伤肌肉的风险尚不可知。

（10）球筋膜下阻滞麻醉：眼球筋膜是具有弹性的致密纤维性结缔组织层，包绕着眶前部眼球及眼外肌。适于离角膜缘 1~2mm，向后延伸至视神经，覆盖眼外肌，可自眼外侧经结膜注入腔内。局麻药进入球筋膜腔沿眼外肌鞘扩散至球后，直接作用于经此间隙支配眼球的神经，这种麻醉方法可避免球后阻滞和球周阻滞引起的严重并发症。

（11）经皮第Ⅶ脑神经（面神经）阻滞：面神经阻滞麻醉（眼轮匝肌麻醉）常用的方法有：①近端阻滞（O'Brien 法）；②中段阻滞（Atkinson 法）；③远端阻滞（Van Lint 法）三种。

二、麻醉监测管理

麻醉监测管理（monitored anesthesia care，MAC）是指由麻醉医师对在局部麻醉下接受诊断性或治疗性操作的患者提供镇静、镇痛和生命体征监测，并保留自主呼吸和气道反应的麻醉技术。它可以解除患者焦虑及恐惧情绪，减轻疼痛和其他伤害性刺激，使患者更好地耐受长时间手术，提高围术期的安全性和舒适性。手术医师也可以更好地控制手术进程，缩短手术时间，获得完善的检查、治疗效果和体验。大多数的眼科手术出血少、手术时间短，可在局麻下完成。但是单纯的局部麻醉往往存在着镇痛不完善，患者普遍术中紧张焦虑、较难耐受长时间固定体位的问题。麻醉检测管理能够很大程度上解决上述难题，迅速地建立手术治疗的满意条件。相较于全身麻醉，它使用药物更少，对患者的生理干扰更低，术后并发症更少，同时还能保持患者术中清醒或者术后立刻唤醒，快速恢复日常活动能力，因而在眼科手术中的应用越来越普及。MAC 患者以高龄和高危患者居多，术中易发生镇静过深造成呼吸抑制，以及呼吸道梗阻、误吸、支气管痉挛及心律失常等情况，所以麻醉医师实施 MAC 的风险并不亚于任何一个复杂的常规麻醉。应做到与全麻和局麻一样完善的术前评估和严密的术中监测避免意外的发生。麻醉医师在术中还要做好必要的气道管理，备齐各种复苏设备，若情况需要，能够迅速地抢救气道或转换为全身麻醉。

1. 药物选择　用于 MAC 的药物应具有以下特点：①给药方便；②无刺激性和兴奋性；

③起效快,作用时间短,具有特定或可预测的量-效关系;④对心血管系统和呼吸系统无抑制作用。MAC还应根据手术操作疼痛程度和操作所需条件来选择镇静-镇痛药物方案。如果手术相对无痛,只需考虑适当镇静抗焦虑,用咪达唑仑或者右美托咪定即可;如果手术无痛但要求患者如术中有短暂轻微疼痛,可给予咪达唑仑或右美托咪定复合快速短效的阿片类镇痛药。如在比较完善的区域麻醉下手术,可以给少量咪达唑仑或丙泊酚来达到适当的镇静水平。实施MAC最好的方法就是多种镇痛、镇静、抗焦虑和遗忘特性的药物联合使用,不仅要达到满意的镇静、镇痛水平,而且要能随时调控所需的镇静、镇痛深度。理想药物的选择固然重要,但熟练和精确地控制药物,在达到满意的效果的同时还要避免呼吸、循环功能抑制,这比药物选择更加重要。

(1)丙泊酚:丙泊酚具有镇静-催眠的理想特性,长时间输注后也能快速苏醒,头晕、遗忘、恶心呕吐的发生率较低,非常适用于MAC。丙泊酚镇静时的常用剂量为$25 \sim 75\mu g/$ (kg·min),此时几乎无镇痛作用,术中需要联合阿片类药物使用才能达到满意的效果。

(2)咪达唑仑:咪达唑仑具有抗焦虑、遗忘、催眠的作用。咪达唑仑的消除半衰期短,但当主要用该药行清醒镇静时,则会出现严重并且持续的精神活动障碍。术中镇痛需复合应用局部麻醉或阿片类药物,复合用药时应警惕发生呼吸抑制。特异性拮抗药氟马西尼能有效抗其镇静,遗忘作用。

(3)右美托咪定:右美托咪定是一种α肾上腺素受体激动剂,具有镇静、镇痛和抗焦虑作用。右美托咪定可以提供一种"保留意识的镇静",使患者似乎处于自然睡眠状态,易唤醒,方便与检查者进行交流。右美托咪定还具有一定镇痛作用,能降低术中阿片类药物的用量。由于该药对呼吸的影响较小,即便是血浆浓度高达治疗剂量的15倍也不会引起显著的呼吸抑制,这使得它在MAC中具有明显优势。然而,右美托咪定抑制儿茶酚胺释放会导致低血压和心动过缓,应用于老年心血管疾病患者时需考虑不良反应的影响。

(4)氯胺酮:氯胺酮具有镇痛、抗痛觉过敏的效果,并对血流动力学的稳定有积极的作用,且正常剂量一般不引起临床上明显的呼吸抑制,可应用在MAC中。小剂量氯胺酮一般是指单次给药时肌肉注射小于$2mg/kg$,静脉注射负荷剂量小于$1mg/kg$,连续静脉输注小于$20ug/$(kg·min)。小剂量氯胺酮($0.25 \sim 0.50mg/kg$)和丙泊酚联合应用可进行门诊整形手术。

(5)瑞芬太尼:瑞芬太尼是U型阿片受体激动药,半衰期约为$3 \sim 5min$,与芬太尼、阿芬太尼等其他阿片类药物相比,其作用消失更加迅速。瑞芬太尼起效迅速,静脉输注瑞芬太尼可提供有效镇痛,而产生最低程度的呼吸抑制。一旦出现呼吸抑制,应立即减少瑞芬太尼的用量或停用,患者一般会在$3min$内自行恢复。

2. 给药方式 MAC的给药方式可分为医师控制给药和患者自控给药,给药方案可分为间断给药和靶控输注给药。

(1)靶控输注静脉麻醉(target controlled infusion,TCI):是借助计算机的帮助来控制注入人体内的麻醉药物,从而提高麻醉的可控性,以达到适宜或预期的麻醉深度;TCI是以药代动力学和药效动力学原理为基础,以血浆或效应室的药物浓度为指标而编入计算机程序,由计算机控制的电子输液泵设定输注速率给药以维持机体适宜且稳定的血药浓度,实现血浆浓度或效应部位浓度稳定于预期值(靶浓度值),从而达到按患者需要调节麻醉深度为目的的类似智能化药物输注的方法。它可单一或联合静脉输注镇静和镇痛药物。TCI输注相较间断给药方式更容易维持相对平稳的血药浓度,避免出现的药效波峰和波谷现象,减少镇静和镇痛药物的用量,缩短清醒时间,减少围术期并发症的发生。

（2）患者自控给药(patient controlled administration,PCA):是指医师制定给药方案,患者自己按压启动键决定给药时间和频次的镇静、镇痛方法。这种方法的优点在于患者可根据自己的要求和感受来控制给药,以达到最舒适的状态。这种技术克服了患者个体之间药代动力学的差异,同时也让患者在心理上可获得参与感、成就感。适合的自控镇静、镇痛方案,合适的剂量及给药锁定时间,让患者自我调整给药,可以既达到合适的麻醉深度又极大地避免了镇静过深的风险。

三、全身麻醉

对于日间手术来说,尽管全身麻醉副作用较多,但其应用范围仍非常广泛。眼科手术所涉及的两个重要问题:眼压和眼心反射,与麻醉关系极为密切。眼科的一些疾病是全身疾病在眼部的表现。围术期用药又常干扰患者的正常生理。都需特别引起重视。在麻醉药物的选择上,一般遵循快速起效、快速代谢、可控性强的原则。全身麻醉包括麻醉诱导、麻醉维持和麻醉苏醒三个阶段。

（一）麻醉诱导

无论是静脉麻醉或吸入麻醉,均有一个使患者从清醒状态转为可以进行手术操作的麻醉状态过程。全麻药进入中枢并达到所需浓度或分压发挥抑制作用,往往需要数分钟至十几分钟或更长。麻醉诱导前必须充分评估患者,预防可能遇到的意外,保持气道通畅,防止反流误吸及减轻气管插管时的心血管反应等。目前临床上多采用复合麻醉诱导,包括吸入诱导、静脉诱导或静吸复合诱导。

1. 静脉快速诱导　这是目前全麻诱导最常用的方法。联合使用麻醉镇静、镇痛药和（或）肌松药,达到合适的麻醉深度,静脉诱导能较快完成麻醉诱导。

2. 吸入诱导　只使用吸入麻醉药诱导必须保持患者自主呼吸,现应用较少。主要用于小儿麻醉或某些特殊情况如重症肌无力患者。用于小儿麻醉时一般用刺激性小带甜味的强效吸入麻醉药,如氟烷、七氟烷。用于重症肌无力患者则采用具有肌松作用的强效吸入麻醉药,如安氟烷、异氟烷,以避免肌松药的使用。

3. 静吸复合诱导　对于静脉开放有困难或者不配合的患者,可选择吸入诱导后开放静脉,再追加静脉麻醉药和镇痛、肌松药达到合适的麻醉深度。

（二）麻醉维持

麻醉诱导后,脑、血液和（或）肺泡内麻醉药多已平衡,根据患者和手术类型,采用不同的麻醉方法维持合适的麻醉深度,保证手术顺利进行。麻醉维持应与麻醉诱导密切衔接,做好呼吸管理,调整麻醉深度。复合麻醉是几种麻醉药或麻醉方法,先后或同时并用以达到满意的手术条件,从而减少每一种麻醉药的剂量及不良反应。目前日间手术常采用单独或复合麻醉方法,归纳起来包括全凭静脉复合麻醉、吸入复合麻醉、静吸复合麻醉。

1. 全凭静脉麻醉维持　全身麻醉过程中,采用静脉麻醉药及静脉辅助用药来满足手术操作。不同静脉麻醉药合用可产生显著的协同作用。

（1）丙泊酚静脉麻醉,多用于短小的无痛人流术、内镜检查、拔牙等。

（2）氯胺酮静脉麻醉,用于小儿外科表浅部位的手术和眼科短小手术。

（3）丙泊酚+阿片类药，静脉复合麻醉或靶控输注复合静脉麻醉。根据手术类型和手术进展，合理调整用药剂量，达到满意的麻醉深度。

（4）静脉麻醉药联合其他镇痛、镇静药、肌松药，满足手术麻醉需要。

2. 吸入复合麻醉维持　挥发性吸入麻醉药如异氟烷、七氟烷或地氟烷，单独或复合氧化亚氮吸入，可以满足各类日间手术需要。

3. 静吸复合麻醉维持　静脉麻醉与吸入麻醉先后或同时并用，能充分发挥各自优点，互补不足。复合麻醉多用几种麻醉药或辅助用药，严重影响麻醉分期的征象，既不能依赖呼吸征象，也不能依赖各种反射征象。因此，需要熟悉各种用药对全麻四要素的影响及其相互作用，又要熟悉各药单独麻醉时的典型体征，才能在复合麻醉时综合判断麻醉深浅。

（三）麻醉苏醒

全身麻醉苏醒是指停止应用麻醉药到患者完全清醒这一时期。除某些情况如按病情需要在术后继续进行一段时间的机械通气支持等外，全身麻醉后尽早苏醒有利于患者重要器官自主调节能力的恢复，有利于患者的康复和术后护理。吸入型麻醉药绝大部分经肺排出，停止吸入后至苏醒的时间取决于吸入麻醉药的血/气分配系数、麻醉时间长短、麻醉深度、肺通气功能和心排出量等。为加速苏醒，可用较大通气量促使吸入麻醉药加快经肺排出，迅速降低其在血中及脑内的浓度。当肺泡气内吸入麻醉药浓度降至 0.4MAC 时，约 95% 的患者能按指令睁眼，即 MAC_{awake}，是苏醒时的 MAC。静脉麻醉药则按各药的药动学代谢排出，如前述需讲究用药技巧以免苏醒时间延迟，只在必要时应用拮抗药催醒。全身麻醉后拔除气管内导管是一具有风险的操作，必须根据患者病情、苏醒情况来决定拔管与否并掌握好拔管的指征，过早或不恰当的拔管往往造成严重后果。

（四）全麻几个注意点

1. 眼科用药对机体的影响　患者近期使用的眼科局部用药或全身用药都可能对麻醉手术产生影响，充分了解这些药物的药理特性和可能发生的药物相互作用，以确定手术前是否要继续使用或停用。如眼科用去氧肾上腺素、肾上腺素、阿托品、环戊酮等散瞳药或噻吗洛尔、毒扁豆碱等缩瞳药吸收后均可能产生全身反应。尤其药物误进入鼻泪管，黏膜吸收迅速，全身反应严重，引起血流动力学的变化。对高血压、冠心病患者要谨慎用药。乙酰胆碱可引起心动过缓、支气管痉挛；抗胆碱酯酶药可延长琥珀胆碱的作用时间。抑制房水分泌的药物可导致电解质紊乱和酸中毒，甘露醇用于降低眼压，心功能不全者慎用。青光眼患者为降低眼压，长期服用乙酰唑胺，可引起低血钾和代谢性酸中毒，术前应纠正其生理状态，术后追踪观察。

2. 眼科全身麻醉患者常见并存病　某些全身性疾病可在眼部有所表现：①甲状腺相关眼病，如眼球突出；②糖尿病患者的孔源性视网膜脱离或玻璃体积血；③脑瘤患者常因视物不清来院就诊；④重症肌无力患者的上睑下垂或斜视。此外，如白内障、青光眼等大多数为老年患者，常并存某些全身疾病，如高血压、冠状动脉供血不足、脑梗死等情况。

3. 麻醉与眼内压　眼压（intraocular pressure，IOP）是眼内容物对眼球壁施加的均衡压力，简称眼压。正常为（16±5）mmHg，高于 21mmHg 为异常。IOP 对维持眼球形态、眼内液体循环和晶状体的代谢起着重要的作用。围术期 IOP 的升高不仅影响眼内血供，且有发生眼内容物脱出、压迫视神经的危险，严重者可致永久性视力丧失。术前 IOP 已经升高的患者，术中进一步的增高可导致急性青光眼。IOP 降低将增加视网膜脱落和玻璃体积血的发生率。

（1）麻醉药对眼压的影响：含氟的吸入麻醉药通过改善房水循环使眼压降低。非去极化肌松剂直接作用是通过松弛眼外肌降低IOP，大多数静脉麻醉药、镇静药、麻醉性镇痛药均可不同程度地降低眼压。安定类药因使闭角型青光眼的房水流出通道受阻而升高眼压；氯胺酮由于使眼外肌张力增高而使眼内压升高，去极化肌松药琥珀胆碱因使眼外肌收缩也可致眼压急剧升高，胆碱能阻滞药及交感胺类血管活性药因有散瞳作用可使眼压升高。

（2）麻醉操作和管理对眼压影响：①局部麻醉：局部麻醉药物剂量过大可导致对眼球直接的压力而使IOP增高。球后神经阻滞本身如果损伤血管引起出血，则可通过眶内压力的增加导致继发性IOP增高；②全身麻醉期间麻醉过浅、呛咳、躁动、呼吸道不通畅、呼吸道阻力增大、$PaCO_2$升高、血压升高、头低位以及引起颅内压升高的各种情况都会使眼压升高。麻醉诱导、麻醉维持和麻醉苏醒过程中应尽量避免呕吐、呛咳和躁动，从而保持眼内压稳定。

四、喉罩通气

大部分眼科手术对肌松要求较低，但要求麻醉清醒快而完全，尤其眼底手术恢复期应尽量平顺，手术后需要尽快改为特殊体位以提高手术的成功率。气管内插管往往操作刺激比较大，拔管容易引起呛咳。喉罩操作相较气管插管更简便，且不会对喉头、气管造成损伤，无论患者自主呼吸还是辅助或控制呼吸均能在喉罩下施行。由于喉罩对咽喉部刺激轻，因此对循环功能的影响也较小。浅麻醉下患者容易耐受，轻度改变体位时也不会诱发咳嗽反射。在较浅麻醉下不使用肌松药保留自主呼吸，可通过喉罩维持通气，但需要注意通气效果，严密监测生命体征。饱胃、严重肥胖或肺顺应性低以及有潜在气道梗阻的患者不推荐使用喉罩。术中麻醉维持不宜过浅，时刻注意喉罩有无移位或脱出。

五、眼科手术常见的麻醉并发症

1. 眼心反射　眼心反射（oculocardiac reflex，OCR）是指在眼科手术及操作过程中因刺激眼球或眼部组织，导致的一系列心脏不良反应。一般认为心率下降10%以上是典型的眼心反射。眼心反射在眼科手术中发生率在16%~100%。易见于斜视手术、眼球摘除和视网膜剥离修复手术。术前患者焦虑不安、全麻过浅、缺氧、高二氧化碳血症以及应用拟胆碱药可明显增加OCR的发生率。儿童比成人更易发生。术中的OCR持续时间一般不超过1min，多数持续20~40s，主要表现为心动过缓伴血压下降，患者主要症状为心前区憋闷不适，面色苍白、口唇青紫、全身湿冷、呼吸减慢、呼吸幅度增大、恶心、呕吐，严重者出现意识障碍。心电图主要改变是窦性心动过缓，也可表现为期前收缩、二联律、房室传导阻滞和心室颤动，甚至引起心搏骤停。轻度眼心反射一般停止操作可自行恢复，而严重的眼心反射，可导致心律失常、心脏停搏甚至死亡。因此眼科医生和麻醉医师在进行眼科手术时，应当要有眼心反射的警惕，尽可能严密观察，做到早发现早处理。

防治心反射的措施主要包括以下几个方面：

（1）术前眼球压迫试验：检查患者是否存在迷走神经兴奋性过强。方法：让患者闭眼静卧数分钟后，手指压迫眼球5~20s，若出现脉搏减慢超过10次，表示迷走神经兴奋较强，应采取相应措施预防术中眼心反射发生。

（2）球后阻滞麻醉：球后阻滞麻醉可对三叉神经眼支和睫状神经起到良好的阻滞作用，

从而关闭眼心反射传入通道。在眼科手术中，正确适当的球后麻醉可以降低眼心反射的发生率。

（3）应用阿托品类药物：小儿和全麻患者常规在术前和术中应用阿托品，可竞争性抑制迷走神经的神经肌肉突触胆碱能受体，降低术中眼心反射发生率或缓解术中眼心反射。

（4）术中心电监护：通过观察心电图的变化，及时发现眼心反射的发生与严重程度，以便及时处理。不管全身麻醉还是局部麻醉，均应在心电监护下进行眼科手术。

（5）麻醉与手术操作：术中操作轻柔，避免过度牵拉肌肉和压迫眼球是预防和减轻眼心反射的最佳方法。对术中必须进行的牵拉和挤压操作，应间歇进行。麻醉过浅、缺氧或二氧化碳蓄积会加重眼心反射。

（6）治疗：在眼科手术中，一旦发生 OCR，必须立即停止手术操作，严密观察患者的生命体征，一般很快即可恢复。若病情不见好转或进一步发展，应立即用阿托品静脉注射 0.007mg/kg，儿童 0.01mg/kg，适当加深全麻，确保呼吸道通畅，避免缺氧和二氧化碳蓄积。如伴低血压，应加用血管收缩药，可选用麻黄碱静注。如发生心搏骤停，应立即给予心肺复苏处理。

2. 局麻药的毒副作用及防治　局部麻醉药的毒副作用可分为全身性和局部性两种类型，多与单位时间内超量使用有关。主要副作用有变态反应和高敏反应等。麻醉医师必须熟悉每一种局部麻醉药的药理作用、使用浓度、单位时间内最大剂量和可能发生的毒副反应以及处理方法，并准备好抢救设备和药物，尽量避免意外和事故的发生。

（1）全身性毒性反应：是指局部麻醉药过量所导致的血药浓度突然升高而引起的一系列中毒症状，如头痛多语、烦躁不安、眼球震颤、恶心呕吐，严重者可出现肌肉痉挛和抽搐，继而呼吸循环抑制而导致死亡。处理原则是：轻中度毒性反应应立即停止用药，吸氧，肌内或静脉注射 10~20mg 地西泮。重度毒性反应者应即刻静脉注射地西泮 10~20mg，琥珀胆碱 50~100mg，气管内插管，人工呼吸并加强生命体征的监测，若心脏骤停行心肺复苏。

（2）高敏反应：也称特异质反应。当使用较小剂量的局麻药，患者就发生类似中毒反应的症状时，应考虑高敏反应。一旦出现症状马上停止给药，并用肾上腺皮质激素或抗组胺药处理。

（3）变态反应：临床上碰到局部麻醉药变态反应是非常罕见的，所以，当使用局部麻醉药后出现不良反应时需仔细鉴别。往往会将轻度中毒反应、肾上腺素过量或患者过度紧张而导致的虚脱误认为是局部麻醉药的变态反应。但当出现荨麻疹、呼吸困难或休克时即可明确诊断为变态反应，应立刻给予吸氧、肾上腺素，并及早使用抗组胺药和肾上腺皮质激素。支气管痉挛者可静脉注射沙丁胺醇，喉头水肿发生呼吸道梗阻者应及时行气管切开，休克者宜选用血管活性药物并及早建立静脉通道。局部麻醉药变态反应的预防在于术前要详细询问过去有无局部麻醉药的使用及反应，当使用酯类局部麻醉药前应常规皮试，术前口服地西泮，局部麻醉过程中严密观察皮丘的颜色和患者的全身反应，局部麻醉药中加用肾上腺素要避免过量等。

3. 恶性高热　恶性高热(malignant hyperthermia，MH)，是一种遗传性的由挥发性吸入麻醉药和琥珀酰胆碱同时使用而触发，以肌肉挛缩、强直为特征的骨骼肌异常高代谢状态，体温骤然升高、心动过速，并出现肌红蛋白尿等综合征。恶性高热的临床表现为：无法解释的心动过速;气促和高碳酸血症;酸中毒;即使应用神经肌肉阻滞药,仍肌肉强直;体温上升,甚至可达44.4℃;低氧血症;室性心律失常;高钾血症;肌红蛋白尿等。麻醉期间多为突然发病,少数患者也表现为数小时后才趋明显。为了确保及时发现恶性高热,患者全麻期间应严密监测ECG、体温和呼气末二氧化碳浓度。

恶性高热的治疗处理方法如下:

（1）一旦怀疑或确诊MH,立即停用吸入麻醉药和琥珀胆碱并尽早停止或结束手术,请求协助。

（2）纯氧过度通气:用预计通气量的2~3倍,通过气管导管或面罩行纯氧过度通气。

（3）更换麻醉机:换用无麻醉药的麻醉机。

（4）尽早静注丹曲林:本药可迅速解除肌强直,预防体温进一步升高。

（5）积极降温:体温上升迅速或体温过高时,应及时采取多种降温措施,包括体表降温、体腔冲洗降温、膀胱冰盐水和胃肠道灌洗、药物降温、低温输液,体温降至38℃,即应停止降温,以防温度过低。有条件时也可行体外循环,用变温器降温。

（6）纠正酸中毒。

（7）纠正高血钾。

（8）治疗心律失常:可用除钙通道阻滞剂以外的抗心律失常药治疗持续的心律失常,对室性心律失常可用普鲁卡因酰胺2~3mg/kg在心电监护下静注,必要时可重复注射,最大剂量15mg/kg,钙通道阻滞剂与丹曲林合用可致严重的心肌抑制,应禁用。

（9）保护肾功能:根据出入量输液,维持血流动力学稳定,保护肾功能,由于MH常伴有血红蛋白尿,需碱化尿液并适当使用肾血管扩张药和利尿剂,维持尿量在2ml/（kg·h）或以上。如出现肾功能不全需要进行血液透析治疗。

（10）严密监测患者:监测中心体温;留置中心静脉导管和动脉导管;监测血气;监测血常规、电解质、血糖、凝血功能和血肌酸磷酸激酶;监测尿量和尿色,尿化验测定尿血红蛋白及肌红蛋白。纠正高热后要注意并发症,特别是凝血障碍和肾功能衰竭。

第四节　日间手术麻醉后恢复

日间手术患者的麻醉后恢复包括三个阶段。第一阶段称为Ⅰ期恢复暨早期恢复,即从麻醉药物停止使用到保护性反射及运动功能恢复。第二阶段称为Ⅱ期恢复暨中期恢复,由麻醉后恢复室（post-anesthesia care unit,PACU）转入日间手术病房（ambulatory surgery unit,ASU）或普通病房进行手术后康复,至达到离院标准时结束。此阶段应继续观察患者各项生理机能恢复情况及外科情况。第三阶段称为社区康复暨后期恢复,患者离院后,回到社区或家中完全恢复。根据世界卫生组织对健康的新定义,能回归社会、适应社会,并胜任社会角色是最终从疾病完成康复,达到健康标准的最高层次。在这里我们着重讲解麻醉术后的Ⅰ期恢复阶段。

Ⅰ期恢复阶段通常在麻醉后恢复室中进行。为保证患者安全,日间手术患者尤其是全身麻醉、靶控输注全身麻醉的患者,术后均应送至PACU进行Ⅰ期恢复。无特殊情况的局部麻醉和神经阻滞后的日间手术患者,可以直接进入Ⅱ期恢复。这一阶段恢复应确保日间手术后的患者麻醉苏醒后无疼痛、恶心、呕吐等症状,且具有反应迅速的定向能力。在确保医疗安全的前提下,尽量缩短患者在 PACU 内停留的时间。

眼科麻醉后监护治疗室(OPACU)工作的开展,解除了对疑难危重患者施行复杂手术的顾虑。随着近年来眼科手术全麻占比呈逐渐增加,手术结束后的数小时内,经常遇到患者呼吸道梗阻、呕吐误吸以及循环不稳定等各种危及生命安全的情况。因此,麻醉后实施严密监测,对确保手术成功和患者安全极为重要。

一、眼科麻醉后监护治疗室收治对象

1. 全身麻醉后患者未完全清醒或者自主呼吸未完全恢复气管导管尚未拔除者。

2. 靶控输注麻醉术中给过麻醉镇痛、镇静药物者。

3. 各种神经阻滞发生意外情况,或者局麻监护的患者术中呼吸循环不稳定手术后需要继续监测者。

4. 其他手术后全身情况较差,不宜马上送回病房者。

二、眼科麻醉后监护治疗室配备条件与工作制度

(一) OPACU 配备条件

1. OPACU 人员配置 OPACU 主要由麻醉医师、专业护理人员组成。麻醉医师是 OPACU 的管理者,但是在麻醉恢复期间,患者的管理是在麻醉医师、眼科医师、护士合作下共同完成的。麻醉医师主要处理镇痛、气道、心肺功能以及代谢等相关问题,而眼科医师处理其他与手术本身直接相关的问题。OPACU 护士应具有麻醉学的基础知识,接受过基本的麻醉科培训(如气道管理、心肺复苏技能),能够对麻醉苏醒期患者异常情况做出迅速的反应。在美国,独立的日间手术 OPACU 护士与患者的比例通常为 1:3。

2. OPACU 设置 OPACU 应设在邻近手术间或手术室内,以便紧急情况下患者能马上返回手术室,手术医生也可以及时赶到救治。其规模按手术间数量和所施手术的种类而定。手术间与 OPACU 床位比例一般为 1.5:1。OPACU 结构上应采取开放式的大房间,宽敞明亮,便于手术床的进出;同时方便恢复室工作人员同一时间能够观察到数张恢复床位上的患者情况。OPACU 内不适合使用固定的床位,最好使用可以移动的手术室转运推车床,推车床应具备可升降功能以及满足麻醉后坐位恢复的要求。

3. OPACU 设备

(1) 治疗用具:每张床应具备吸氧装置及负压吸引装置,床旁应具备面罩、吸氧导管、口咽及鼻咽通气道和灭菌的吸痰管等。恢复室内应备有随时可取用的灭菌手套、注射器、气管导管及喉镜、气管切开包、医用消耗品等。

(2) 监测设备:每张床位应有脉搏血氧饱和度(SpO_2)监测仪、无创血压监测仪、心电图(ECG)监测仪,恢复室内还应配备呼吸机、除颤器及呼末二氧化碳分压($PErCO_2$)监测仪等,并时刻处于备用状态。

(3) 药品配备:

1) 抗心律失常药:利多卡因、普罗帕酮、维拉帕米等。

2) 强心药:地高辛、多巴酚丁胺、米力农等。

3）升压药:肾上腺素、麻黄碱、异丙肾上腺素、多巴胺等。

4）降压药:硝酸甘油、亚宁定、硝普钠等。

5）抗胆碱药:阿托品、东莨菪碱等。

6）抗胆碱酯酶药:新斯的明等。

7）中枢神经兴奋药及平喘药:氨茶碱、尼可刹米。

8）利尿脱水药:甘露醇、呋塞米等。

9）镇静药:咪达唑仑、丙泊酚。

10）镇痛药:曲马多、芬太尼等。

11）肌松药:阿曲库铵、罗库溴铵、哌库溴铵等。

12）拮抗药:氟马西尼、纳洛酮等。

13）抗组胺药:苯海拉明、异丙嗪等。

14）激素:地塞米松、氢化可的松、甲基泼尼松龙等。

15）凝血药及抗凝药:维生素 K、血凝酶、纤维蛋白原、肝素等。

16）其他:5% 的碳酸氢钠、10% 的葡萄糖酸钙及各种人工胶体液等。

（二）OPACU 工作制度

1. OPACU 在麻醉科主任领导下,由分管的麻醉主治医师与麻醉护士共同管理。根据择期手术与急症手术数量,安排 OPACU 开放时间。

2. 患者应在麻醉医师的护送下从手术室送到 OPACU,将患者置于侧卧位以保证气道通畅。必要时与手术医师共同护送。搬运与护送过程中应密切观察病情,防止躁动,防止各种导管脱出,注意保持呼吸道通畅和保暖等。

3. 主麻医师应和 OPACU 医师或者护士做好患者详细情况交接,包括:

（1）患者姓名、年龄、术前情况、麻醉、手术方式。

（2）术中使用哪些麻醉药物以及剂量和使用方式等。

（3）手术中生命体征及麻醉过程是否平稳,有无特殊情况发生、处理方式和结果等。

（4）术中失血量、输血及输液情况、尿量等。

（5）有无动、静脉穿刺导管和导尿管等。

4. 当班护士应第一时间接收患者,并立即监测血压、脉搏、呼吸、血氧饱和度等。将患者妥善固定,以免摔伤或擅自拔除各种导管。

5. 患者到达 OPACU 后应及时做好麻醉恢复期间的生命体征记录,发生特殊情况或进行了任何医疗处理,也应该及时记录在案。

6. 患者出 OPACU 应由护士护送,特殊患者应与麻醉医师及手术医师共同护送。

三、眼科麻醉后监护治疗室转出标准

OPACU 麻醉医师应及时动态地评估患者的病情,依照患者的病情演变,采取不同的处理。

1. 病情稳定、恢复良好且达到离室标准的患者可送回普通病房。目前一般根据 Aldrete 评分（表 7-4-1）或者 Steward 评分（表 7-4-2）来判定患者是否可以离开 OPACU。

表 7-4-1　Aldrete 评分标准

项目	离室标准	分数/分
运动	能够自主或根据指令移动四肢,肌力 4 级	2
	自主或根据指令移动两肢,肌力 2 级	1
	不能自主或根据指令移动肢体,肌力 0 级	0
呼吸	可深呼吸和随意咳嗽	2
	呼吸窘迫或呼吸受限	1
	无呼吸	0
循环	血压波动±20% 以下	2
	血压波动±(20%~49%)	1
	血压波动±50% 以上	0
意识	完全清醒	2
	嗜睡但可被叫醒	1
	对刺激无反应	0
氧饱和度	吸空气 $SpO_2>92\%$	2
	需吸氧才能维持 $SpO_2>90\%$	1
	吸氧条件下 SpO_2,仍<90%	0

注:总分为 10 分,9 分以上可以离开 OPACU。

表 7-4-2　全身麻醉患者术后 Steward 评分

内容	离室标准	分数/分
清醒程度	完全清醒	2
	对刺激有反应	1
	对刺激无反应	0
呼吸道通畅程度	可按医师吩咐咳嗽	2
	不用支持可以维持呼吸道通畅	1
	呼吸道需要予以支持	0
肢体活动度	肢体能做有意识的活动	2
	肢体无意识活动	1
	肢体无活动	0

注:综合评定≥4 分的患者方可离开 OPACU

2. 日间手术患者离开 OPACU 时需达到以下标准:①神志清楚,定向能力恢复,平卧抬头 10s;②能辨认时间地点,能完成指令性动作;③肌肉张力恢复正常,无急性麻症或手术并发症,如呼吸道水肿、神经损伤、恶心呕吐等;④血压、心率改变不超过术前静息值 20%,且维持稳定 30min 以上;心电图正常,无明显的心律失常和 ST-T 改变;⑤呼吸道通畅,保护性吞咽、咳嗽反射恢复,通气功能正常,呼吸频率在 12~30 次/min,能自行咳嗽排除呼吸道分泌物,$PaCO_2$,能保持在正常范围内。吸空气下 SpO_2 不低于 95%;⑥电解质及血细胞比容在正常范围内;⑦无术后疼痛、恶心呕吐,体温正常。

3. 当出现以下情况时,日间手术患者需要转为普通住院继续治疗:①病情不稳定且有发生严重并发症的可能性;②发生了严重并发症,经过及时救治后病情恢复稳定,但需要继续监测的患者;③发生了严重并发症,经过救治后病情仍然不稳定,需要转入 ICU 继续治疗。

四、眼科麻醉后监护治疗室患者常见并发症和处理

(一) 呼吸系统并发症

1. **通气不足** 常由于肌松药或麻醉药残余作用引起,轻度通气不足可通过面罩吸氧,随着麻醉药作用的消失而消除;如果是肌松药作用,应给予新斯的明拮抗。严重通气不足必须进行人工辅助通气。

2. **舌后坠** 是麻醉恢复早期最常见的呼吸系统并发症。最简单有效的处理方法是使患者头部尽量后仰,托起下颌,将后坠的舌体抬离咽后壁。如此法无效,需建立人工气道解除上呼吸道梗阻。在紧急时,置入喉罩可能比气管插管更快捷。

3. **喉痉挛** 多发生于术前就有上呼吸道感染且未痊愈者,这类患者气道应激性明显增高,咽喉部充血,在浅麻醉时,分泌物过多刺激声门引起,在吸痰时也可诱发。长期大量吸烟患者,小儿手术也常常发生喉痉挛。处理方法是除去口咽部分泌物,面罩加压给予纯氧。症状轻者,采用此法一般能缓解,但如发生重度喉痉挛导致上呼吸道完全梗阻,需静脉注射琥珀胆碱 1~2mg/kg,并快速建立人工气道。若情况紧急而气管插管失败,可用 12~14 号套管针在患者环甲膜行紧急穿刺,以暂时缓解缺氧状态,为气管切开赢得时间。

4. **喉头水肿** 以小儿多见,术前有上呼吸道感染者更易发生。治疗是吸纯氧,同时静注地塞米松 0.5~1mg/kg,若经处理,梗阻症状无缓解或喉头水肿严重,需要紧急气管切开。

5. **声带麻痹** 常发生于暴力插管后,勺状软骨脱位应尽快手法复位,声带麻痹可能是一过性的,一般不需特殊治疗。如果是永久性,则需行气管造口术。

6. **肺水肿** 可能是心衰或术中输液过快过多造成。治疗主要是吸氧、强心、利尿。

7. **肺栓塞** 多见于糖尿病、心脏病、骨折及长期卧床患者,表现为突发性低血压和低氧血症,应及时给以溶栓治疗。

8. **气胸** 可能由于肺大泡破裂或锁骨下穿刺引起,一旦发生立即行胸腔闭式引流。

(二) 循环系统

1. **高血压** 全身麻醉后高血压发生率较高,尤其是原来就有高血压的患者,多发于手术结束后 30min 内。多因麻醉作用逐渐消退引起伤口疼痛、导尿管或气管插管引起的不适、术中或术后输液输血过多、低氧血症、高 CO_2 血症、颅内压增高等引起。血压过高如不及时纠正,易致各种心脑血管意外和术后出血等。当收缩压、舒张压高于术前血压的 20%~30% 时,诊断术后高血压成立。治疗原则是去除引起高血压的原因,如纠正缺氧和二氧化碳蓄积、躁动、伤口疼痛则给予镇痛、镇静药物,经上述处理后血压仍持续升高者,可用抗高血压药或血管扩张如硝普钠或硝酸甘油治疗。

2. **低血压** 是手术后常见并发症,常因静脉回流减少和心排出量下降所致。前者多由于术前禁食、禁饮时间较长,术中未及时补充液体,麻醉药物致外周血管扩张导致血容量相对不足。心排量减少除血容量不足因素外,心功能抑制也是重要原因,急性心肌缺血缺氧等也可导致心排出量下降。收缩压、舒张压较术前下降30%以上时,低血压诊断即成立。治疗措施主要是针对低血压的原因进行处理。

3. **心律失常** OPACU 患者发生心电图异常改变的原因较多,可能因交感神经兴奋、低

氧血症、高 CO_2 血症、心肌缺血、电解质或酸碱失衡等。一般持续时间较短者可无需处理,若持续时间长,且有临床症状及血流动力学改变,应积极处理。常见心律失常有:

(1) 心动过缓:常见于低体温、严重缺氧、阿片类药物使用颅内压增高时,眼压升高也可以引起。应针对原因进行治疗。

(2) 窦性心动过速:躁动、发热、疼痛、低血容量为常见原因,应针对原因进行治疗。

(3) 室性心律失常:如果是多源的、短阵发作,低氧血症、心肌缺血、电解质异常(低钾血症、低镁血症)和酸中毒,应首先用利多卡因 0.5mg/kg 静脉注射治疗,后以 1~4mg/min 速度静脉输注。

(4) 心肌缺血和心肌梗死:表现为肢体导联或胸前导联 ST 段与 T 波发生改变,或呈现大小不等的 Q 波,以及 ST 段抬高与 T 波融合成一个单向曲线。遇此情况应查找原因并行有针对性治疗。低血压患者应提升血压,如主要为心肌供血不足、心肌缺血所致,应行扩冠治疗。洋地黄类药不宜应用。

(三) 麻醉苏醒延迟

麻醉苏醒期始于停止给麻醉药,止于患者能对外界言语刺激作出正确反应。一般认为,凡术后超过 2h 呼唤不能睁眼和握手、对痛觉刺激无明显反应,即视为苏醒延迟。应立即查明原因,及时进行处理。

1. 苏醒延迟的原因

(1) 麻醉药物过量:包括药物使用过量及各种原因导致麻醉药物代谢受影响所致的相对药物量。患者对麻醉药的高敏反应及对麻醉耐药性差也可引起苏醒延迟。

(2) 麻醉药物的相互作用:包括术前用药、麻醉诱导及麻醉维持用药的相互作用,术中复合用药如阿片类、肌松药、神经安定药的剂量和持续时间等也是影响因素。

(3) 麻醉中低氧:这是苏醒延迟的常见原因。术中常见的低氧原因包括低血压、吸入低浓度氧、术中通气或换气不足等因素引起的低氧血症、贫血等。

(4) 肺泡通气不足:吸入麻醉时,苏醒时间与麻醉药血/气分配系数和肺泡通气功能直接相关,患者肺泡通气不足则是苏醒延迟常见的原因。

(5) 中枢神经系统的损伤:各种原因引起的脑水肿和脑血管意外如脑缺血、颅内出血、脑栓塞等。

(6) 其他引起意识障碍的因素:如糖代谢紊乱、电解质紊乱、尿毒症、血氨增高等。

2. 苏醒延迟的处理

(1) 支持疗法:无论何种原因引起的苏醒延迟,首先是保持充分的通气(包括机械性通气),补充血容量的不足,保持电解质的平衡。

(2) 对症处理:根据具体情况分析麻醉苏醒延迟的原因,以便于针对性的进行处理。

(3) 实验室检查:包括血清 K^+、Na^+、Cl^- 水平,血糖、酮体;动脉血气分析以及尿常规(尿糖、酮体)。若有异常,则可行纠正,采用相应治疗。

(4) 若是吸入性药物麻醉过深,在停止给药并保持充分通气后,当可逐渐苏醒,不必盲目应用呼吸兴奋药。

(5) 若疑为麻醉性镇痛药和肌松药联合用药的残留作用,除了进行肌松药的监测外,一般可先拮抗麻醉性镇痛药(如纳洛酮)的效应,随后再拮抗肌松药的残留效应。

(6) 必要时,及时请内分泌或神经科有关专业医师进行会诊与治疗。

（四）术后烦躁与术后疼痛

1. 术后烦躁不安是术后疼痛常见表现。全身麻醉后胃膨胀和尿潴留等都可能导致患者烦躁。

2. 对术后烦躁与术后疼痛患者首次排除可能的尿潴留或胃胀气，给予一定量非甾体或阿片类镇痛药治疗。如果躁动厉害，也可以用小剂量静脉麻醉药来控制。

（五）恶心、呕吐、反流和误吸

眼科手术的眼胃反射是导致恶心呕吐的重要因素，麻醉药物的作用也会引起术后恶心、呕吐和反流。遇此情况可用托烷司琼、帕洛诺斯琼常规剂量治疗。

（六）寒战

全麻复苏后常常发生寒战，OPACU 中的术后寒战可能是由于手术室环境温度低、手术时间长、大量输入未加温液体，另外患者年龄、麻醉方法和麻醉药物作用也和体温下降有一定关系。剧烈的寒战导致氧耗量、CO 产量和心排出量急剧增加。低体温会导致发生心肌缺血、心律失常的概率增加，延长肌松作用。OPACU 中针对低体温和术后寒战都应积极处理，避免出现并发症和影响康复。寒战的处理重点在于预防，一旦进入 OPACU，低温患者应常规吸氧，静脉输液应加温。通过变温毯和提高室温来实现保暖。

第五节　日间手术围术期舒适化医疗

舒适化医疗是医学发展的必然趋势，而麻醉学科是开展舒适化医疗的主导学科。利用麻醉专业优势和特点为患者围术期的舒适化、人性化的需求提供解决方案，使患者在整个围术期过程中获得心理和生理上愉悦感、减少痛苦和恐惧。这种心理上、生理上的良好体验不仅源于医务人员的良好态度和就医环境；还依赖于麻醉专业提供的优质服务。温州医科大学附属眼视光医院麻醉团队对患儿术前访视、诱导期的干预以及术后的恢复环节进行了一系列人性化的设计，突出围术期的人文关爱，努力打造一个"温馨围术期"，深受广大患儿和家长的欢迎。

一、术前禁饮禁食

美国麻醉医师协会（ASA）指南推荐患儿择期手术前 2h 可适当补充清饮液体，以此来提升患儿术中配合度、降低临床不适感，在控制术中麻醉风险发生的同时，能够有效维持患者血管内容积及血流动力学稳定，同时有效维持患者术中机体内糖原的储存，降低低血糖的发生概率。

温州医科大学附属眼视光医院根据患儿情况制定个性化的禁饮禁食时间：全麻眼科日间手术的患儿于术前 2h 口服多维饮料，饮用量 5mL/kg。经临床应用，多维饮料组其面罩接受程度评分显著高于禁饮组暨麻醉前 6h 禁饮和葡萄糖组暨麻醉前 2h 口服 10% 葡萄糖溶液饮用量 5mL/kg，而其麻醉后疼痛评分也显著低于禁饮组和葡萄糖组。

麻醉诱导前 2h 口服多维饮料能够有效缓解患者术前的饥渴、焦虑等不适体验，缓解患者术后恶心、呕吐等并发症的发生，同时对胃排空无显著影响，同时能够有效减轻患儿血糖及胰岛素含量波动，防止胰岛素抵抗现象。

多维饮料是近年来专为围术期禁食患者定制的清质饮料，其组成主要有糖类、柠檬酸钠、柠檬酸、磷酸二氢钾、山梨醇钾、L-苹果酸、牛磺酸以及 B 组维生素和锌等微量元素,其富含碳水化合物和多种维生素,口服后电解质离子顺浓度梯度向肠黏膜扩散,促进肠黏膜对其吸收,可补充患者因术前清洁肠道丢失的电解质,相对于普通的葡萄糖溶液,其更能维持内环境平衡,其渗透压和 pH 值也更接近人体生理状态,且其作为一款甜香性清饮,更能带给患儿舒适和欣快感,能有效缓解患儿术前的焦虑症状,面罩接受程度较高,对患儿依从治疗有积极作用。且能一定程度上缓解患儿麻醉后的疼痛及术后恶心呕吐的症状。同时,由于多维饮料中富含多种维生素,能对神经组织有较好的修复维护作用,并促进机体血液循环和蛋白质的合成、脂肪及糖代谢,协助维持体内钾平衡,增强机体免疫力,且能够镇吐,防治胃内容物反流。多维饮料中所含的锌可以促进人体核酸、蛋白质和碳水化合物的合成,加速伤口愈合;牛磺酸能够加速糖酵解,活化胰腺功能,改善机体内分泌功能。

多维饮料使用方法简单、安全性高,无特殊禁忌,适用范围广,不仅能为禁食禁饮患儿补充能量,还可以加速患儿全麻术后胃肠道功能的恢复,对预防全麻术后的恶心、呕吐有积极作用,在临床应用效果良好。

二、情景模拟视频在围术期的应用

手术前一天,麻醉医生在麻醉评估门诊对日间手术患者进行术前访视和客观评估,根据患者病情及个体差异,制定出适合每位患者详细、科学的麻醉方案,并将相关风险告知患者及家属。

在访视儿童时麻醉医生陪同患儿及其家属一起观看专门制作的介绍围术期流程的卡通视频,并解答患儿及其家属提出的问题。学龄前儿童有一定的控制、理解和分析能力,具有强烈的学习模仿特点,结合儿童上述特点,通过制作以本院实景为背景的鲜活的动作画面,模拟拍摄患儿从门诊到住院,进手术室到患者"睡着",从恢复室到送回病房,首先通过视频中如门诊等相似的经历与患儿达成共识,进而把即将发生的画面预知给患儿及家属,减轻了对患儿分析能力的要求,从而达到改变他们对手术和麻醉的不良认知,并且提前熟悉手术室的环境,达到消除不良情绪和行为,减少患儿术前焦虑、增加麻醉前配合度以及减少术后躁动率。

医护人员要主动把需要表达的理念灌输给患儿及家属,有助于改变他们对手术和麻醉的不良认知,以期减免术后不适应性行为发生。卡通视频是医院专业人员制作,主要内容是:一位卡通人物陪同患儿及其家属,演示从入院到出院整个围术期的相关医疗操作过程,卡通人物和医务人员介绍围术期流程并解答相应问题,卡通人物对患儿进行鼓励和支持,所有场景均在本院摄制完成,是一种创新尝试。

情景模拟视频辅助的术前教育具有以下几点优势:①具体的情景过程比复杂的语言理解对于学龄前儿童更有带入感、更易接受信息;②利用儿童模仿、学习强的特点,情景剧可以通过学龄前儿童喜欢的动画角色,如巧虎、喜羊羊等设置门诊等他们经历过的流程,以及进手术室即将经历的场景。鼓励患儿模仿情景剧中积极勇敢的人物;③视频所呈现的手术室环境,操作流程同时缓解了患儿家属的心理状况。另一方面,相对传统的镇静药物辅助方式,如咪唑达仑等,患儿可能抵制有创操作比如静脉穿刺,而这种无创操作更易被学龄前儿童接受。

通过观看以就诊医院为背景的围术期模拟视频,从而改善了患者对医护人员及麻醉、手术不合理的认知,使患儿及其父母能克服焦虑、紧张等不良情绪;并提早熟悉手术室的环境,为患儿营造良好的就诊氛围,使患儿能够积极配合麻醉诱导,易于接受相关治疗,以便临床更好地开展,为临床治疗提供新的方法。

情景模拟视频可有效消除学龄前患儿对父母分离焦虑、对麻醉及手术的负面情绪,使患儿保持良好的心态积极去配合医护人员的手术麻醉。并可有效使患儿围术期的心理状态维持相对稳定,降低了学龄前患儿麻醉苏醒期躁动率及术后不良反应。且情景模拟视频降低患儿家长的焦虑水平,提高家长围术期的满意度,缩短医护人员和患儿家属间的距离,有利于改善紧张的医患关系,增进医患之间的信任,减少医疗纠纷。

三、围术期多模式联合干预

术前 30min 在等候区给予全麻患儿口服咪达唑仑 0.5mg/kg+50% 葡萄糖注射液 2mL,同时由家属陪伴观看访视时由患儿选定的卡通动画片,引导患儿与家属分离进入手术室完成麻醉诱导,患儿在 OPACU 期间家属陪伴。多模式联合进行围术期干预可降低患儿术前焦虑,提高麻醉诱导合作度及减轻患儿术后对陌生环境的恐惧感,且可显著预防恢复期躁动的发生。

第八章

常见眼科日间手术护理配合

根据第一批及第二批日间手术（操作）试点病种及术式推荐目录，我们选取了一些常见、易开展的眼科日间手术，对其护理配合做相关介绍。

第一节 白内障手术流程与配合

【用物准备】

1. 器械与仪器 开睑器、眼用剪、显微结扎镊、显微系线镊、虹膜恢复器、撕囊镊、劈核器、IOL 定位钩、15°穿刺刀、主切口穿刺刀（按手术切口大小选择规格）、超声乳化手柄、I/A 手柄及 I/A 管、lewicky 皮质针头；超声乳化仪。

2. 特殊材料与药品 超乳手术套包、IOL、黏弹剂、眼用平衡液（BSS）。

【麻醉】表面麻醉。

【手术步骤及手术配合】（表 8-1-1）

表 8-1-1 白内障超声乳化吸除并人工晶状体植入手术步骤与手术配合

手术步骤	手术配合
1. 开睑与结膜囊消毒冲洗	开睑器开睑，5%聚维酮碘溶液结膜囊消毒冲洗
2. 连接管件	将超声乳化手柄、I/A 管件连接超声乳化仪，测试好后备用
3. 做透明角膜隧道切口	递显微结扎镊、主切口穿刺刀，在颞上方或鼻上颞侧角膜缘做切口
4. 做角膜侧切口	递显微结扎镊、15°穿刺刀
5. 维持前房深度	递黏弹剂，填充前房
6. 撕囊	递撕囊镊和虹膜恢复器，行连续环行撕囊
7. 水分离	递 BSS 液，用水流作囊下水分离
8. 超声乳化吸出	根据需要调节机器至不同的"超乳模式"，递超乳手柄和劈核器，把核块乳化并吸出。与主刀医生核对超乳能量、吸力参数及灌注液瓶高度
9. 吸除晶状体皮质	调节机器至"I/A 模式"，递 I/A 手柄和虹膜恢复器，吸除皮质，后囊膜抛光：调节机器至"抛光模式"
10. 填充前房和囊袋	递黏弹剂填充
11. 核对 IOL	查看 IOL 预定单、IOL 计算报告单，核对患者姓名、住院号、眼别、IOL 型号、A 常数、度数、有效期，确认无误后拆开包装

续表

手术步骤	手术配合
12. 囊袋内植入 IOL	将黏弹剂注入折叠器腔内和 IOL 的光学面上,将 IOL 装入折叠器,安装到推注器上。递 IOL、虹膜恢复器
13. 调整 IOL 位置	递 IOL 定位钩,调整 IOL 在囊袋内的位置
14. 吸出黏弹剂	"I/A 模式"下,递 I/A 手柄,吸出黏弹剂
15. 关闭切口	递 BSS 液,密封闭角膜切口
16. 术毕滴抗生素激素眼药水后透明眼罩遮盖	备妥布霉素地塞米松滴眼液

【注意事项】

1. 术眼充分散瞳。

2. 打开 IOL 之前,护士和主管医师再次核对确认。

3. 熟悉超声乳化仪的性能和操作方法。

4. 维持眼内灌注通畅,及时调整灌注高度,维持前房稳定。密切观察手术进程,如出现手术并发症及时配合医生处理。

第二节 周边虹膜切除术流程与配合

【用物准备】

1. 器械与仪器 开睑器、眼科剪、显微持针钳、结膜剪、小梁剪、显微有齿镊、显微无齿镊、平台打结线镊、虹膜恢复器、刀片夹持器、剃须刀片、电凝器。

2. 特殊材料与药品 10-0 尼龙线。

【麻醉】局部浸润或球周麻醉。

【手术步骤及手术配合】(表 8-2-1)

表 8-2-1 周边虹膜切除术手术步骤与手术配合

手术步骤	手术配合
1. 开睑,结膜囊消毒冲洗	5%聚维酮碘溶液冲洗结膜囊
2. 局部浸润麻醉	1ml 注射器抽取 2%利多卡因 0.5ml,行结膜下注射
3. 做结膜瓣	递显微有齿镊、结膜剪,在颞上或鼻上方角膜缘后 3~4mm 做长约 5mm 的以角膜缘为基底的结膜瓣,暴露角膜缘灰蓝色半月区。做结膜瓣后递双极电凝镊止血
4. 角巩膜缘切口	递剃须刀片,在角膜缘后界前 0.5mm 切入前房,切口应与角膜缘平行,内外口的长度一致
5. 切除虹膜	递虹膜恢复器,轻压切口后唇,周边虹膜自动脱出,递无齿镊、小梁剪将周边虹膜剪除
6. 整复虹膜	递虹膜恢复器,使上移的虹膜退回,瞳孔复原,并能看到周边虹膜缺损处

续表

手术步骤	手术配合
7. 切口缝合	角膜缘切口一般无需缝合或递显微持针器、有齿镊 10-0 尼龙线缝合
8. 术毕涂抗生素激素眼膏后无菌纱布遮盖	备妥布霉素地塞米松眼膏

第三节　小梁切除术流程与配合

【用物准备】

1. 器械与仪器　开睑器、眼科剪、显微持针钳、结膜剪、小梁剪、显微有齿镊、平台打结线镊、显微无损伤镊、虹膜恢复器、角尺、刀片夹持器、剃须刀片、15°穿刺刀、1.25mm 隧道刀、小梁剪；电凝器。

2. 特殊材料与药品　生物羊膜；8-0 可吸收线、10-0 尼龙线、4-0 慕丝线；丝裂霉素。

【麻醉】局部浸润麻醉或球周阻滞麻醉。

【手术步骤及手术配合】（表 8-3-1）

表 8-3-1　小梁切除术手术步骤与手术配合

手术步骤	手术配合
1. 开睑,结膜囊消毒冲洗	5%聚维酮碘溶液冲洗结膜囊
2. 局部麻醉	1ml 注射器抽取 2%利多卡因 0.5ml,行结膜下注射
3. 固定眼球	递粗有齿镊和持针钳、4-0 慕丝线,做上直肌牵引缝线,固定眼球
4. 做结膜瓣	递显微有齿镊、结膜剪,剪开结膜,在上方 12 点作以角膜缘或穹窿部为基底的结膜瓣。做结膜瓣后递双极电凝镊止血
5. 暴露巩膜	递双极电凝和结膜剪,将巩膜表面筋膜组织分离,不损伤其表面血管,用水下电凝将手术部位血管轻轻烧灼
6. 制作巩膜瓣	（1）递测距器,测量巩膜瓣大小 （2）递显微无损伤镊、剃须刀片,制作巩膜瓣,将巩膜瓣向角巩膜缘方向分离至透明角膜
7. 丝裂霉素应用（按需）	遵医嘱稀释丝裂霉素,分离结膜下组织,放置含有丝裂霉素药液的棉片于结膜或巩膜瓣下,3 ~ 5min 后将其取下,用 0.9%氯化钠溶液充分冲洗干净
8. 生物羊膜材料应用（按需）	核对羊膜规格,抗生素浸泡液、0.9%氯化钠溶液冲洗后放置,递 10-0 尼龙线缝合在巩膜瓣下
9. 前房穿刺	递 15°穿刺刀,在颞侧作角膜旁刺口
10. 做小梁切口	递 15°穿刺刀及显微无损伤镊,在巩膜瓣下灰线的部位平行角膜缘切开约 1.5 ~ 2mm,切穿后再放出一些房水,要避免房水流出过快及虹膜脱出

续表

手术步骤	手术配合
11. 切除小梁	递小梁剪、显微有齿镊,在巩膜瓣下切除深层角巩膜组织约1.5mm×2mm
12. 切除虹膜根部	递小梁剪,切除周边虹膜约2.0mm×2.5mm后,递虹膜恢复器,予以回复虹膜,使小梁缺损区无残留虹膜
13. 缝合巩膜瓣	递10-0尼龙线,缝合巩膜瓣,缝的张力要适度,根据病情在巩膜瓣侧边做可调整缝线
14. 恢复前房	递带冲洗针头注射器。为预防浅前房或无前房的并发症,从前房穿刺口注入"平衡盐液"重建前房
15. 缝合结膜	递8-0可吸收线或10-0尼龙线,间断(或分层连续)缝合结膜
16. 术毕结膜下注射含有抗生素和激素类药物,涂抗生素激素眼膏后无菌纱布遮盖	准备妥布霉素和地塞米松注射液,备妥布霉素地塞米松眼膏

【注意事项】

1. 上直肌牵引时观察患者心率变化,注意眼心反射。

2. 稀释丝裂霉素时注意要将粉剂完全溶解,确保浓度准确;药液抽取后放在固定位置,接触的器械使用后放于一边,避免接触其他器械。

第四节 斜视矫正术流程与配合

【用物准备】

1. 器械与仪器 纹式止血钳、显微持针钳、结膜剪、系结镊、开睑器、眼用剪、斜视镊、斜视钩。

2. 特殊材料与药品 6-0可吸收线、8-0可吸收线。

【麻醉】靶控联合,必要时全身麻醉。

【手术步骤及手术配合】(表8-4-1)

表8-4-1 斜视矫正术手术步骤及手术配合

手术步骤	手术配合
1. 消毒	双眼消毒:上至发际,下至上唇,两侧至耳前
2. 开睑	根据患者的大小选择成人或小儿开睑器,置开睑器
3. 保护角膜	手术眼用0.9%氯化钠溶液棉片湿敷于患者角膜上,防止角膜干燥
4. 剪开结膜,暴露肌肉	根据需要调整的肌肉进行选择结膜切口部位,递结膜剪剪开结膜及筋膜,并向后分离,使肌肉组织得到充分暴露
5. 分离肌肉	递两个斜视钩伸入肌肉的底部,钩取肌肉后,递结膜剪分肌间筋膜,至完全分离暴露肌肉
6. 测量距离	递角尺测量肌肉需要后退或缩短的距离,并做好标记

续表

手术步骤	手术配合
7. 预置缝线	根据需要进行肌肉缩短或后退,递 6-0 或 7-0 可吸收缝线,在预断端前缘进行预置缝线
8. 切断肌肉	递纹式止血钳先夹压拟作肌肉切口处,以防止出血,递结膜剪切断肌肉
9. 缝合肌肉	递显微持针钳,显微结扎镊缝合肌肉
10. 检查眼位	协助医生进行检查眼位
11. 缝结膜	递显微持针钳,显微结扎镊缝合结膜
12. 包扎	术毕涂抗生素激素眼膏后无菌纱布遮盖

【注意事项】

1. 术中牵拉肌肉时,注意观察生命体征,注意眼心反射。

2. 进行局部麻醉手术时,在配合医生检查患者座位的眼位矫正情况时,应严格无菌操作,防止无菌区域被污染。

第五节　玻璃体腔注药术流程与配合

【用物准备】

1. 器械与仪器　开睑器、眼科剪、角尺。

2. 特殊材料与药品　抗血管内皮生长因子(抗 VEGF)药物和糖皮质激素类等药物。

【麻醉】表面麻醉。

【手术步骤及手术配合】(表 8-5-1)

表 8-5-1　玻璃体腔注药术手术步骤与手术配合

手术步骤	手术配合
1. 开睑,结膜囊消毒冲洗	5%聚维酮碘溶液冲洗结膜囊
2. 注射部位选择	选择颞上或颞下象限
3. 测距	角尺标记注射点,有晶状体眼距角膜缘 3.5~4.0mm,无晶状体眼或 IOL 眼、远视眼可距角膜缘 3.0~3.5mm
4. 注射	注射针先倾斜后垂直缓慢刺入巩膜,针尖朝向眼球中心,避免接触睑缘。刺入深度至少为 6mm,缓慢而小心地注入全部药物
5. 按压注射点	缓慢抽出注射针,使用无菌棉签按压注射部位,防止药物返流。检查患者是否有光感
6. 包扎	术毕结膜囊滴入广谱抗生素滴眼液、凝胶或眼膏,纱布包扎术眼

【注意事项】

1. 抗血管内皮生长因子(抗 VEGF)等生物类制剂需避光并冷藏(2~8℃,不得冷冻)保存,存放和开启过程中均应当注意密闭和无菌操作。

2. 玻璃体腔注药术前向患者交代注视方向、固定眼位等事项。

第九章

眼科日间手术健康教育及管理

　　健康教育是医护人员为了提高治疗效果,使患者在治疗以及康复过程中达到"知、信、行"而对患者进行的一种教育活动。"知"是指患者能够了解自己所患疾病的相关信息,一定程度认识到自身病因、治疗的手段及护理的相关知识。"信"是指患者能够了解医护人员的专业程度,充分信任医护人员的治疗方案及手段。"行"是指患者能够在医护人员的影响作用下自觉将健康教育中掌握的护理知识以及医嘱付诸实践。

　　健康教育的开展在日间手术术前准备、围术期护理、术后随访中有重要的指导意义,不仅有利于患者尽早建立遵医行为,预见性地健康指导,可减少并发症的发生,加快术后恢复,提高治疗效果,还促使护理人员全面、系统地掌握健康教育理论和实施方法,激发其工作的主动性和能动性。

　　眼科日间手术健康教育是通过信息传播和行为干预帮助眼科患者掌握眼科相关的卫生保健知识,树立健康护眼观念的教育活动与过程。眼科日间手术健康教育存在以下三个特点:①健康宣教时间短,患者在院时间一般小于24h,用于日间病房宣教的时间较传统病房患者来说是明显缩短的;②宣教内容相对固定。眼科日间病房的特点在于对同一病种的临床路径相对固定,因此采用根据病种设计的模块化宣教,既可以使同一病种的患者了解到全面的宣教内容,又可以提高日间病房宣教效率;③宣教内容涉及范围广泛。因为日间病房患者在术前阶段、院后阶段均需要家人的照顾和观察,因此宣教内容涉及术前准备、术中配合、术后治疗复查等多方面的内容,要充分利用患者在院时间采用多种方式对患者及家属进行反复宣教,以保证患者及家属在短时间内掌握宣教内容。

　　因此,眼科日间手术的健康教育必须具有规范化、结构化、模块化的特点,且贯穿于整个日间手术。管理过程中应明确每个医务人员在健康教育方面的角色,统一协调健康教育的时机。健康教育的内容应尽量简明扼要,宣教资料应便于获取与携带,语言应通俗易懂,避免专业术语和主观语言的出现。

第一节　日间手术健康教育的前期准备

　　眼科日间手术健康教育的现状为患者出入院数量多、住院时间短,这给健康教育人员带来了一定的挑战。一个有效的健康教育能够提高患者对整个手术过程的满意程度并且能够减少焦虑。因此,日间手术的健康教育应该有明确的、规范化的宣教制度以及充分的前期准备工作,它应包括以下内容:

一、健康教育人员的准备

（一）人员的素质要求

1. 良好的语言沟通能力和宣教的热情　语言准确、简练，具有科学性；语速音量适中；语气温柔，具有亲和力，用关爱的态度对待患者及家属。

2. 掌握专科理论知识并加以内化，能以形象化及通俗易懂的语言回答患者或家属提问。

3. 具备较强的实践操作能力，可以为患者示范相关操作，并提供贴心服务。

（二）人员的安排

日间手术包含门诊预约、入院手术、出院等关键时间节点，患者的健康教育在医院诊疗中由医护人员共同完成。由于医师每日手术量大，接触患者时间短，护士在健康教育中扮演主要角色，既是知识的传授者，又是计划者和评价者。

（三）人员的培训

医护人员在正式开展健康教育前应进行相关培训考核，取得资质。管理者应定期组织培训，帮助其完善知识体系，精进沟通技能。

日间手术健康教育的前期准备是保障健康教育有序实施的必要条件。健康教育人员的择优选择，培训的组织，宣传资料的准备、健康教育形式的多样化都是为了患者能够更好地接受健康教育，从而促进疾病的康复。

二、健康教育资料的准备

制定健康教育的内容应坚持科学的原则，以病种和日间病房的实际情况为基础，保证教育内容的真实性、科学性、实用性，对患者及家属有指导作用。

（一）宣传册的准备

在医生、护士认知统一的原则下编写健康教育宣传手册。宣传册以图文结合为主，图片清晰，文字简洁明了，内容通俗易懂。宣传册大小适中，便于患者携带。医护人员将有关日间手术健康教育的宣传册摆放在病房走廊显眼处，便于患者或家属拿取观看。

（二）宣教视频的制作

相关技术人员将健康教育的内容制作成视频，直观生动地帮助患者了解健康教育内容。

（三）电视媒体的使用

眼科日间病房将健康教育内容制作成宣教视频，在多媒体设备上多时段滚动播放，患者和家属也可以自由选择时间段观看和学习。

（四）网络平台的使用

可建立眼科日间病房"互联网+"信息平台，通过手机 APP、微信等载体与患者建立联系，强化日间手术健康教育及开展疑难问答、完善随访记录等，将健康教育多层次、多方式地呈现给患者，并对患者的学习情况进行监管及适时干预。

三、健康教育的形式

健康教育可以采用集体宣教和单独宣教相结合，分批分时段（根据入院时间、手术时间）多种形式（口头讲解、电视播放、发放文字资料、网络发布）进行。以上这些多样化的健康教育方式效率高，宣教效果明确，形式生动活泼，医患互动方便。

第二节　健康教育的时机及内容

日间手术病房的特殊性要求医护人员与患者保持密切联系。患者在整个日间手术过程中需要获取多阶段的手术信息,包括院前阶段、院中阶段及院后阶段。医务人员应全面评估患者,针对患者疾病程度、接受能力、个体心理需求等进行针对性的、分阶段的健康教育。教育内容重点如下,但不限于:①日间手术流程;②术前准备及术前、术中注意事项;③疾病相关知识;④出院时康复知识及用药;⑤术后异常症状识别及处理等。

一、入院前的健康教育

1. 初诊　主刀医师口头向患者及家属简单介绍日间手术,为患者提供有关手术的宏观和具体的信息。

2. 术前检查　医疗辅助人员通过口头、书面的形式向患者及家属介绍医保政策、检查流程及注意事项。

3. 术前评估　主治医师通过口头、书面、多媒体、互联网的方式向患者及家属介绍疾病和手术流程的具体信息,手术材料的选择,并进行术前谈话。

4. 手术预约护士和医疗辅助人员通过口头、书面、多媒体、互联网等方式告知患者及其家属手术时间、入院手续、日间手术流程、术前准备事项和术中注意事项。

二、在院期间健康教育

1. 手术期间健康教育内容需要通过口头、书面、多媒体、互联网等多方式告知。主治医生告知患者和家属术后并发症识别及处理和术后应急方式。专职健康教育护士告知患者和家属术后自我照护、术后用药和术后复查时间。助理护士主要向患者和家属进行病区环境和医院相关规章制度的介绍。

2. 出院时护士会通过口头、书面、多媒体、互联网的形式向患者及家属告知术后应急方式、术后复查时间并进行以下指导。

（1）用药指导:指导患者及家属如何正确眼部上药,告知患者出院时所带药物的作用、嘱其遵医嘱按时、按量用药。

（2）生活指导:保持眼部清洁,勿用手揉眼,防止污水进入眼内,避免前往油烟多、灰尘多的地方,避免重体力劳动,避免长时间弯腰低头及长时间阅读等。

（3）饮食指导:选择营养丰富易于消化的饮食,多吃新鲜蔬菜水果,保持大便通畅,避免辛辣刺激性食物,避免吸烟、饮酒。

（4）复诊指导:出院后遵医嘱按时来院复查,出院后如出现眼部胀痛、恶心、呕吐、眼部分泌物增多、不断流泪、视力突然下降或消失等现象,需立即来院就诊或就近医院检查处理。

三、出院后健康教育

由于日间手术在院时间短,增加了患者出院后的不安全感。出院后患者仍然有较强的照护需求,因此要做好患者出院后的延伸护理,让出院不再是医疗护理服务的终止。延伸护理的健康教育要点是总结之前的内容,重在反复和强调。同时为了保障患者的安全,促进快速康复,应建立健全延伸护理制度。

"互联网+"正使各行各业发生巨大的变化,医疗领域也不例外,出院后的健康教育可借助"互联网+"的医疗服务模式,为患者提供更加人性化、个性化的医疗延伸服务。运用"互联网+"技术将健康教育、用药复查提醒、术后随访、在线咨询等内容连接至患者手机端,将专业水平的医疗护理服务前移后延至患者家庭,既实现日间手术全流程优化,又加强患者和医院之间的联系,继而改善患者就医体验,提高患者满意度和获得感。同时又弥补了因日间手术在院时间短带来的健康教育不足问题。

分时段健康教育可以根据日间手术入住院的不同时段,为患者提供形式多样的健康教育内容,具体见表9-2-1,以提高健康教育的效果,促进医患、护患之间的沟通,提升患者对于眼科日间病房的满意度。

表 9-2-1　分时段健康教育表单

时间段	教育方式	教育人员	教育内容
初诊	口头	主刀医师	简单介绍日间手术 为患者提供有关手术的宏观和具体的信息
术前检查	口头、书面	医疗辅助人员	医保政策 检查流程及注意事项
术前评估	口头、书面、多媒体、互联网	主治医师	疾病和手术流程的具体信息 人工晶状体的选择 术前谈话
手术预约	口头、书面、多媒体、互联网	护士 医疗辅助人员	手术时间 入院手续 日间手术流程 术前准备事项 术中注意事项
手术	口头、书面、多媒体、互联网	医师 护士	术后并发症识别及处理 术后应急方式 术后自我照护 术后用药 术后复查时间
出院	口头、书面、多媒体、互联网	护士	术后应急方式 术后复查时间
随访	电话、互联网	护士	术后用药 术后自我照护 术后复查

第三节　健康教育的效果评价

开展眼科日间手术健康教育应该注意知识性、通俗性和新颖性,医护人员必须具备丰富的临床经验和相应的医学理论知识。对健康教育效果进行评价是检测健康教育效果的重要环节,也是保障教育质量的基础。健康教育可通过多种方式进行评价,尤其注重患者对健康教育的评价。

一、健康教育的评价指标

1. 生活方式的改变　了解患者是否养成健康用眼的生活习惯。
2. 患者眼科知识掌握情况　患者对眼科疾病知识,康复知识等掌握情况。
3. 患者满意度　通过自查、第三方调查患者其对健康教育的满意度。
4. 患者依从性　医护人员通过调查了解患者的饮食、用药、活动及改变生活方式等行为与医嘱的符合程度。

二、健康教育的评价方式

1. 问卷调查　医护人员通过问卷调查了解患者对健康教育的满意度和依从性。
2. 电话随访　通过电话交流了解患者的康复情况以及其对康复知识的掌握情况。

健康教育评价效果的反馈能够帮助医护人员了解目前健康教育的不足,再完善健康教育的内容,促进患者康复和提高生活质量。

健康教育是一项有目的、有计划、有组织、有系统、有评价的教育活动。其在眼科日间手术的应用,贯穿于患者术前预约、院中及出院后的全过程。提高了患者对眼科疾病相关知识的认识。通过多种途径的健康教育方式,使患者对术前准备、手术的相关知识以及术后的预后情况有了更深一步的了解,对术后应如何护理,提供了专业的指导。同时提高了患者的健康意识,使患者能主动配合治疗并提升了自我护理能力,大大解除了患者心中的忧虑。从而更好地对患者实施护理,减少了术后并发症的发生,赢得了患者和家属对护理工作的支持。患者对相关疾病知识的求知欲,不仅敦促护理人员不断学习更新医学基础知识,还要求护理人员在心理学、行为医学、传播学等多学科领域中有所提升,以满足患者的需求。

第十章

眼科日间手术信息化管理

日间手术具有住院时间短、病种多、周转快、护理工作量密集等特点,对日间手术的开展和管理提出了挑战。随着云计算、大数据处理、人工智能等互联网新技术的兴起,信息技术逐步成为推进医院医疗业务改善的驱动力,医院信息化建设也成为医疗卫生整体建设的重要组成部分。医院可以通过信息技术,围绕眼科日间手术构建了日间手术预约系统、日间手术"互联网+"信息平台、日间手术随访系统、日间手术流程化专科护理机器人系统等一系列信息系统,保障日间手术业务的开展,实现了流程最优化,资源配置合理化。医疗信息全方位展示了共享,从而缩短患者在院时间,提高床位和手术室的利用率,提高医护人员工作效率和工作质量,为医院日间手术流程持续有效推进保驾护航。

第一节 日间手术预约系统

一、医院预约现状分析

眼科日间手术病种包括白内障疾病、玻璃体视网膜疾病、泪道疾病、青光眼、角膜病变等。由于医生、床位、检验、检查医疗资源有限,医院部署各个预约系统,使得医疗资源得到有效管理和利用。与普通门诊相比,患者在日间手术就医过程中,需要面临门诊、检验、检查、住院、复诊等多种诊治行为的预约。如果不同诊治项目都需要患者跑到各部门去预约的话,这种分散性分布会给患者带来极大的不便和糟糕的就医体验。国家卫生健康委员会于2020年发布了《关于进一步完善预约诊疗制度加强智慧医院建设的通知》,提出了通过信息化完善预约诊疗制度的指导思想。日间手术就诊流程提倡一站式工作理念,需要构建一套日间手术预约系统,从而简化预约流程,减少患者在院时间和排队时间,响应浙江省"最多跑一次"要求,让信息多跑路,让患者少跑或不跑。

二、预约系统构建思路

日间手术预约系统与医院各大预约系统进行信息交互,形成针对日间手术诊疗过程的预约体系,通过信息共享、信息交互,避免了"信息孤岛"的产生。该体系应该包括门诊预约系统、检验预约系统、检查预约系统、住院预约系统、复诊预约系统,囊括院前、院中、院后对患者对预约需求。为了适应移动端,整个体系宜采用客户端/服务器(CS)和浏览器/服务器网络(BS)结构相结合的混合架构。按照系统入口类型划分可以分为软件端、网页端、移动端。移动端入口可以通过微信、支付宝等互联网平台进入,也可以通过医院专属 APP 进入。网页端入口可以对接市省国家各大预约网站。软件端可以通过医院信息系统(hospital information system,HIS)进入。按照预约方式分类,系统可以涵盖窗口预约、自助机预约、网上预约、电话预约、移动平台预约等多种预约方式。在信息技术的使用上建议采用 WebAPI 微服务的形式实现,以应对不同的平台和不同的预约功能需求。在服务的部署上,提倡采用国际上主流容器 Docker 技术实现,以达到快速集成、快速部署、快速上线,满足日间手术预约流程的需求,并调整其及时性。

三、日间手术预约体系构建方案

(一) 日间手术门诊预约

日间手术门诊预约主要针对可以确定进行日间手术的患者。功能上可以包括医师出诊维护、号源池管理、预约挂号等功能:

医师出诊维护:为日间手术门诊医师提前设置出诊信息,其信息包括出诊日期、出诊时间段、出诊科室。系统需要做到在出诊维护上会与 HIS 的医师排班信息进行校验,防止医师出诊时间与排班相冲突。提高出诊信息的维护正确率。

号源池管理:系统需要引入号源池的概念,方便号源管理。号源池的概念即全院所有预约号源以数据一致性和统一标准的原则产生自同一个号源库。因此所有号源只能在同一地方进行存储和设置。日间手术门诊号源池是医院总号源池的一个分支。号源池的提出意味着先有号资源的释放,而后通过占据号资源的形式实现成功预约。通过号源池管理设置日间手术医生号类别、挂号限号数量、放号数量、预约号间隔时间、挂号渠道等信息。每个号源都有唯一的流水号序。挂号渠道表示号所在的平台,由于各省的卫健委会有政策规定,某些平台必须独占若干数量的预约号,因此通过挂号渠道的设置,实现号源数据与指定平台数据同步交互。

预约挂号规则设置:设置患者预约成功可提早取号的时间、超时取号时间、黑名单有效时间。如果患者超时取号就诊,则预约号将会自动作废并记入违约一次。在违约次数超过系统设置的违约上限时,系统将患者拉入黑名单。患者名字在黑名单有效时间不享有预约资格。

预约挂号:预约挂号是日间手术门诊预约的核心功能,预约挂号包括用户身份认证、号源查询及锁定、退号改签、统计查询等功能。

通过日间手术门诊预约患者能够根据自己的时间,有计划有选择地按照不同时间段来院,从而实现了错峰就诊,缓解门诊患者扎堆的拥堵现象。同样,现场挂号患者也能享受到预约服务,挂号时可以主动选择适合自己的医师,挂号后即可知晓就诊医师、就诊诊室、就诊号和大概就诊时间等,极大地减轻了患者候诊时的焦虑感,也改变了以往先挂普通号,再由护士分配医师的被动情况,减少了分诊排队环节。

(二) 检查检验预约

患者经过医生确诊后进入日间手术院前流程。院前登记时,系统会向日间手术预约中心医护人员展示患者的基本信息和门诊就诊信息,以供核对。在患者同意进入日间手术流程后,根据患者的时间和检查科室工作量,通过日间手术预约系统帮助患者预约到检查检验时间。预约成功后,系统会直接把预约时间及检查检验地点以短信形式发送到患者进入日间手术流程登记的手机上。

检查检验项目由门诊医师开设,由于门诊医师就诊工作紧张繁忙,容易造成项目开设遗漏。系统提供预设检查、检验项目套餐机制,并通过病种的特点,与套餐关联。医生在选择病种后,自动导入相关检查检验套餐后,可根据患者实际病情增加删除。在检查检验预约成功后,相关科室接收患者预约信息和预约项目。检查预约患者相关信息显示界面可设计成如下图(图 10-1-1)。医技人员通过该界面能够查看已预约、已至、未至、已完成检查、未完成检查五种状态的患者信息。

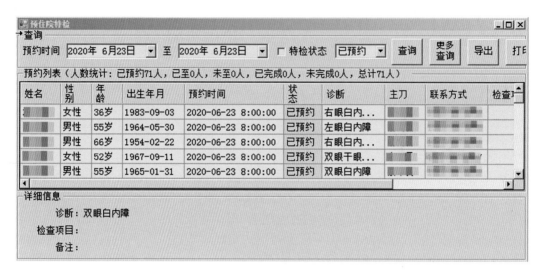

图 10-1-1　检查预约患者相关信息显示界面

(三) 日间手术预约

检查检验完成情况下,进入手术预约流程。医生可通过日间手术手术预约界面查看特检报告和检验报告,并进行评估确定是否进行手术预约。手术预约宜采用发送手术通知单的形式实现。系统自动导入患者基本信息、病种、诊断、免疫检验结果以供医生再次核对。手术预约时,可以输入手术主刀、手术助手等手术医生,系统需要显示手术间使用现况和已排手术台序以供医生选择手术时间、手术间、台序、预估刀时、麻醉方式、是否会诊等信息。对于需要使用特殊耗材或者人工晶状体的手术,则需要另外选择。完成上述信息的输入,发送手术通知,便完成患者手术预约。日间手术预约界面参考下图(图10-1-2)。

(四) 日间手术住院预约

手术预约成功后,进入患者住院预约流程。利用信息系统的数据共享,住院床位预约可以实现一键产生。系统可根据医生的手术时间产生患者入院时间,以供预约管理医护人员参考。确定患者入院时间后,系统应该提供短信、微信等多种方式把住院相关信息发送给患者。预约成功后,系统可提前预约床位或者在住院当天自动给患者分配床位。

四、预约系统应用效果

日间手术预约系统作为日间病房工作流程的入口,也是整个流程最基础的环节。基于

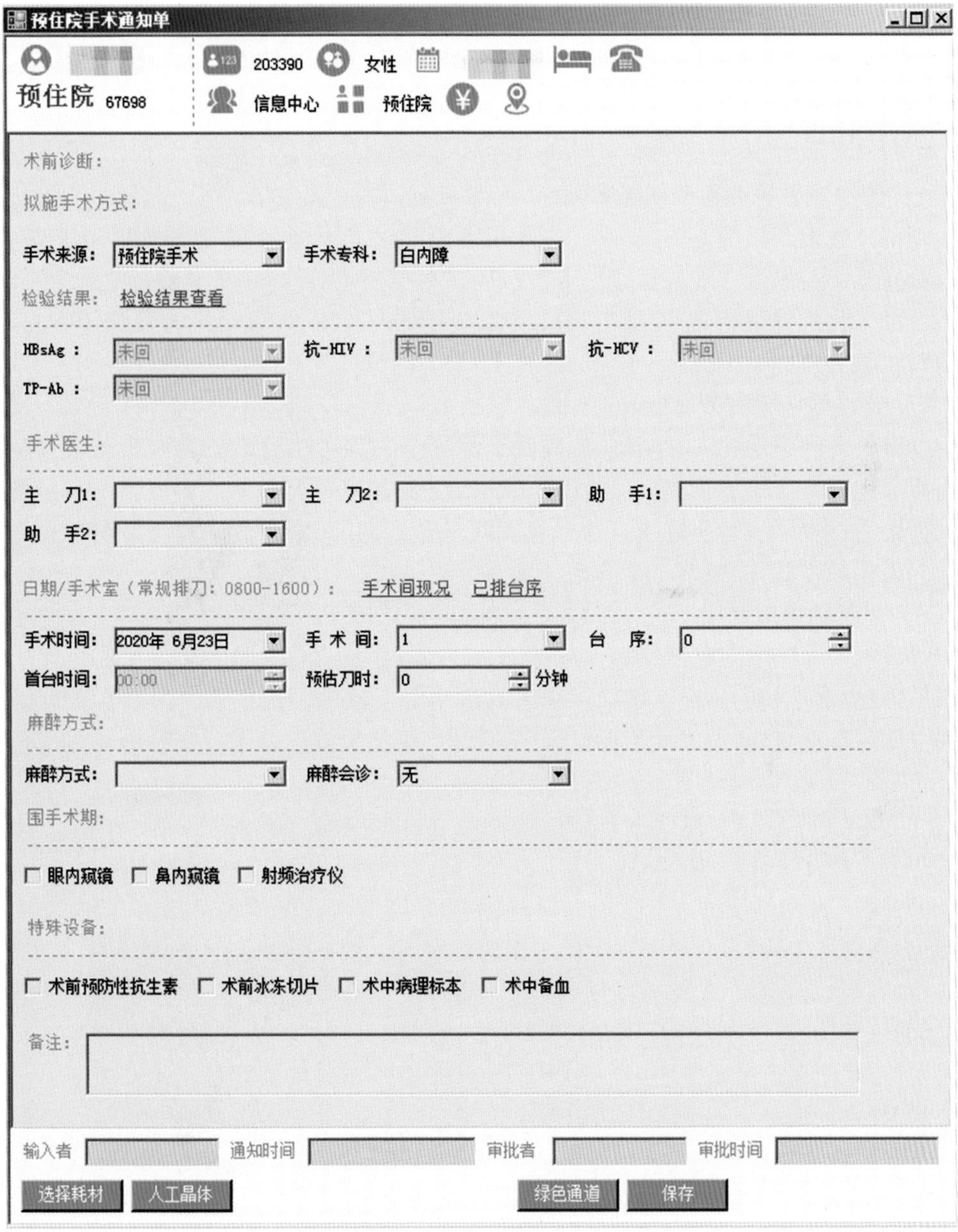

图 10-1-2 日间手术预约界面

数据共享特性的日间手术预约系统通过患者的病种,生成与病种对应的收费项目和检查检验项目。通过患者登记的手机号码把检查检验的预约时间、手术时间等信息,以短信及微信的形式通知患者。系统根据医生的设置发送手术通知单到手术室,让手术室进行手术排程。大量的自动化操作减少了医生的工作量和患者的在院时间。也减少了患者手术等待时间,间接提高了床位的利用率。通过多渠道的预约方式,让患者可以随时随地进行预约,消除空间、时间制约。通过预约系统号源池的管理控制就诊时间,起到时间分流作用,减少门诊科室压力,达到资源的合理利用效果。

第二节　日间手术"互联网+"信息平台

一、眼科日间手术病房现状分析

（一）健康宣教覆盖率及掌握率低

传统的宣教模式多为集中式宣教，由于患者来院时间不同，集中宣教时间点有限，从而导致院前宣教参与率低。眼科日间手术"短、频、快"的特点，使得护士对患者的病情了解少，很难给予个性化的健康指导；再加上眼科患者以老年人居多，患者记忆力及认知能力下降，致患者对宣教的掌握率不高。

（二）传统随访流程效率低

由于眼科日间手术在院时间短，为确保手术安全在患者出院后还需在当天晚上及术后一周对患者进行2次术后随访。以通过术后随访了解患者用药及术后康复情况。传统的随访方式需要通过电话或者手机拨打每个患者联系方式，并在纸上记录患者反馈信息。随访工作存在工作效率低，出错率高等情况。

（三）医患沟通时间少

眼科日间手术进出院频繁，患者与医生的有效沟通时间减少，导致患者与医生之间存在信息不对称，沟通不畅的情况。增加了患者对医生和手术的不信任感。患者在术后病情或者自身身体状态有变化时，也很难得到医生的帮助，可能导致患者术后恢复慢甚至出现病情恶化。

二、眼科日间手术"互联网+"信息平台构建

"互联网+"医疗是新的医疗发展方向，利用互联网技术赋能传统医疗，在原有基础上优化流程，提高信息传输的效率，加强医院与患者的联系。国务院办公厅于2018年发布《关于促进"互联网+医疗健康"发展的意见》提出一系列政策措施，明确了支持"互联网+医疗健康"发展的鲜明态度。"互联网+"医疗还是需要以实体医疗机构为核心，以医院医生和医疗资源为依托，才能真正做到便捷患者、让优质医疗资源下沉。以医院日间手术流程为中心构建一套基于"互联网+"的信息平台可以解决上述眼科日间手术病房存在的问题。平台最好采用浏览器和服务器架构模式。患者可通过浏览器、微信小程序、公众号、手机APP等多种渠道进入，方便医护人员灵活开展诊疗、护理和办公。平台应该通过服务与医院信息系统（hospital information system，HIS）、电子病历（electronic medical record，EMR）、检查系统（picture archiving and communication systems，PACS）、检验系统（laboratory information system，LIS）等多个医疗系统进行无缝对接。

三、眼科日间手术"互联网+"信息平台系统功能

眼科日间手术"互联网+"信息平台可以包含后台管理模块，患者客户端和医护客户端三大模块，包括术前评估、健康教育、术后随访、在线咨询、数据统计及模板编辑六大功能，涵盖眼科日间手术院前、院中、院后全流程。后台管理模块负责平台的权限和参数开关的配置。平台功能交互图（图10-2-1）。

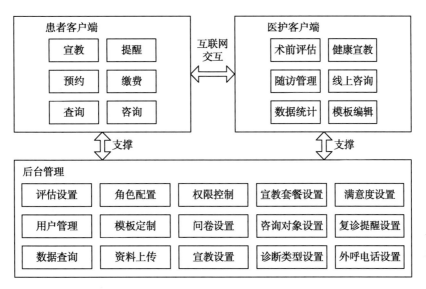

图 10-2-1　平台功能交互图

（一）患者客户端

患者进入日间手术预约流程时,预约系统便会把患者基本信息同步到"互联网+"平台。微信公众号或者支付宝平台都存在开放的接口让医院的系统与其进行对接,方便推送消息。因此推荐医院在住院办理处或者日间手术病房等各处放置微信公众号或者支付宝平台二维码,以便患者随时绑定社保卡或者自费卡。信息平台便可以根据患者的诊断、病种、流程阶段将相应术前评估表、宣教资料、用药提醒、复查提醒、满意度调查表以图文和视频形式推送到患者客户端。患者通过推送的消息进入问卷、宣教界面进行观看学习。患者客户端需要提供患者门诊复查预约、报告查询、缴费、在线咨询、宣教等功能。在线咨询上,如果医护人员没有排班而处于离线状态下,系统应该提供自动应答功能。2020 年初的新冠病毒肺炎疫情促进国家对于医保政策进行调整,"互联网+"医疗服务费用纳入医保支付范畴。意味着患者对平台提供线上问诊、线上购药等服务的需求将会大幅增加。

（二）医护客户端

医护客户端包含电脑网页浏览器和手机两个载体,提供日间病房医护人员使用。医护客户端建议包含以下六大子模块:

术前评估:根据标准建立日间手术术前评估单,内容可以包括一般资料、社会评估及医疗评估等。评估选项宜采用下拉单选方式呈现;患者完成检查的预约后,系统推送评估单至患者客户端,患者完成评估单保存后,平台便会对相关数据做统计并把结果以图表形式呈现给医护人员;系统需要能够监测患者评估单完成情况,如果患者未完成评估单,平台可以以消息形式再次提醒患者,或者由医护人员发起提醒操作。

健康宣教:平台根据患者诊断、病种、手术进程推送相应的宣教资料至患者客户端。如对于术前的白内障患者,平台推送日间手术病房介绍、术前注意事项、术日宣教、如何正确眼部上药、白内障术前谈话等宣教课程。术后的患者则会推送出院宣教。通过不同颜色的进度条显示患者对于宣教的学习程度,并以百分比标注。对于未完成学习的患者,医护人员可以通过平台提醒患者,起到远程监管作用。

随访管理:系统读取日间手术预约系统中患者留的手机号码,并在患者住院期间由护士再次核对患者号码以作为随访电话。在该模块下,同样可以以颜色区分随访完成情况,并尽可能全面地显示每一位患者在院期间异常医疗数据如高眼压、高体温、高血压等,并有预警标志,让护士更加准确地了解患者,有利于随访活动开展。另外,医院可以向医院所在省市的电信公司订购讯通服务。平台与讯通服务在代码上进行对接,从而方便随访护士通过平台实现一键控制座机拨打患者随访电话。

在线咨询:该模块提供平台自动答疑和人工答疑两种模式。医护人员把常见问题和答案进行编辑录入到平台,通过关联分析算法让平台自动匹配患者问题,自动回复信息。人工答疑则由日间病房医护人员定时值班在线回复患者咨询问题。

数据统计:平台需要提供数据统计模块用来分析统计各种数据,包括各时间段内住院人数、出院人数、宣教完成人数、宣教完成率、随访完成率、术前评估完成率等多项数据,并能够以柱状图、曲线图、饼图、折线图、散点图等图表方式呈现,统计图可以使复杂的数字简单直观,帮助医护人员快速了解业务开展的有效性和完成度以及病区情况,并根据数据让流程趋于完善。

模板编辑:医护人员可以根据病种在平台里增加、删除、修改宣教内容和宣教套餐,能够修改评估单、随访记录单、调查表等模板。

(三) 后台管理模块

该模块应包含功能如下:

用户设置:增删改查用户相关信息。

权限设置:设置用户的菜单权限和功能权限。

评估设置:设置术前评估的问题内容、类型、分值和顺序等。

问卷设置:设置术后当天随访、术后一周随访等随访问卷问题的内容、类型、顺序等。

宣教设置:设置宣教课程名、课程类型(视频、图片)、封面、上传视频状态。

宣教套餐设置:设置不同病种的院前宣教、院中宣教、院后宣教套餐包含的宣教课程。

咨询对象设置:设置患者在线咨询医护人员。

诊断类型设置:对医院标准化诊断进行类别归类。

满意度设置:设置满意度调查表的内容、排序、调查日期、是否微信推动、状态等。

用药提醒设置:设置提醒规则、病区、提醒时患者状态、规则等。

复诊提醒设置:设置复诊提醒规则、病区、出院提醒天数等。

外呼电话设置:设置每个病区随访电话号码、状态等。

四、系统应用效果

(一) 改善患者就医体验

移动端为患者提供预约、查询、缴费等便捷功能,减少患者排队等候时间,提高患者就诊效率。院前、院中、院后宣教资料的适时自动推送,使得患者可随时随地进行线上学习,同时医护人员对患者学习进度的远程监管及适时提醒,使得健康宣教的范围及内容更加深入,显著提高日间手术院前宣教的参与率及患者对宣教内容的掌握率,也有效地将护理工作前移后延,确保了日间手术安全。随访管理系统的在线咨询功能有效弥补日间手术医患沟通时间少的问题,通过在线咨询让患者减少疑惑,更好地了解自己的病情,有利于提高治疗效果,从而构建和谐的医患关系。通过基于"互联网+"的系统构建,加快床位流转,使大量患者得到及时有效治疗,提高了患者对医疗服务的满意度。

(二) 提升医护人员工作效率

系统平台的实施,使得患者手机成为医院服务窗口,减轻医院挂号收费窗口的服务压力。一键随访、自动开单、自动发送宣教和相关提醒信息等自动化处理使得能够提高医护人员的工作效率,从而减少了医院人力成本支出。根据医院实际情况建立的基于"互联网+"日间病房标准诊疗流程,节约医护人员之间的沟通时间,让日间手术流程推进更加顺畅。

(三) 让医护服务得到前移后延

"互联网+"技术及云端服务使得护理服务的空间、时间延伸。通过日间手术互联网病房系统根据患者预约进程适时自动推送健康教育资料及用药提醒等至患者移动端,将医疗护理服务有效前移后延至院前、院后阶段;于手术当晚及术后一周内通过随访管理系统开展术后随访,设立24h应急电话,确保了日间手术安全。

(四) 提供科学运行和决策的依据

"互联网+"的应用使得数据的价值得到体现。通过对日间病房的在院人数、出院人数,随访结果等数据进行可视化查询和统计,医院领导层可以更加直观的监测和分析日间病房运行情况,医护人员的工作情况,从而为病房高效运行和资源合理调配提供科学决策的依据。

第三节　日间手术电子病历

一、日间手术电子病历建设背景

日间手术电子病历是日间手术信息化建设的重要环节,也是日间手术医疗流程有效开展的有力支撑。它帮助医护人员摆脱手写纸质病历的各种弊病,提高医护人员的工作效率,减少工作时间。2019年,国家老年疾病临床医学研究中心组织专家制定《日间手术病历书写规范专家共识》,共识中指出日间手术诊疗过程与普通住院诊疗过程有较大差别,普通电子病历对于日间手术患者病历的书写过于烦琐,术前小结、手术记录、术后首次病程记录在记录内容上存在重复,病历的书写流程上有较大区别。因此建设专门针对日间手术的电子病历具有较大意义,它能契合医护人员的工作流程,帮助提高病历质量,降低医疗风险。

二、日间手术电子病历特有功能

(一) 日间手术专用病历模板

电子病历里的病历模板应该根据日间手术的诊疗流程进行针对性设计,模板根据业务流程的改变能够通过模板编辑器快速变化,病历中的数据能够进行结构化保存。数据的存储和采集可以从以下几个方面考虑:尽量存储挖掘完整数据,保证数据的结构化,使得后期数据分析或人工智能数据挖掘成为可能;尽量带有目的的存储数据,避免存储的盲目性,形成科研数据集或临床试验数据集;临床数据标准化如诊断标准化、手术方式标准化,从而提升数据质量,为精准医疗奠定基础。

眼科日间手术专用病历模板举例如下：

日间病房出入院记录：由于日间手术患者基本可以在24h内完成出入院，不需要分别填写入院记录和出院记录，只需要完成日间病房出入院记录即可。该记录中应该包括患者基本信息、主诉、入院情况、生命体征、辅助检查、入院诊断、出院诊断、手术名称、主刀医生、诊疗过程、出院情况、出院医嘱、随访电话等信息。多数信息直接读取其他系统数据，医生无需重复填写。

日间手术入院评估单：该记录单应该包含以下填写项目如入院方式、术后照护、意识状态、生命体征、眼压、泪道情况、过敏史、既往史、健康宣教、疼痛、跌倒/坠床危险因子评分、日常生活能力评定、压疮评分、备注等数据，模板设计如图（图10-3-1）。

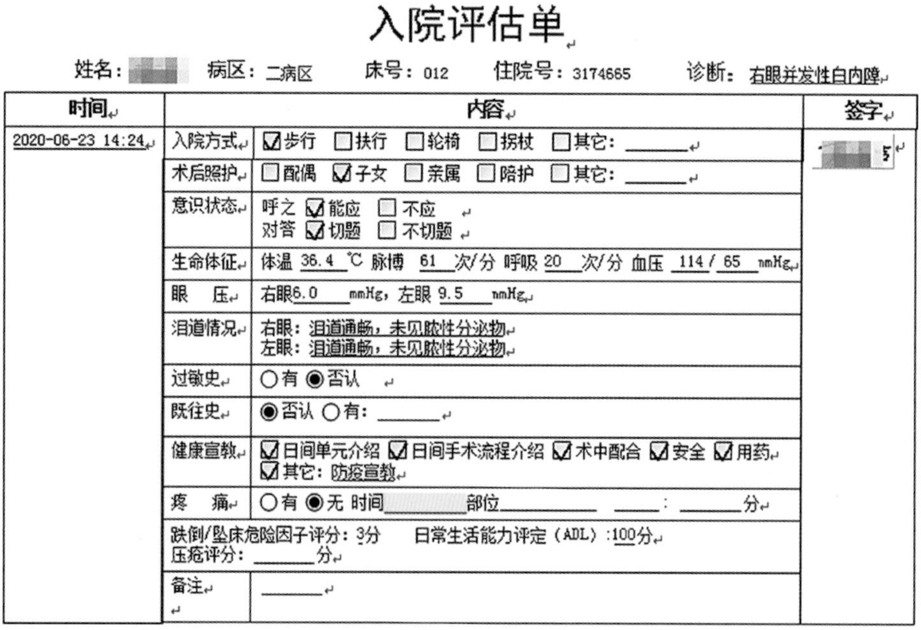

入院评估单

| 姓名： | 病区：二病区 | 床号：012 | 住院号：3174665 | 诊断：右眼并发性白内障 |

时间	内容	签字
2020-06-23 14:24	**入院方式：** ☑步行 □扶行 □轮椅 □拐杖 □其它：_____ **术后照护：** □配偶 ☑子女 □亲属 □陪护 □其它：_____ **意识状态：** 呼之 ☑能应 □不应　对答 ☑切题 □不切题 **生命体征：** 体温 36.4 ℃ 脉搏 61 次/分 呼吸 20 次/分 血压 114/65 mmHg **眼　压：** 右眼 6.0 mmHg，左眼 9.5 mmHg **泪道情况：** 右眼：泪道通畅，未见脓性分泌物　左眼：泪道通畅，未见脓性分泌物 **过敏史：** ○有 ●否认 **既往史：** ●否认 ○有：_____ **健康宣教：** ☑日间单元介绍 ☑日间手术流程介绍 ☑术中配合 ☑安全 ☑用药 ☑其它：防疫宣教 **疼　痛：** ○有 ●无 时间_____ 部位_____：_____分 **跌倒/坠床危险因子评分：** 3分　日常生活能力评定（ADL）：100分　**压疮评分：**_____分 **备注：**_____	5

图 10-3-1　日间手术入院评估单模板

日间手术护理记录：该记录单应该包含以下填写项目如术前准备、术前用药、送手术时间、麻醉方式、手术结束返回病房时间、生命体征、伤口情况、疼痛、术后眼压、出院宣教、出院情况、备注等，模板设计如图（图10-3-2）。

（二）临床路径系统

临床路径是根据患者的诊断、治疗、康复、护理建立的一套标准化治疗模式和治疗程序。通过在日间手术电子病历中集成临床路径，能够改善医疗质量，减少医疗照顾护理上的差异，控制医疗成本，预防医疗纠纷，提高患者满意度。对于医生而言，临床路径对住院医生或者实习医生起到教学指引作用。对于护理人员而言，可从临床路径中预先知道和应对患者的护理服务流程。根据调研，可以生成临床路径的病种包括白内障、玻璃体视网膜疾病、甲状腺相关性眼病（手术治疗）、无晶状体眼、斜视、角膜病变、湿性年龄相关性黄斑变性等。在临床路径系统上应该采用标准化设计，符合国家卫健委临床路径表单要求和HL7国标标准，不仅可以提高系统的兼容性、可扩展性和可维护性，而且提升医院的诊疗质量。路径的制作

病情护理记录单

姓名：█████　病区：6病区　床号：001　住院号：█████　诊断：双眼年龄相关性白内障

日间手术护理记录		
时间	内容	签字
2020-05-15 10:35	**术前准备**　□泪道冲洗　□结膜囊冲洗　□剪睫毛　□鼻腔冲洗　□剪鼻毛 □扩瞳　□缩瞳　□其它：_____	█████
	术前用药　□无　□降眼压药　□抗生素　□止血药　□镇静药　□其它：_____	
	送手术时间　_____	
	患者在□表面麻醉　□局麻　□全麻　□联合靶控　下行_____，于_____返回病房。	
	生命体征　体温36.5℃　脉搏68次/分　呼吸19次/分　血压131/80mmHg。	
	伤口情况　□无　□眼垫在位　□绷带包扎在位　清洁、干燥　□渗血、渗液。	
	疼痛　○有　●无　时间_____部位_____　__:__分	
	术后眼压　右眼_____mmHg，左眼_____mmHg。	
	出院宣教　□术后并发症　□饮食　□药物　□卫生　□活动　□应急电话　□复诊时间。	
	出院情况　□回家　离院方式：□步行　□扶行　□轮椅　□拐杖　□其它：_____ □延期出院或转专科治疗　转往：_____病区。	
	备注	

图 10-3-2　日间手术护理记录单模板

上建议使用可视化路径图形设计，方便医生快速上手制作路径。日间手术临床路径系统其包括以下功能：

路径管理：可以对各个科室使用的临床路径进行维护。设置加入该临床路径患者需满足的条件。条件分为客观条件和主观条件。对于客观条件，需要设置诊断 ICD 码、性别等准入条件。对于主观条件，用户可以自己对准入条件进行描述。可对每个阶段进行阶段描述和阶段用时的设置。

路径执行：医生在电子病历为患者下初步诊断时，若诊断符合临床路径诊断，跳转至临床路径的选择页面，医生就可以根据患者的病情选择一条路径加入。进入临床路径后，系统列出该路径下的检查、检验、术前用药医嘱套餐供医生参考。发送手术通知单时，手术方式由该路径的手术方案确定生成。

路径统计：包括变异原因统计、路径执行情况统计、路径完成情况统计、路径退出原因统计、路径相关非特异性评估统计、患者路径使用情况统计、临床路径月汇总表。

（三）病历无纸化云归档

日间手术住院时间短决定了床位的高周转率，意味着一定时间内医生需要填写更多的电子病历，也意味着更多的归档工作量。为了减少医护人员和病案管理人员归档工作，同时减少纸张浪费，需要无纸化云归档系统的支持。

2017 年 12 月 13 日，国家卫生计生委办公厅发布了《国家卫生计生委办公厅关于印发医院信息化建设应用技术指引（2017 年版）的通知》，促进和提升医院信息化技术应用水平。通知中提到了云计算是医院信息化建设的推荐技术。据报道，至 2025 年，云计算是"互联网＋"技术发展的产物，它是信息时代一种新的革新。云计算服务商提供的平台即服务模式，使得用户无需关心网络和硬件上的维护，只需向服务商提出服务器上的性能需求，便能得到相应的服务。无纸化归档系统云端化，能充分利用云计算虚拟化、动态可扩性、按需部署等优势减少后期病历存储数量增加，医院业务复杂度和数量的增加对服务器造成的影响。减少了医院对于系统维护上投入的人力成本和经济成本。

无纸化云归档后的病历以 pdf 格式存储为佳,因为 pdf 具有不能修改、打印格式不走样、兼容性好等优势。在归档的过程宜采用三级质控,能够显著减少问题病历。医生在质控修改病历后提交的每一步,病历都需要重新生成 pdf 以供下一级质控医生进行质控。病案室管理人员完成最终审核上传到云端归档系统,完成病历的归档流程。归档流程的建立,还需要在系统上建立逆向操作流程,每一级质控医生如果发现病历质控有问题,都可以打回到上一级质控医生,保证整个流程闭环。

三、日间手术电子病历应用效果

采用日间手术电子病历可以减少医护人员重复书写工作,减少工作时间,提升病历书写质量。通过结构化数据存储,帮助日间手术病历数据在未来能够在科研和大数据挖掘上得到有效利用。也有利于医务处、病案室等管理部门的评价和管理。

第四节　日间手术流程化专科护理机器人

为促进和规范国家信息化建设。2018 年,国家卫健委制定了《全国医院信息化建设标准规范》,规范中人工智能作为新兴技术,出现在三甲医院信息化建设的最顶层位置。人工智能技术与物联网技术进行有机结合并应用于日间手术病房的护理机器人是医护人员的得力助手。医院可以以护理机器人为载体,集成医疗检测装置、搭配人工智能及多媒体互联网等方案如:人脸识别、语音交互、远程视频、动画宣教等模式,根据场景特殊需求,提供针对性的服务,优化现有的医疗服务现状,建立日间病房智慧医疗服务体系。不但能为护理人员减轻工作强度,也提升了护理水平。

一、专科护理机器人的功能

(一) 智能导航
日间手术流程化专科护理机器人提供院内地图大导航,通过二维码识别,完成手机端地图指引功能,让患者方便快捷地找到自己的病房、收费处和检查检验科室。机器人具有高精度自导航,能根据分配给患者的病房和床位,自动引导患者到相应床位。

(二) 待办入院手续
患者入院时,通过人脸录入设备,自动设别人脸,帮助护士完成患者基本信息的采集工作,分担护士的工作任务。现有机器人已经支持身份证、医保卡、银行卡、无线射频识别手环(RFID 手环)等识别认证。通过安装在机器人上的血氧仪、体温计辅助患者自助完成脉率、血氧饱和度、灌注指数和温度测量,并同步到 HIS 和电子病历系统。

(三) 智能宣教
进入病房后,机器人根据患者的病种代替护理人员以视频形式对患者进行术前和饮食疾病知识的宣教工作。在宣教过程中,通过与患者的主动交互,将枯燥、难懂的医疗护理知识变成动画场景中的语音问答,实现了更好宣教效果。同时具备的远程视频交互功能可以让医护人员和患者进行远程视频教学。在床位上就可以和医生远程交流。

(四) 分发物品功能
机器人携带储藏小盒,利用身份识别技术,确认发放对象,机器人会将护士事先放置于小盒中的病历资料或药品分发给患者或医生,大大减少人力。

二、专科护理机器人应用效果及展望

引进"服务型机器人"是医院进一步推进智慧医疗建设,提高患者就医体验的一项具体举措,让患者享受到智能科技所带来的全新体验。这是一个让患者认识医院的崭新途径,极大方便了患者入住日间病房,同时也提高医护人员的工作效率和服务质量,是医院实现全面现代化、数字化的重要一步。未来甚至可以利用人工智能和大数据分析,为日间病房患者提供个性化护理,为每位患者定制人工智能医护助手,帮助对院前、院中、院后进行病情管理和诊疗,让日间手术流程开展更加顺利、更加高效。

第五节 互联网+医疗服务流程与管理

"专属医生"是在移动互联网医院服务平台和工作平台基础上的延伸与融合,致力于实现从"医院连接患者"到"医生连接患者"的升级,也为医师打造个人品牌、管理自身患者提供功能强大、使用便捷的医患沟通平台。这是温州医科大学附属眼视光医院进一步应用新理念、新技术,创新医疗服务模式的举措之一,有利于增进医患交流,不断满足人民群众医疗服务新需求。

自2018年3月上线以来已服务超过三万名患者,2020年初的新型冠状病毒肺炎疫情使得"专属医生"成了更多患者的刚需。基于医院微信公众号,患者在家就可以问医师,医师也可以直接查询到咨询者在本院的就诊记录、检验检查报告等,更真实地展现了咨询者的实际情况。同时,医师还可以对咨询患者进行分组标签管理,整个操作流程也很简单,即患者根据需求搜索医师-发起询问-完成支付-咨询交流-满意评价。在咨询过程中,医师可根据患者病情下达诊断并开设处方,经过药事部门对处方合法性、规范性和适宜性进行审核后发送到配方平台。患者可以选择通过药物寄送凭条物流方式领取,或者根据就近原则选择配方平台的联网药店进行线下领取。这种线下领取方式可以进行医保结算药费。

"专属医生"的基础功能:①图文咨询:医师在医院官微上与患者以图、文、语音等方式交流互动。图文咨询不受时间、地域限制,使得医生最大化地利用碎片时间,患者也可以7×24h通过图文问诊;②名医讲堂:对于共性问题,医师可以通过推送文章、音频等形式进行健康宣教,就疑难杂病诊治、特色诊疗方法及先进技术手段等展开讲课。针对疫情,增加了与疫情防控期间的相关宣教内容;③预约挂号:基于医院平台,患者可以直接进行预约挂号操作;④电话咨询:可由患者预约时间段通过系统拨打医生虚拟号码进行电话咨询服务。为保护医患双方隐私,对通话内容进行加密处理。

线上咨询服务主要适用于诊断明确、病情稳定的复诊患者。无法在线上平台解决的问题及无法通过平台进行诊治的情况,医生会和患者沟通来院诊治。目前医院"专属医生"上线的医师为在院有固定门诊工作且有处方权的医师,在线处方权限设置为主治及以上职称医师。疫情期间,除住院医师义诊外,每周推出大约20名主治和副主任医师限时免费,并有专门的义诊区进行提醒。

未来,根据患者需求,医院还将不断完善"专属医生"项目功能,例如开展电话咨询、云门诊、患者随访等。进一步提升医院"互联网+"信息化建设平台,为患者提供更舒适的就医体验,让就医流程更便捷;优化医疗机构接诊流程,扩展服务半径,线上线下赋能就医全流程,全方位、多角度保卫广大市民的生命健康安全。

第十一章

传染性疾病期间的日间手术管理

第一节　医护人员防护

在传染性疾病期间,病房医护人员应当强化标准预防措施的落实,做好病区的通风管理,严格落实《医务人员手卫生规范》要求,穿戴一次性工作帽、医用外科口罩/医用防护口罩,必要时戴乳胶手套。

1. 接触患者的血液、体液、分泌物、排泄物、呕吐物及污染物品时:戴清洁手套,脱手套后洗手。

2. 可能受到患者血液、体液、分泌物等喷溅时:戴医用防护口罩、护目镜、穿防渗隔离衣。

3. 为疑似患者或确诊患者实施可能产生气溶胶的操作(如气管插管、无创通气、气管切开,心肺复苏,插管前手动通气和支气管镜检查等)时:①采取空气隔离措施;②佩戴医用防护口罩,并进行密闭性能检测;③眼部防护,如护目镜或面罩;④穿防体液渗入的长袖隔离衣,戴手套;⑤操作应当在通风良好的房间内进行;⑥房间中人数限制在患者所需护理和支持的最低数量。

4. 加强手卫生。严格按"二前三后"洗手指征,按照七步洗手法清洁双手和进行手消毒。

5. 如医院内传染病暴发,日间病房可选择适当关闭,暂停收治患者,减少疫情传播的风险。

第二节　日间患者及家属的管理

在感染性疾病期间,病房入口处设置体温监测点:对进入病区的患者、家属、工作人员进行体温测量、流行病学史、接触史等情况询问、健康码查看,并做好登记工作。原则上陪人不能换人,每天对陪人监测体温 2 次,并做好严格登记。鼓励电话、视频慰问,避免亲属现场探视。

测量体温的工作人员严格按照医院院感处制定的《急诊、体温监测医务人员防护流程》做好个人自身防护工作。

根据感染性疾病的传播范围以及所在地区的疫情等级,开展患者和家属传染源相关指标的检测,同时对于不用风险级别的患者和家属区别对待,做到"不漏查、不浪费"。

在感染病疫情风险高的区域,要求所有住院患者和陪人在入院前一日完成新冠病毒核酸及血清抗体检测,阴性者方可收治入院或者开展手术。儿童无法采样者,需做胸部 CT 或胸片检查。对于高风险区域接触或者本身为高度易感的患者或陪人来日间病房住院,均需入院前一日完成血常规、C 反应蛋白(CRP)、血清淀粉样蛋白 A 检查(SAA),必要时进行胸部 CT 检查,阴性者方可收住入院。

第三节 感染性疾病期间眼科日间手术消毒隔离

1. 环境空气 病房内首选开窗通风;无开窗条件的环境,开启空调新风系统强排,每日紫外线或等离子消毒器消毒 3 次,建议早、中、晚各一次。做好环境清理,使用湿式清扫以减少粉尘扩散。手术室内保持标准的温度和湿度情况下,每台手术操作结束之后,静置 15min,再接入下一台手术。

2. 物体表面 应保持环境整洁,地面无废弃物。门把手、桌椅、楼梯扶手、水龙头等物体表面用含有效氯 500mg/L 喷洒或擦拭,30min 后用清水冲净、晾干后使用。电梯按钮、仪器等易腐蚀表面可采用复合双链季铵盐类消毒湿巾擦拭消毒。每日物表消毒至少 1 次。眼压计清洁消毒如图 11-3-1 所示。

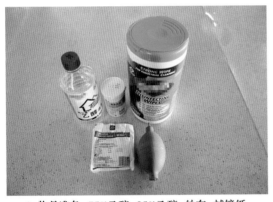

A. 物品准备:75%乙醇、95%乙醇、纱布、拭镜纸、吸耳球

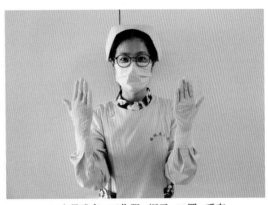

B. 人员准备:工作服、帽子、口罩、手套

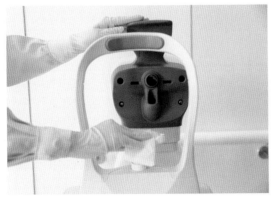

C. 测试完毕关机前,用75%乙醇擦拭颌托、额头架、手持架等物体表面。使用含氯消毒剂消毒时,需用清水擦拭清除消毒剂

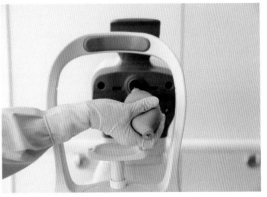

D. 用吸耳球吹去灰尘

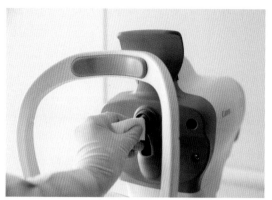
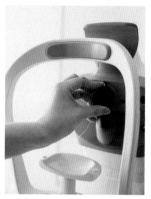

E. 以拭镜纸蘸95%的乙醇小心擦拭清洁　　F. 调整眼压计并对准中线、关机、盖上镜头盖,整理用物,手卫生

图 11-3-1　眼压计清洁消毒

3. 医疗用品清洁消毒

（1）护目镜使用后浸泡于 500~1 000mg/L 含氯消毒液中作用 30min;被患者呼吸道分泌物、排泄物、呕吐物等污染时应先采用可吸附的材料将其清除,再用 1 000~2 000mg/L 含氯消毒液消毒。

（2）用于患者的听诊器、血压计等医疗器具应专人专用,额温仪每日用消毒湿巾擦拭消毒。如被患者呼吸道分泌物、排泄物、呕吐物等污染时应立即采用可吸附的材料将其清除,再用 1 000~2 000mg/L 含氯消毒液消毒。

4. 地面每日用 500~1 000mg/L 含氯消毒液拖扫 1 次;被患者呼吸道分泌物、排泄物、呕吐物等污染的环境表面,应先采用可吸附的材料将其清除,再用 2% 含氯消毒液消毒。

5. 抹布、拖把分室分类使用,有明显标记。使用后的抹布清洗干净后,在 500~1 000mg/L 含氯消毒剂中浸泡 30min,冲净消毒液,干燥备用;拖把清洗干净,在 500~1 000mg/L 含氯消毒剂中浸泡 30min,冲净消毒液,干燥备用。

6. 空调回风口　每天停止运行后将过滤网拆卸,使用 2 000mg/L 的含氯消毒液浸泡,时间不少于 30min,然后用清水冲洗并晾干后重新使用。

7. 每日填写终末消毒登记表。

第四节　各类眼部护具的选择和使用

一、眼部防护用具的使用

眼部护具可提供防护屏障,减少或防止病毒进入眼睛,避免病毒通过眼结膜吸收而导致感染。目前已有的眼部护具包括:

1. 护目镜　护目镜最好选择无通风孔、与面部接触紧密的类型,可以起到密封、遮边的功能,物理阻隔感染物、播散物或呼吸气体中的小颗粒溅入眼部,但对脸部其他部分没有保护作用。建议戴好帽子后再佩戴护目镜。

2. 面罩　面罩可遮挡前方和周边,可物理阻隔感染物、播散物或呼吸气体中的小颗粒溅入眼部及颜面部,但不能起到密封效果,在高危情况下一般建议与护目镜联合使用。有一次性面罩、头盔式防护面罩等。

3. 安全眼镜 许多带有侧边防护的安全眼镜或者平光的安全眼镜可以提供较好的眼部防护,但密闭性不如护目镜。

4. 全面型呼吸器(powered air-purifying respirator,PAPRs) 可提供最好的眼部防护。PAPRs 原本是用于保护呼吸道的,但它们的设计高度刚好可以保护眼部,所以也可以起到眼部防护的效果。主要用于在感染控制中有呼吸道感染高危的人员。

二、眼部护具的选择

眼部护具的选择见表 11-4-1。

表 11-4-1 眼部护具的选择表

人群	岗位	眼部护具选择
普通群众		无需眼部防护
一线医护人员	普通门诊	无需眼部防护
	发热门诊或隔离病房	医用护目镜和或联合防护面罩
	需要进行吸痰、气管插管、气管切开等操作的高危人员	佩戴正压防护面罩,建议佩戴 PAPRs

三、防护眼镜的使用

1. 选用经产品检验机构检验合格的眼部护具。

2. 在进入患者区域前戴好眼部护具,离开患者房间或者执业场所时取下。

3. 佩戴护目镜时,将护目镜与眼角和眉弓部位紧密贴合,要注意在戴遮盖半侧面部的口罩时安全防护镜有可能贴合不紧。

4. 脱眼部护具时,应先进行手卫生,并尽量只接触相对干净的部位,如塑料脚、弹性带、绳子等,不可触碰护具前面,因前面部位较容易受飞溅物、飞沫等污染。

5. 可重复使用的护目镜、防护面罩、眼罩需按照厂家的建议及时清洁及消毒。防护面罩、眼罩可使用含氯消毒剂浸泡消毒后温水彻底冲洗风干(一定需要彻底清洗干净消毒剂,避免引起眼部损伤)。如面罩或眼罩模糊不清,应予以更换。

6. 为防止护目镜起雾,可使用汽车玻璃防雾喷剂、汽车玻璃水、泳镜防雾喷剂等喷在护目镜表面,或者涂抹洗手液、洗洁精、肥皂等,也有一定的防止起雾效果。

四、护目镜防雾指导

在感染性疾病流行期间,尤其是飞沫传播,医护人员应该优先使用防雾型护目镜。该类护目镜镜面贴有亲水防雾膜,亲水防雾膜中不仅存在 Si-O-Si 网状结构,还存在有机聚合亲水基团,镀膜透光率达最高值为 94.6%,膜层具有良好的透光性,液态防雾材料为高亲水性材料。当水滴接触防雾膜表面时会铺展开来,并形成均匀的水膜,提高透光率。该亲水防雾膜能保证膜层增透、高硬度的同时,还保证了光学镜片的防雾功能。

但是受种种条件的限制,有很多医院为临床医护人员配备护目镜不一定为防雾型的,护目镜起雾一直困扰着医务人员。现依据临床调研和实验,我们总结了七种有效方法,依据方法的简单便捷和实用性,阻止起雾效果的显著性进行先后顺序排列如下,供大家参考选用。

1. 涂抹抗菌洗手液 医护人员身边随处可见的抗菌洗手液可起到防雾作用。将洗手液涂在护目镜内面,然后用水冲洗干净,甩干,忌用纱布或纸巾擦干,这样护目镜就有防雾功能了,此法方便实用、就地取材,效果持久。本文作者之一驰援武汉郑秀云护士长带领三个病区医护团队就是使用此方法,且效果稳定、持续时间长。

2. 使用肥皂类的洗涤剂 肥皂类的洗涤剂如洗洁精、沐浴露等,含有油脂成分,用手轻轻涂在眼镜片上,再拿水冲洗一下,去掉泡沫,这样镜片上就形成了一层膜,阻挡水蒸气与镜面接触,镜片不容易附着水蒸气,也就不容易起雾了,效果持久。注意在洗的过程不要用手擦拭镜面。优点是取材方便,缺点是泡沫太过丰富。

3. 镜片上涂抹防雾膏 防雾膏在较大型的配镜部和医院眼镜部均有售。在使用前先清洁镜片上的灰尘、污垢,保持护目镜镜片干燥,挤适量的防雾膏,用手指分别均匀涂抹在镜片内外两侧,等待片刻后,约30s,用干净的软布或纸巾轻轻擦拭镜片即可,可避免较长时间镜片不起雾,防雾效果好。

4. 聚维酮碘巧用防雾 5%的聚维酮碘浓度涂抹阻止起雾时间最长,镜面清晰度较高。但需注意:①聚维酮碘是刺激性的液体,使用时务必等待镜面全干后才戴,避免液体溅到眼内刺激角膜;②操作注意点:切忌用棉签聚维酮碘涂抹,用棉签涂抹后发现视物镜面时出现眼前聚维酮碘结块现象,视物清晰度下降,应将液体倒在护目镜的内面,均匀散开,把镜面多余的液体倒去,等待5min后晾干;③有实验证明,浓度越高阻止起雾时间越长,不管浓度高低,聚维酮碘涂抹后戴镜视物会出现视黄现象。因此,聚维酮碘有起到阻止镜面起雾作用,但也减弱了视物能力。此法可选择性使用。

5. 汽车玻璃防雾喷剂、汽车玻璃水 这些主要成分为表面活性剂、防垢剂、去离子水等,玻璃水需用纯净水稀释,喷洒在镜面上,使镜面有一层亲水性透明膜,从而防止起雾,此法有效,效果良好。

6. 泳镜专用防雾剂 在护目镜两侧镜片内面各滴1~2滴防雾剂,用瓶身自带海绵均匀涂抹,注意控制每次用量只需薄薄均匀涂抹镜片表面一遍即可。涂抹后将多余的防雾剂擦拭掉,并平放静置2~3min,待晾干后即可佩戴。防雾效果良好,维持时间长,镜面清晰度好。

7. 其他防雾小窍门 妙用纸巾也是防雾小窍门,取一张纸巾,展开后折叠成一条长条,放在口罩的压条上,口罩戴好后,压条压着纸巾紧贴鼻梁,可以很好阻挡气体,避免哈气引发护目镜起雾。此法经济实惠,效果好。

第五节 新型冠状病毒实验室检测

新型冠状病毒属于套式病毒目(nidovirales)、冠状病毒科(coronaviridae)、冠状病毒属(coronavirus)。冠状病毒(coronaviridae)是一类具有囊膜的正链单股RNA病毒,其遗传物质是所有RNA病毒中最大的,也是自然界广泛存在的一大类病毒。迄今,已发现约15种不同的冠状病毒,其中有7种可以让人类感染,但不一定都是肺炎,也可以是感冒、上呼吸道感染和其他病症。冠状病毒分为α、β、γ、δ 4个属(新型冠状病毒为β属),从总体来看,冠状病毒都可能起源于动物,在漫长的演化中,分别形成感染动物和感染人的病原体。哺乳动物冠状病毒主要为 α、β 属冠状病毒,可感染包括猪、犬、猫、鼠、牛、马等多种动物。禽冠状病毒主要来源于 γ、δ 属冠状病毒,可引起多种禽鸟类如鸡、火鸡、麻雀、鸭、鹅、鸽子等发病。该病毒最初于 1937 年从鸡身上分离出来,1965 年,Tyrrell 等人从普通感冒患者鼻洗液中分离出一株人的冠状病毒。1968 年,Almeida 等对这些病毒进行了形态学研究,电子显微镜观察发现,其外膜上有类似日冕的棘突,形态上像中世纪欧洲帝王的皇冠,故命名为"冠状病毒"。1975 年,病毒命名委员会正式命名冠状病毒科。根据病毒的血清学特点和核苷酸序列的差异,冠状病毒科分为冠状病毒和环曲病毒两个属。冠状病毒科的代表株为禽传染性支气管炎病毒(avian infectious bronchitis virus,IBV)。

2019 年 12 月以来,湖北省武汉市部分医疗机构陆续出现不明原因肺炎病例。临床表现为呼吸道症状、发热、咳嗽、气促和呼吸困难等,在较严重病例中,感染可导致肺炎、严重急性呼吸综合征、肾衰竭,甚至死亡。随着疫情的蔓延,我国其他地区及境外 200 个国家也相继出现了此类病例。该肺炎由世界卫生组织提议命名为 2019-nCov 急性呼吸性疾病(2019-nCoV acute respiratory disease),国内暂命名为"新型冠状病毒肺炎(novel coronavirus pneumonia,NCP)",简称新冠肺炎。后由于各种原因于 2020 年 2 月 11 日,世界卫生组织在瑞士日内瓦宣布,将新型冠状病毒感染的肺炎正式命名为"COVID-19"即 Corona Virus Disease 2019,其中 CO 代表 corona 即冠状物,VI 代表 virus 即病毒,D 代表 disease 即疾病。该病作为急性呼吸道传染病纳入《中华人民共和国传染病防治法》规定的乙类传染病,按甲类传染病管理。通过采取一系列预防控制和医疗救治措施,我国境内疫情得到了遏制,但境外的发病人数持续上升,对全球公共卫生安全构成了巨大威胁。

引起该肺炎的病毒于 2020 年 1 月 7 日,由中国疾病预防控制中心从患者的咽拭子样本中鉴定出,2020 年 1 月 12 日被世界卫生组织命名为 2019 新型冠状病毒(2019 novel coronavirus,2019-nCoV)。与此同时,国际病毒分类委员会将新型冠状病毒命名为"SARS-CoV-2"(severe acute respiratory syndrome coronavirus 2)。目前研究显示,该病毒对紫外线和热敏感,56℃ 30min、乙醚、75%乙醇、含氯消毒剂、过氧乙酸和氯仿等脂溶剂均可有效灭活病毒。

一、新型冠状病毒实验室检测方法

目前,临床上针对新型冠状病毒的实验室检测主要是病毒分子生物学检测和血清特异性抗体检测。

(一)新型冠状病毒分子生物学检测

1. 2019-nCoV 的生物学特性及基因结构　该病毒是一种以前从未在人体中被发现的冠状病毒新毒株,属于 β 属冠状病毒,有包膜,颗粒呈圆形或椭圆形,常为多形性,直径 60～140nm。目前研究显示其与蝙蝠 SARS 样冠状病毒(bat-SL-CoVZC45)同源性达 85%以上。体外分离培养约 96h,2019-nCoV 即可在人呼吸道上皮细胞内被发现,而在非洲绿猴肾细胞系 VeroE 6 和人肝细胞系 Huh-7 中分离培养约需 6 天。2019-nCoV 基因组序列已通过测序解析完成,结果显示基因组含有约 29 000 个碱基,有 12 个蛋白编码区/开放读码框(ORF),包括 1ab、S、3、E、M、7、8、9、10b、N、13、14;与蝙蝠 SARS 样冠状病毒 bat-SL-CoVZC45、bat-SL-CoVZXC21 和人 SARS 冠状病毒 SARS-CoV 3 种冠状病毒相应蛋白质的长度非常相近;其中 ORF1ab 为 RNA 依赖的 RNA 聚合酶基因(*RdRp*)所在区域,编码 RNA 聚合酶,负责病毒核酸复制;S 区编码棘突蛋白,与病毒感染能力相关,通过与细胞表面血管紧张素转换酶 2(angiotensin-converting enzyme 2,ACE2)受体结合进入宿主细胞;E 区编码囊膜蛋白,负责病毒包膜及病毒颗粒的形成;M 区编码膜蛋白;N 区编码核壳蛋白,与病毒基因组宿主 RNA 互相识别。由于 2019-nCoV 的 *RdRp* 基因在进化树上与 SARS-CoV 的 *RdRp* 基因显著不同,故被列为一种全新的 β 属冠状病毒。因而,*ORF1ab* 基因也成为鉴定 2019-nCoV 核酸的一个重要标志物。

2. 2019-nCov 的分子生物学检测　目前诊断新冠肺炎在分子生物学手段上的常用方法主要有 2 种,分别为病毒核酸特异基因检测和病毒基因组测序。

(1) 病毒核酸特异基因检测:目前最常用的是实时荧光逆转录 PCR 法(实时荧光 RT-PCR)。实时荧光 PCR 是一种快速简便、成本较低、且已在临床广泛使用的感染性病原体核酸检测技术。2019-nCov 属 RNA 病毒,PCR 扩增前需要先进行逆转录反应,商品化试剂盒通常把 RT 反应液与 PCR 反应液预混在一起,一步法完成逆转录与扩增检测的整个过程,简便且明显降低逆转录后开盖易导致污染的风险。

实时荧光 PCR 基本原理是通过荧光标记的特异性探针,通过对反应过程中 PCR 产物的标记跟踪,实时监测产物量的增长,根据扩增曲线计算得出起始模板量。新型冠状病毒核酸荧光 PCR 法检测试剂盒检测靶标主要分为病毒基因组中开放读码框 1a/b(*ORF1ab*)、核壳蛋白(N)和包膜蛋白(E)。推荐选用至少包含针对新型冠状病毒 *ORF1ab* 和 N 基因区域的试剂。

除实时荧光定量 PCR 法,目前已获批的新型冠状病毒核酸检测试剂盒还有测序法、恒温扩增法、杂交捕获免疫荧光法和 RNA 捕获探针法。

基于 2019-nCov 基因组序列,已有多个研究公布了其检测的引物和探针序列,目前实时荧光 RT-PCR 扩增的常见区域如图(图 11-5-1)所示。

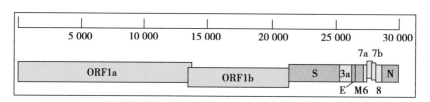

图 11-5-1　实时荧光 RT-PCR 扩增的常见区域图

(2) 病毒基因组测序宏基因组二代测序法(metagenomics next generation sequencing,mNGS):指的是以宏基因组(metagenomics)为研究对象,直接利用 NGS 对临床样本中的基因组进行检测,实现病原微生物的快速识别、性能鉴定、功能研究以及微生物间、微生物与环境间相互关系的方法。有研究报道:利用 mNGS 快速检测新型冠状病毒感染患者肺泡灌洗液样本中的 2019-nCoV,并通过进一步进化树分析表明新冠病毒与蝙蝠来源的冠状病毒株 bat-SL-CoVZC45 和 bat-SL-CoVZXC21 核酸相同率大于 87.5%。

与实时荧光 RT-PCR 相比,NGS 不但可以鉴定新的病毒株,也可用于早期低病毒含量样本的检测或实时荧光 RT-PCR 检测可疑或灰区结果的确认;但鉴于目前基因测序存在仪器昂贵、操作复杂、耗时长、需要专业人员进行分析等不足,目前还不适合于常规临床检测。

3. 标本采集

（1）标本种类：主要包括以下标本类型。

1）上呼吸道标本：包括鼻咽拭子、咽拭子等。

2）下呼吸道标本：深咳痰液、肺泡灌洗液、支气管灌洗液、呼吸道吸取物等。

3）便标本：留取粪便标本约10g（花生大小），如果不便于留取便标本，可采集肛拭子。

4）血液标本：尽量采集发病后7天内的急性期抗凝血，采集量5mL，建议使用含有EDTA抗凝剂的真空采血管采集血液。

5）血清标本：尽量采集急性期、恢复期双份血清。第一份血清应尽早（最好在发病后7天内）采集，第二份血清应在发病后第3~4周采集。采集量5mL，建议使用无抗凝剂的真空采血管。血清标本主要用于抗体的测定，不进行核酸检测。

（2）采集人员要求：从事新型冠状病毒检测标本采集的技术人员应经过生物安全培训（培训合格）和具备相应的实验技能，并有记录。采样人员个人防护装备要求：N95及以上防护口罩、护目镜、连体防护服、双层乳胶手套、防水靴套；如果接触了患者血液、体液、分泌物或排泄物，应及时更换外层乳胶手套。

（3）采集方法：参照《新型冠状病毒肺炎实验室检测技术指南》，采集过程须兼顾安全和目标。

（4）采集注意事项：

1）确保"一人一采一消毒"，并按规范做好场所消毒隔离、医疗废弃物处置、剩余生物样本处置等工作。

2）轻症患者、高度疑似患者或有密切接触史者，核酸标本采集优选顺序为鼻咽拭子、口咽拭子、痰液；为提高阳性率，可同时采集1份鼻咽拭子和1份口咽拭子于同一标本采集管中；采样时应选择有国家医疗器械注册证的质量好的无菌植绒拭子，拭子的采集及保存方法应规范；推荐使用带有异硫氰酸胍等病毒灭活剂的采样管，灭活病毒同时提高检出率。

3）新冠病毒还会影响人体多个主要器官，可对疑似患者的其他部位的体液，如脑脊液、血液等进行检测。

4）根据患者病情需要，可结合病程多次采样。

4. 标本处理及包装

（1）具体过程参考《新型冠状病毒肺炎实验室检测技术指南》。

（2）标本采集管应带螺旋盖，标本采集后需拧紧。容器外注明样本编号、种类、姓名及采样日期。

（3）将密闭后的标本装入密封袋，每袋限一份标本。样本包装要求要符合《危险品航空安全运输技术细则》相应的标准。

（4）对涉及外部运输的标本，应根据其类型，按照A类或B类感染性物质进行三层包装。

5. 标本送检 标本应送至具备检测资质并经省级卫生行政主管部门批准可从事新型冠状病毒核酸检测的PCR实验室。

（1）院内运输：标本采集后应尽快送往实验室。建议样本采集后室温放置不超过4h，应尽可能在2~4h内送到实验室。在2~8℃下转运，运送时间一般不超过24h，根据采集管中保存液的差异，最长不应超过72h。如超过72h，应-70℃或更低的温度下保存和转运。如果需要外送,建议采用冰袋或者干冰等制冷方式进行保藏。

（2）外部运输:包括上送和国内/国际运输的标本,按照 A 类或 B 类感染性物质进行三层包装。

1）国内运输:按照《可感染人类的高致病性病原微生物菌（毒）种或样本运输管理规定》（原卫生部令第 45 号）办理《可感染人类的高致病性病原微生物菌（毒）种或样本准运证书》。

2）国际运输:按照《出入境特殊物品卫生检疫管理规定》办理相关手续,并满足相关国家和国际相关要求。

6. 标本接收　在二级生物安全柜内完成样本接收。实验室接收人员用 0.55% 及以上含氯消毒液或 75% 乙醇对转运容器消毒。打开转运容器后立即用 0.55% 及以上含氯消毒液或 75% 乙醇喷雾,检查转运盒或者密封袋及样本的密闭性,核对样本信息,包括被检样本姓名、性别、年龄、编号及检测项目等;待检样本的状态如有异常,需注明。

7. 样本保存　用于核酸检测的样本应尽快进行检测,能在 24h 内检测的样本可置于 4℃ 保存;24h 内无法检测的样本则应置于 -70℃ 或以下保存;如无 -70℃ 保存条件,则于 -20℃ 冰箱暂存。应设立专库或专柜单独保存样本,避免反复冻融;条件允许时应配备标本保存监控装置。

8. 标本管理　新型冠状病毒阳性样本应由专柜双人双锁专人管理,准确记录样本的来源、种类、数量、编号登记,采取有效措施确保样本的安全,严防发生误用、恶意使用、被盗、被抢、丢失、泄露等事件。条件允许时可配备标本保存监控装置。原则上实验室不保留新型冠状病毒阳性样本。

9. 质量保证　目前使用的核酸检测试剂盒多数尚未进行充分的临床评估,临床实验室应选择国家药品监督管理局批准的试剂开展临床检测,在正式使用试剂前进行性能验证。在实际检测中应严格按照操作规程,注意规范各种细节,避免假阴性及假阳性的产生,保证结果快速、准确。

（1）性能验证:性能验证参数至少包括精密度、符合率和检出率,同时还需要在临床检测过程中累积通过室内质控和临床样本检测得到的数据,以及与其他实验室间的结果对比开展进一步的评价和其他性能指标的验证,如特异性、抗干扰能力等。通过性能验证形成实验室最优的检测系统,建立具有可操作性的标准操作程序。

（2）试剂耗材质检:试剂和关键耗材如离心管、吸头等在正式用于常规检测前,应进行耗材质检。使用的关键耗材应不含抑制物,使用带滤芯的吸头。试剂及关键耗材更换批号时,实验室应对新批号的试剂和关键耗材进行批间差异的质量检验。不同批号试剂间的差异验证,建议选择阴性 2 份和阳性 3 份,其中至少 1 份是弱阳性的样品,结果符合预期。

（3）仪器设备校准:对所用仪器按要求进行验证和校准,对仪器、人员、方法涉及和试剂进行实验比对。

（4）室内质量控制:每批检测至少有 1 份弱阳性质控和 3 份阴性质控,通常 2 份为试剂盒自带阴性质控品,1 份为生理盐水样本,质控品随机放在临床标本中间参与从提取到扩增检测的全过程。弱阳性质控测定为阳性,3 份阴性质控全部为阴性,视为在控。反之,则为失控,不可发出报告,应及时分析原因,必要时重新检测样本。当临床阳性样本不易得到时,可使用质控品稀释。每次检测后,记录弱阳性质控品检测的循环阈值（Ct）值。

（5）室间质量控制：至少参加 1 次室间质评和生物安全督导并合格。

10. 标本检测

（1）人员职责

1）检测人员：负责按照本检测细则对被检样本进行检测。

2）复核人员：负责对检测操作是否规范以及检测结果是否准确进行复核。

3）部门负责人：负责对科室综合管理和检测报告的审核。

（2）标本的核酸提取直接根据试剂盒说明书操作即可。

（3）PCR 扩增操作根据试剂盒说明书及仪器操作过程进行操作。

11. 结果报告

（1）根据试剂说明书判读结果。

（2）如检测结果为阴性，检测机构告知被检测人员或单位检测结果，并出具检测报告。检测报告应统一备注："检测结果仅适用于此次采集样本。单次核酸检测阴性不能完全排除新型冠状病毒感染"。

（3）如检测结果为阳性，检测机构应立即报告所在地区疾病预防控制中心，将阳性标本送至疾病预防控制中心复核；同时，联系阳性结果人员，协调安排急救车辆将其转送至医疗机构发热门诊隔离留观，按照规范流程和要求进行进一步诊治排查。

（4）根据《临床基因检验诊断报告模式专家共识》，我国临床实践现状，核酸检测结果应包括定性结果（阳性/阴性）或（检出/未检出）、方法学、检出限及必要的临床建议。

12. 临床意义　2019-nCoV RNA 的 RT-PCR 检测是目前 2019-nCoV 感染检测中最为特异灵敏的方法，是新冠肺炎实验室特异诊断的重要手段，采取有效的质量控制程序的 RT-PCR 检测的阳性结果，是新冠肺炎特异诊断的重要依据。

（二）新型冠状病毒血清特异性抗体检测

1. 2019-nCoV 的血清特异性抗体　机体在接触病毒时，IgM 抗体产生最早，但浓度低、维持时间短、亲和力较低，是急性期感染的诊断指标；IgG 产生晚，但浓度高、维持时间长、亲和力高，血清 IgG 阳性提示感染中后期或既往感染。目前核衣壳（nucleocapsid，N）蛋白是 2019-nCoV 检测的主要抗原位点。2019-nCoV 属于 β 冠状病毒属 β 谱系，在系统发育上与蝙蝠 SARS 样冠状病毒（bat-SL-CoVZC45）最为接近。N 蛋白在 β 属冠状病毒之间相对比较保守，合成数量众多，具有很强的抗原性，在诱导宿主免疫应答甚至发病机制中发挥重要作用，常用作冠状病毒诊断的抗原位点。2020 年 5 月 6 日，JAMA 杂志总结了新型冠状病毒各种检测方法，以及敏感性随时间的变化规律。在病毒感染后，能够最早检出的方法是鼻咽拭子/唾液的核酸检测，敏感性较高。而抗体水平一般在症状出现的第二周开始增加，IgM 和 IgG 甚至在症状出现后的第四天就被检测为阳性，但更高的抗体水平发生在疾病的第二周和第三周。

2. 2019-nCov 的血清特异性抗体检测　目前，新型冠状病毒血清特异性抗体 IgM/IgG 检测方法有以下 3 种：酶联免疫吸附试验法、化学发光免疫分析法和胶体金免疫层析法。

（1）酶联免疫吸附试验法：酶联免疫吸附试验（enzyme linked immunosorbent assay，ELISA）是将抗原或抗体包被在固相载体表面，利用酶标记的抗体或抗原结合待检物，并根据酶催化底物产生的有色产物颜色深浅及有无进行分析的一种定性或半定量检测方法。该方法灵敏度较高,载体标准化难度较低,但检测速度慢、易污染、步骤较为烦琐、耗时。

（2）化学发光免疫分析法:化学发光免疫分析法（chemiluminescence immunoassay, CLIA）是将高灵敏度的化学发光测定技术与高特异性的免疫反应相结合,主要用于各种抗原、抗体、激素等检测。该方法灵敏度高于 ELISA,具有特异性高、线性范围宽、结果稳定、操作简化等特点,目前广泛应用于临床标本的检测。

（3）胶体金免疫层析法:胶体金免疫层析法（colloidal gold immunochromatographic assay, GICA）是以胶体金为示踪标志物,应用于抗原抗体检测的一种新型免疫标记技术,标本无需特殊处理,仅需一滴血即可在 15min 内通过肉眼观察获取检测结果。该方法突破了现有检测技术对人员、场所的限制,缩短检测时间,操作方便快速,在基层医疗单位及现场检测中广泛使用。

3. 标本采集

（1）样本类型及采集量:血清、血浆、静脉全血样本都可以进行抗体检测,成人建议采集 3~5mL 全血以保证能分离获得足量的血清。全血样本可直接使用乙二胺四乙酸（EDTA）抗凝采血管。建议使用无抗凝剂的真空采血管。

（2）采集时间及要求:尽量采集急性期、恢复期双份。第一份应尽早（最好在发病后 7 天内）采集,第二份应在发病后第 3~4 周采集。

4. 标本处理及包装　参见新型冠状病毒分子生物学检测的内容。

5. 标本送检　标本采集后应 30min 内送达实验室,不宜超过 2h。样本抵达实验室后,血清样本应尽快离心,避免溶血。

6. 标本接收　参见新型冠状病毒分子生物学检测的内容。

7. 样本保存　血清及全血样本如果在 5 天内可完成检测,则保存在 2~8℃,全血样本不得冻存。血清样本若 5 天内无法检测则应置于-70℃或以下保存,如无-70℃保存条件,则于-20℃冰箱暂存。标本避免反复冻融。条件允许时应配备标本保存监控装置。

8. 标本管理　参见新型冠状病毒分子生物学检测的内容。

9. 质量保证　目前使用的核酸检测试剂盒多数尚未进行充分的临床评估,临床实验室应选择国家药品监督管理局批准的试剂开展临床检测,在正式使用试剂前进行性能验证。严格按照操作规程,注意规范各种操作细节,避免假阴性及假阳性的产生,保证结果快速、准确。

（1）性能验证:性能验证至少包括精密度、符合率和检出限,同时在临床检测过程中累积通过室内质控和临床样本检测得到的数据,以及与其他实验室间的结果对比开展进一步的评价和其他性能指标的验证（如特异性、抗干扰能力等）。通过性能验证形成实验室最优的检测系统,建立具有可操作性的标准操作程序。

（2）质量控制:建议每批检测设立一个阳性质控、一个阴性质控;阳性质控检测为阳性,阴性质控检测为阴性,视为在控。反之,则为失控,不可发出报告,应分析原因,必要时重新检测样本。对所用仪器进行验证和校准,对仪器、人员、方法和试剂进行实验比对。建议弱阳性样本应至少用 2 个厂家的试剂复核检验,尽可能使用包被抗原基本一致的试剂盒,若包被抗原不一致,可能检测结果有所不同,例如包被 S、N 或 S+N 的不同,检测结果有可能不一致。

10. 标本检测

（1）人员职责：

1）检测人员：负责按照本检测细则对被检样本进行检测。

2）复核人员：负责对检测操作是否规范以及检测结果是否准确进行复核。

3）部门负责人：负责对科室综合管理和检测报告的审核。

（2）标本的前处理及检测操作：按照试剂盒说明书进行操作。

11. 结果报告　不同的检测方法有不同的判断标准，需严格按照试剂盒说明书进行判断，并报告为阴性、弱阳性、阳性等。

12. 结果影响因素

（1）假阴性：不仅与使用防腐剂、抗凝剂、标本保存不当、试剂盒保存不当、实验室操作人员操作不当、试剂性能等多个外部因素有关，也与感染后机体产生抗体的特点有密切关系。新型冠状病毒肺炎发病 3~5 天后，血清特异性抗体逐渐产生，首先出现的是免疫球蛋白 IgM 抗体，然后出现 IgG 抗体。因此，IgM 抗体阳性提示近期急性感染，IgG 抗体阳性提示既往感染。血清特异性抗体阳性并不能说明患者无传染性，体内还可能有少量病毒复制。因此，抗体的出现不能作为出院的标准，抗体在疾病痊愈后可以维持很长时间。抗体检测主要用于回顾性诊断及对核酸检测结果存疑时的辅助诊断，不能用于新型冠状病毒肺炎的确诊和排除，仅在无法使用 RT-PCR 时才建议使用血清学进行诊断，不适用于一般人群的筛查。

（2）假阳性：抗体检测可能会因为标本中存在干扰物质如类风湿因子、嗜异性抗体、补体、溶菌酶等，标本溶血、标本被细菌污染、标本凝固不全残留有纤维蛋白原等因素影响而出现"假阳性"结果。

因此，抗体检测必须采用 IgM 和 IgG 同时检测且通常需多次动态检测确认。

二、新型冠状病毒实验室检测结果解读

虽然核酸检测是 2019-nCoV 感染确诊的金标准，但由于各种因素的影响，核酸检测不能满足疫情期间的需求，而仅仅选择抗体检测也难以达到确诊尤其是早期诊断的需要，进行核酸与抗体联合检测可提高检测效率。当联合检测结果出现以下情况时，需要综合分析判断进行结果的解读。

（一）核酸检测阳性时，抗体检测出现阴性或阳性结果

1. 核酸阳性、IgM 和 IgG 均为阴性　患者可能处于 2019-nCoV 感染"窗口期"："窗口期"是指从人体感染病毒后到外周血中能够检测出病毒抗体的这段时间，一般为 2 周。这段时间内，无法检测血液中的病毒抗体，因此，IgM 和 IgG 均为阴性。此时处于感染早期，病毒不断复制，核酸载量呈指数递增，达到核酸检测下限，核酸检测呈阳性。核酸检测较血清抗体检测的优势在于缩短了感染检出窗口期，可及早发现感染者。

2. 核酸阳性、IgM 阳性、IgG 阴性　患者可能处于 2019-nCoV 感染早期，机体免疫应答最早产生抗体 IgM，暂未产生 IgG 或 IgG 含量未达到诊断试剂的检测下限。

3. 核酸阳性、IgM 阴性、IgG 阳性　患者可能处于 2019-nCoV 感染中晚期或复发感染。在病毒刚入侵人体之时，免疫系统首先会产生临时性抗体 IgM，大约在 1 个月后达到峰值，随

时间的推移,侵入人体的病毒逐渐被 IgM 中和,IgM 逐渐减少,直至低于检测下限;同时,人体的免疫系统会产生持久性抗体 IgG,在感染中晚期,IgG 为机体免疫的主力军,浓度高,能够被检测到。恢复期 IgG 抗体较急性期增加 4 倍及以上时,可诊断为复发感染。

4. 核酸阳性、IgM 阳性、IgG 阳性　患者处于感染活跃期,但人体已经对 2019-nCov 产生了一定的免疫能力(持久性抗体 IgG 已产生)。

（二）核酸检测阴性时,抗体检测出现阴性或阳性结果（表 11-5-1）。

表 11-5-1　不同核酸及 IgM、IgG 检测结果的临床意义

	核酸	IgM	IgG	临床意义
1	+	+	+	患者处于感染活跃期,但人体已对新型冠状病毒产生一定免疫能力(持久性抗体 IgG 已产生)
2	+	+	−	患者可能处于新型冠状病毒感染早期,机体免疫应答最早产生抗体 IgM,暂未产生 IgG 或 IgG 含量未达到诊断试剂的检测下限
3	+	−	+	患者可能处于新型冠状病毒感染中晚期或复发感染
4	+	−	−	患者可能处于新型冠状病毒感染"窗口期"
5	−	+	+	患者近期曾感染新型冠状病毒并处于恢复期,体内病毒被清除,IgM 尚未减低至检测下限;或核酸检测结果假阴性,患者处于感染活跃期
6	−	+	−	IgM 阳性提示极大可能处于新型冠状病毒感染急性期,此时需考虑核酸检测结果存疑,需要反复取样复查;或由于患者自身类风湿因子阳性等引起的 IgM 假阳性,需要在 1 周后复查动态观察
7	−	+/−	−	提示患者初次感染载量极低的新型冠状病毒并处于早期,病毒载量低于核酸检测下限,机体产生少量 IgM,尚未产生 IgG;或由于患者自身类风湿因子阳性等引起的 IgM 假阳性,需要在 1 周后复查动态观察
8	−	−	+	根据 IgM 和 IgG 的变化规律诊断提示患者可能既往感染新型冠状病毒,但已恢复或体内病毒被清除,免疫应答产生的 IgG 维持时间长,仍存在于血液中而被检测到
9	−	−	−	健康人群或感染潜伏期

1. 核酸阴性、IgM 阳性、IgG 阴性　IgM 阳性提示极大可能处于 2019-nCoV 感染急性期,此时需考虑核酸检测结果存疑。出现核酸检测假阴性的原因及应对建议主要有以下几方面:标本质量差:采集上呼吸道的口、鼻咽拭子等部位标本时,推荐采集鼻咽拭子进行病毒核酸检测,为了提高检测阳性率,建议采集同一患者多部位标本合并检测;对于有消化道症状的疑似患者,可同时采集粪便或肛拭子进行检测。标本采集保存不当:没有正确保存、运输和处理标本。推荐 4℃ 运送标本。技术本身原因:如病毒变异、PCR 抑制等。由于 2019-nCoV 为单股正链 RNA 病毒,分子量大,具有易变异的特性,传播过程中可能会产生核酸序列的变异,若处于核酸扩增的引物结合区,就会出现假阴性结果。建议针对多个核酸区域进行扩增,可有效避免核酸变异对检测结果的影响。因此,当核酸检测结果为阴性时,只可报告本次检测结果阴性,不可排除 2019-nCoV 感染,需多次重复确认。患者有其他疾病,已发现类风湿因子引起 IgM 弱阳性或阳性的病例。

2. 核酸阴性、IgM 弱阳性、IgG 阴性 提示患者初次感染载量极低的 2019-nCoV 并处于早期,病毒载量低于核酸检测下限,机体产生少量 IgM 抗体,而尚未产生 IgG;或者由于患者自身类风湿因子阳性等引起的 IgM 假阳性。

3. 核酸阴性、IgM 阳性、IgG 阳性 患者近期曾感染 2019-nCoV 并处于恢复期,体内病毒被清除,IgM 尚未减低至检测下限;或核酸检测结果假阴性,患者处于感染活跃期。

4. 核酸阴性,IgM 阴性、IgG 阳性 提示患者可能既往感染 2019-nCoV,但已恢复或体内病毒被清除,免疫应答产生的 IgG 维持时间长,仍存在于血液中,被检测到。

第十二章

眼科日间手术单元的设计及规划

日间手术已成为目前医学诊疗模式发展的新趋势,日间病房系统也将成为医院建筑中新的必备功能区块;同时"集中收治、集中管理"和"集中与分散并行"的运营模式将逐渐成为综合医院日间手术中心的主流模式。为此日间手术中心的设计上,可着重思考以下问题:①设计要点及理念。日间手术中心要把"患者至上"原则放在首位,设计风格上要充分体现对患者的人文关怀,其次还要考虑患者家属、医护人员以及其他使用者的需求。具体体现在规划设计、装饰装修、设备设施、医疗设备设施、家居家具等细微处。例如,在患者术前准备时,患者通常处于情绪紧张状态,故病房环境设计上应考虑患者视觉、听觉和灯光、温度等方面的需求,以缓解患者的紧张焦虑情绪。眼科患者往往伴有视力或视野受损的特点,在患者流量大的地方或通道上尽量不摆放障碍物,以免碰到或撞到;在标识颜色上要求清晰、对比度大,同时字体要足够大;从提高日间手术效率上,最好能将门诊、病房、手术三大功能相连接;或在同一个平面;这三部分既有互有联系,又互不干扰,设有独立出入口。日间病房通常设置为大空间,便于观察病情、治疗护理及病床周转,最大限度地节约空间,每床之间设有分隔墙,既有分隔保护隐私,有利于医护操作;还要有足够的家属陪护等候空间和相应的服务设施。流线设计上,需配备明确的洁污分区,保证流线短捷、通畅,又要避免交叉感染。还要考虑医护人员的工作习惯,合理设置人员动线,提高工作效率,有利于日间手术患者尽快地得到治疗与康复。②病房设计模型。日间手术中心设计有两种最基本模式,即"跑道式"和"非跑道式"。"跑道式"模型:患者通过单一的方向运动路线,依次通过报到处、术前准备区、手术室、术后观察区,最后离开日间手术中心。设计优点在于术前术后患者分开式收治,动线明确,人员成分简单。缺点是需配备较大的病房空间容纳患者,同时存在医护人员人力协调问题。"非跑道式"模型中,病房区域术前、术后患者混合,由医护人员统一管理,在空间及人员的需求方面相对要节省。③平面布局形式。护理单元主要是由患者用房、护士站、医疗辅助用房和交通空间组成。也可以将护理单元的平面布局理解为以护士站为节点,利用走廊这一水平交通空间,联系贯通患者用房及医疗辅助用房。我国医院建筑中常见的护理单元空间模式主要有中廊式、复廊式、单复廊式、环廊式、组团辐射式这五大类别。日间护理单元区别于传统护理单元模式,通常在医院原有基础上改建,中廊式和复廊式的布局结构规整、经济实用,在国内目前的综合医院日间手术中心设计中较为常见。

第一节 日间手术入院准备中心的规划及设计

日间手术入院准备中心的建设要求医院在合适的场地建立具有一站式服务功能的入院

准备中心,完成手术预约、术前各项评估检查、术前宣教等工作。

入院准备中心位置应尽量设立于门诊楼一楼,位置突出显眼,标识明确易于指引患者。空间设计上着重考虑患者流动路径,本着尽量减少流动距离的原则进行布局设计,理想状态下与门诊、化验室、特检科、手术中心最好在一个平面;如果不能实现,退而求其次在同一楼层,最低要求要在同一院区。

平面布局参考"跑道式"设计,即患者进入准备中心应通过单一方向的运动路线,依次通过预约窗口、术前谈话室、术前评估室、麻醉评估室、健康教育室离开,患者依次"打卡"完成入院准备各节点,动线明确,流线清晰。

空间布局上分为手术预约区(图12-1-1)、术前宣教区、候诊区,并配备有健康教育室(图12-1-2)、麻醉评估室、术前评估室等辅助用房。预约区设立多个登记窗口,窗口台面呈开放式设计,各窗口按专科组划分。候诊区置若干把候诊椅、直饮水机、区内卫生间,供患者需求。宣教区配备有大屏幕显示器循环播放健康宣教知识及健康教育手册,供健康宣教师讲解术前相关知识。

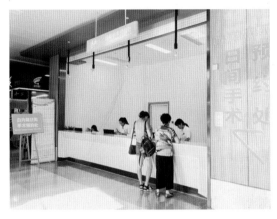

图 12-1-1 手术预约区

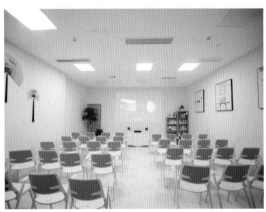

图 12-1-2 健康教育室

第二节 日间病房的规划及设计

以温州医科大学附属眼视光医院日间病房为设计案例。

一、设计理念

日间手术护理单元中心宗旨在于为人服务,医护工作者要在其中工作和诊断,患者要在其中康复治疗和短暂生活。因而,日间病房设计秉承"以人为本"的设计理念,将人性化与安全性设计融入细节,并注重考虑人体使用空间尺度,使得病房设施及家具设计适宜人体工程力学理论。

为打造舒适、温馨的就医环境,日间病区在布局、细节等方面精心设计,做到"三个三"。一是采用三通道设计,科学规范划分区域,实现患者、医护、污物合理分流;二是提供三种病房模式,设有开放式一体化观察病房、监护病房、VIP病房,满足不同患者的需求;三是强化日间的三个特色,全病区健康光环境营造,便捷舒适医疗工作环境,综合服务区人性化设计。

使日间病房具备为患者提供全方位优质高效的医疗服务。在舒适的医疗健康环境的基础上,也能为医护人员提供最现代医疗手段和适宜的医疗工作环境。

二、平面布局

日间病房总体布局呈"L"型(图 12-2-1),总建筑面积约 1 633m²。功能分区包括病房区、公共交通区、医护工作区、患者活动区及污物存放区。配备功能用房包括:病房、护士站、治疗室、术前准备室、医生办公室、示教室、男女更衣值班室、库房、茶水间、浴厕、污洗室等。并特殊配备有谈话室、健康教育室及家属等候区等。

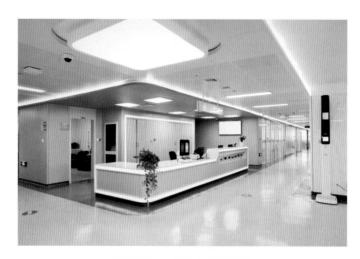

图 12-2-1　总护士站导览图

单元形态类型:采用优化的复廊式平面布局,局部单廊。护士站居中开放式设计、南北朝向。以南丁格尔式大病房布局为主,柱网经济合理。在采光通风较好的东、南方向分别设置两大病房区,共有床位 60 张。每间病房均设计独立卫生间,并为患者提供充足储物空间(图 12-2-2)。

病区用房装修以简洁大方作为设计准则,建筑色彩、墙壁颜色、灯光照明、整体都采用米黄色,以暖色调为主,选用耐久性的建材,地板采用塑胶地板材料,易清洁保养,台车输送时阻力小。

总护士站、术前准备室、治疗室位于护理单元中心,医护工作区靠近护士站。污物间设置在单元端口,靠近污物梯。公共空间:设置六部患者家属公用电梯,两部手术专用电梯,一部药梯,一部员工电梯及污物梯。病区中心位开放为患者休闲区。

三、病房照明设计

医疗空间环境直接影响患者的情绪及康复,其中,光环境是一个重要影响因素,影响患者、医护人员的视觉与情感。日间病房患者尤其眼科手术患者,手术过程保持清醒状态,术后眼睛对病房光照条件尤为敏感,为提供患者全程舒适体验,体现人性化设计,对病房光环境的营造显得尤为重要。

日间病房"健康照明系统"是温州医科大学附属眼视光医院与上海同济大学共同设计开

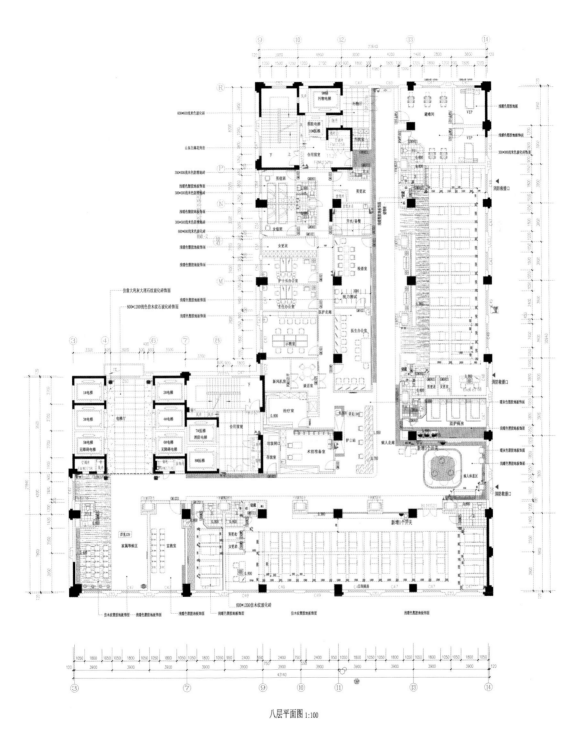

八层平面图 1:100

图 12-2-2　日间病房平面设计图纸

发(图 12-2-3),该照明系统是基于光照生物效应和情感效应,利用色彩视觉界面,并通过 LED 的光谱优化设计,光线避免与患者眼睛的直接对照,减少光源对患者眼睛的刺激,改善康复环境。该照明系统提供不同照明模式的选择(图 12-2-4),比如术后休养模式、检查模式等等,以适应术前、术中、术后患者对光变化的需求,医护人员或患者可根据具体需求,自行调节照明模块及光线明暗度。

LED 灯提供的光图案来自温州市市花——山茶花,赋予病房环境放松和美感。

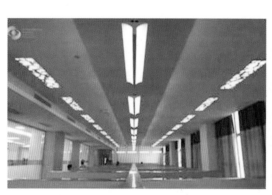

图 12-2-3　病房内照明

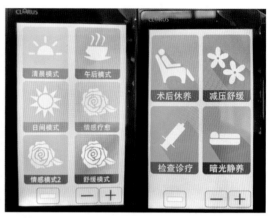

图 12-2-4　不同的照明模式

四、日间病房内部设施

(一) 一体化观察病房

为满足短、频、快日间手术特色护理需求,特设立一体化观察病房(图 12-2-5),病床采用观察舱式设计(图 12-2-6),呈现为开放式"南丁格尔式护理单元"。病房平面布局特点以医护人员护理操作的便捷性及为病房提供良好通风条件为出发点,设计一个大型、长方形的贯通病房空间。

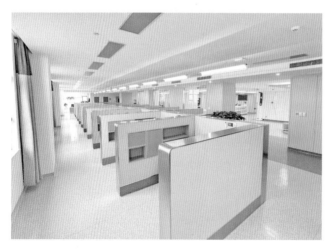

图 12-2-5　一体化开放式观察病房

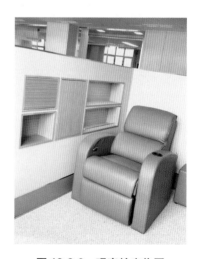

图 12-2-6　观察舱实物图

以病房中心线为基线,左右两侧设立病床。为同时平衡满足患者个人空间领域的需求以及对病房空间的利用,采用观察舱模式设置隔断,设置观察舱病床二十多张,布局排列采用"廿"字形,并设立二级护士站、检查室、更衣室、卫生间、储藏室等功能区,有便于护士随时观察病情并及时了解患者需求,同时提高工作效率;对患者而言,因护士在侧而增强住院安全感。同时,开放式病房更有利于节约面积,加强自然采光通风。

1. 观察舱设计(图 12-2-7)　患者床位单元仿航空头等舱设计,满足患者个人空间领域的需求。观察舱采用 304 不锈钢包边、米色布纹防火墙设计墙面隔断,限定患者个人空间尺寸 1.5m×2m×1.4m,并配备有可调节式电动深棕色皮质软席座椅,可以调节为 180° 的平躺状态。具体的附属设施有嵌入式收纳柜、悬挂式小桌板、隐藏式输液架、电源插座、壁挂式对讲系统、陪护座椅等。

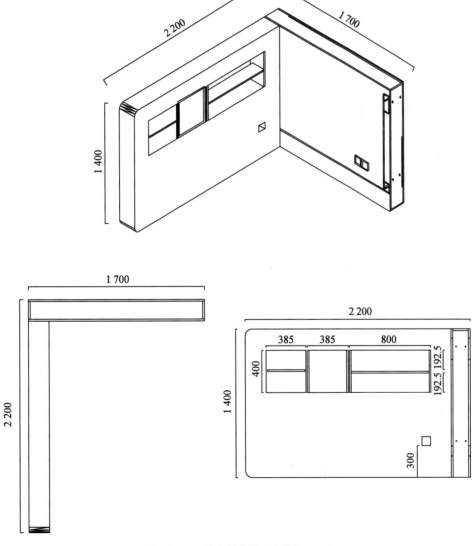

图 12-2-7　观察舱设计图(单位:mm)

2. 二级护士站(图 12-2-8) 一体化观察病房设二级护士站,责任护士实行床边工作制,配置掌上电脑(PDA)、床旁呼叫系统、多功能治疗车各 1 台。负责患者的基本治疗护理,所有工作均在二级护士站内完成。护士在病房时间增加,强化主动服务,缩短护患距离。

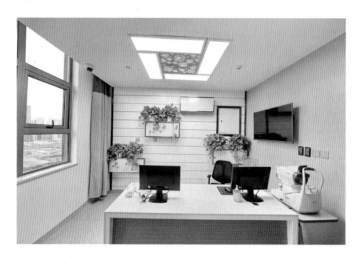

图 12-2-8 二级护士站

(二) 监护病房(图 12-2-9)

为满足用于靶控、全麻术后日间患者的观察需要,监护病房设置在病区中央,紧靠总护士站,由三人间布置而成。病床的床间净距 1.5m,保证抢救时的空间距离。病房墙壁配备有各项医疗气体设备。房间常规配备抢救车、心电监护仪、除颤仪、气管插管及气管切开所需急救器材。

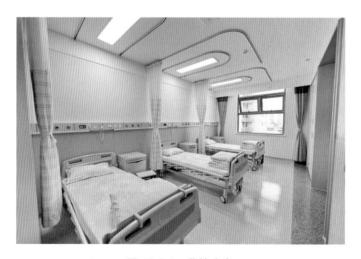

图 12-2-9 监护病房

(三) VIP 病房(图 12-2-10)

由两个单人间和内部客厅组成。每个单间设置配套专用护理床、可移动餐桌、陪护沙发、独立卫生间、电视等。病房空间适用且功能齐全,能满足医疗与生活上的需求。同时每间病房设有独立隔音窗户,可欣赏户外景观。内部客厅为满足高峰期日间手术量的变化,提供加床的可能。

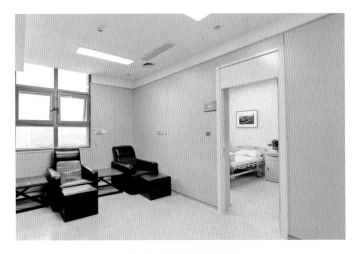

图 12-2-10　VIP 病房

(四) 健康教育室(图 12-2-11)

日间患者在院时间短,为确保术后居家护理安全,特设术后护理宣教室,配健康教育管理师,每日为患者及其家属讲解术后注意事项、护理要点,以确保患者及家属在最短的时间内掌握术后居家护理相关知识。设有多媒体播放器、健康教育手册及座椅等。

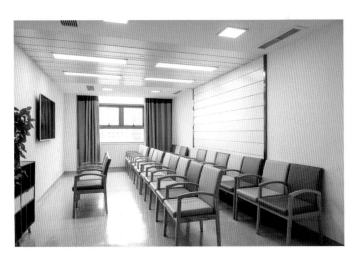

图 12-2-11　健康教育室

(五) 家属等候区及患者休息区

日间手术日手术量大,陪护家属较多。以病区入口处门禁为界,增设家属等候区(图 12-2-12),相对独立,有一定隐蔽性。可缓解家属的紧张情绪,避免家属对医疗和辅助用房的干扰,并控制病区人流量,达到医院感染防控要求。配备有家属等候椅,多媒体播放器,公共卫生间,饮水机等常规设备。家属等候座椅设计符合人体工程力学,靠背倾斜度合理,舒适度极高。

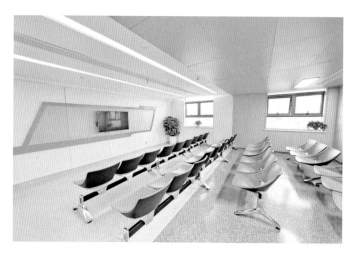

图 12-2-12　家属等候区

　　病区中央开设患者休息区（12-2-13），为患者和其他人员进行交流活动提供公共空间，营造一个环境优美的休闲交流场所。墙壁悬挂风景图，佐以绿色植物，采光充足，给整个护理单元内部空间环境带来一片生机，让医患活动时从中体会感受生活的情趣和健康的气息。

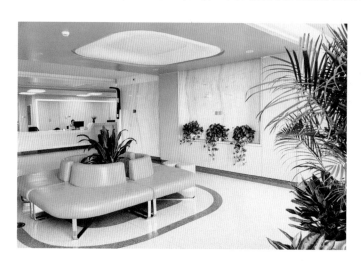

图 12-2-13　患者休息区

（六）医护工作环境（图 12-2-14）

　　打造适宜医护工作的环境。例如在医护的工作区域内，房间尽量拥有自然采光，在布局和家具配置上尽量考虑细节，方便工作。会议示教室设计美观、功能齐全，满足医护人员的工作和教学要求。设置医护用家庭式茶水间，置微波炉、咖啡机、饮水机、冰箱等设施，方便自行烹制食物，最大化满足医护需求。

（七）病区三通道设计

　　1. 医护流线　医护人员通过员工电梯进入日间病房，经内走廊去往更衣室或值班室更衣及休息，并以总护士站作为内外走廊节点，进入外走廊即公共走廊，开展工作。

　　2. 病患流线　患者从患者电梯厅进入，以病房大门为节点，经外走廊进入病房。

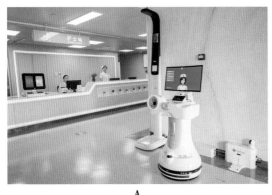
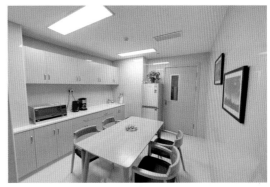

图 12-2-14 医护工作环境

A. 总护士站；B. 茶水间

3. 污染物流线 污物经各功能房间由清洁员统一送至污物间暂存，利用设置在污物间内的污物电梯转运出病房。

利用综合楼内垂直交通系统，结合患者电梯、员工电梯、污物电梯，做到医患分流、洁污分流明确。使病患、医生和污物进出采用不同的出入口，实行医护人员与患者通道的分离，人与污物通道的分离。避免医患混杂，最大限度地减少医患之间的互相干扰，同时也避免污物污染。

（八）病区防跌设计

跌倒是眼科住院患者常见危险因素。眼科日间病区由于患者年龄大、视力差、眼部敷料包扎行动不便，加上暗室检查环境不适应，住院期间发生跌倒的概率较高。因此为降低病区跌倒发生率，除去临床护理安全控制，病房环境支持是极其重要一环。

1. 走廊环境 走廊属于病区的公共区域，人流量较大，结合《综合医院建筑设计规范》的规定，病房外走廊考虑满足推床通过的要求，故其净宽设置大于 2.40m。按无障碍坡道设计。不置厚地毯，采用标准塑胶地板平整、防滑、无反光。病房走道两侧墙面设置靠墙扶手及防撞设施。固定在走廊两侧的墙、立柱上的物体或标牌设计时应保证通道宽敞，减少两边障碍物，从而减少碰撞和跌倒伤害。

2. 病房内环境 病房环境宽敞明亮，防滑地面无障碍设计。医护人员动线流畅明确，活动处无明显潜在障碍物。患者床头防跌警示标志醒目，呼叫器摆置床头易取处。床边加护防护栏，病房地灯设计，预防患者坠床及跌倒发生。病区常规配备备用助行工具及医用担架，及备用防跌指示牌，预防跌倒健康教育手册。

3. 卫生间 卫生间病房内设计，就近患者床位。地面平整防滑，排水通畅。无障碍设计，不设门槛，内外地面在同一水平，标高变化小于 20mm。坐便器旁及洗手台安全扶手设置，紧急呼叫铃。卫生间内与坐便器相邻墙面设水平高 0.7m 的"L"形安全扶手。

五、眼科常用仪器设备的配备

医疗仪器设备为医疗活动中必要的工具，眼科日间手术病房涉及其专科性的特点，科室常规配备有眼科专用常规仪器设备。科室实施责任制管理，定期检测维护，统一管理，责任到人。

1. 视力表 作为眼科诊疗基础工作,科室常规配备挂壁式及灯箱式远用视力表及纸质近用标准对数视力表,摆置包括于患者病房、检查室、医生办公室。远用视力表选用新版(第2版)国家标准对数视力表(GB 11533-2011),摆放室光线照明充足,视力表放置高度常规为1.0行视标与受检者外视角平行,地面标识为5.00m、3.97m、3.15m、2.51m、1.99m单位距离检测患者视力。

2. 裂隙灯 裂隙灯作为眼科医师检查患者眼部状况最基本和最直观的医疗设备,眼科病房需常规配备,配置有裂隙灯显微镜分手持式及台式。台式设置有传统台式及照相裂隙灯,分别置于检查室及眼科暗室,并配置前置镜、房角镜、单反相机、眼压计等组合,以实现更多检查功能。仪器正常使用环境为相对湿度10%~80%的无腐蚀性气体且通风良好的室内。

3. 眼压计 眼压计作为测量人眼眼压的仪器,可辅助诊断白内障,青光眼等眼疾的检查。科室现有配备全自动非接触式眼压计两台,置于病房二级护士站,作为医护人员常规检查设备。

第三节 日间手术室的规划布局

目前国内日间手术管理模式可分为医院内集中独立的日间手术中心模式和分散布局的日间手术病房模式。独立的日间手术中心将日间手术室、日间病房及与之配套的综合服务功能区域进行整合设计、统一管理。这种模式下日间手术可以得到全面的支撑服务,适用于一定规模的医院,日间手术病房模式又分为有专用手术室的日间病房及无专用手术室的日间病房两种子模式。专用的日间手术室可以按开展的日间手术类型及手术量来布局设计。无专用日间手术室,即在医院手术部实施日间手术,可设置一定数量的手术间作为日间手术专用,或不设专用手术间,日间与住院手术统筹排程。

日间手术室应位于医院环境较好的区域,避开空气污染源。手术室应与日间病房临近,最好在同一平面内,可以缩短患者路线,提高手术效率。如果在不同楼层,可设置专用电梯及专用通道进行患者转运。手术室与消毒供应中心应设有专用洁污物流通道,确保手术器械的供应与周转。

日间手术中心模式的手术室平面布局应根据医院日间手术流程设计。国外目前有两种基本模式:"跑道式"和"无跑道式"。"跑道式"即日间病房与手术室高度整合,在手术室前设立接待室、术前准备室及等候室等,手术室后设立恢复室和患者观察休息室等。日间患者通过术前准备室、等候室,进入手术室,术后到术后恢复室或休息室,最后离开日间手术中心。其活动为单一方向无往返路线。这种布局的优点是术前、术后患者没有交汇,各区分工清晰,可提高管理质量与效率。但空间面积及人力占用相对较大,国内日间手术规模大的医院不一定适合。"无跑道"式,即日间病房与日间手术室毗邻又各自独立。这是目前国内大部分医院的日间手术中心的管理模式。国内还有一种模式,即医院设有独立的日间病房,但没有专用的日间手术室,日间手术在医院综合手术部(或住院部手术室)实施。这种手术室相对日间手术患者体验较差,并会影响日间手术效率。为弥补不足,在日间病房布局上,应尽量靠近手术室,以缩短患者流线。

目前眼科日间手术以局麻手术为主,白内障、玻璃体注药术等均具有短、频、快的特点,即手术时间短、换台快、连台频率高。在眼科日间手术室的规划设计上应加以考虑。

一、眼科日间手术室的数量

日间手术室的数量与医院拟开展的日间手术病种及术式、日间病房床位、手术主刀及收治患者的数量密切相关。眼科日间手术患者在院时间短,不仅要考虑日间病房床位数,还要结合日间床位的周转率及主刀的数量来确定。考虑到日间手术大多为预约手术,可有计划地使用手术间,从节省运行成本的角度出发,手术间的数量应适量,可以按日间病床数量的1/15~1/10,设置日间手术室的数量。但从日间手术病种扩大等发展的需求来考虑,手术间数量应留有发展余地,或留有扩建的空间。

二、洁净手术室的选择

眼科手术切口小,手术时间短,但感控要求高。日间手术室建设上应坚持实用、经济的原则,目前大部分眼科医疗机构均选择洁净手术室。根据医院条件及开展的手术类型,可选择全洁净手术室,也可设计洁净手术室与普通手术室并存,各自配备必要的辅助用房和自成体系的功能区域的日间手术室。洁净手术室的等级可以Ⅲ级为主,必要时适当设置少量的Ⅰ级或Ⅱ级手术间。洁净手术室设计及建设上可根据《医院洁净手术部建筑设计规范》。眼科日间手术间的面积一般在 $30\sim35m^2$ 左右即可。

三、手术室平面设计

眼科日间手术室的平面布置应有利于提高医疗效率。内部流程设计可按照 2014 版《洁净手术部建筑技术规范》,设计时应充分考虑眼科手术的特点及日间手术效率的要求,原则上除功能流程合理、洁污流线分明外;还要注重流线短捷、流向简明,方便患者转运及医护人员活动,提高工作效率。根据条件选择单通道或双通道布局。如果手术间面积不大,单通道即不设污物通道,可以缩短流线,提高区域面积使用率,节省建设和运营成本。患者、医务人员及洁污物品流线合理。患者应从非洁净区进入,在缓冲区或洁净区等候手术,再进入洁净区手术室。医护人员更衣室最小面积不应小于 $6m^2$。护士站(图 12-3-1)可设在主入口,方便核对入室患者及掌握当日手术进程。术前准备室按需设置,一般来说,眼科术前抗生素使用比例较低,且因接台频率高,术前用药及术眼准备在日间病房执行较妥。等候室(图 12-3-2)的面积应根据手术间数量及患者流量,等候室内应配置洗手间以方便患者。麻醉恢复室(图 12-3-3)位于靠近患者通道的手术区域,根据日间手术病种全麻手术的量来决定恢复室面积。但还需留有余地,以满足今后病种扩大全麻手术增加的需求。另外,可以在麻醉恢复室前设置麻醉准备室,实施全身麻醉诱导及球后神经阻滞麻醉,可以提高连台手术效率。无菌库房应靠近手术间或在手术间中心位置,方便护士领取耗材物品。一次性耗材及无菌器械包应有专用通道进入手术室。无菌库房应配有拆包间,拆包间与无菌库

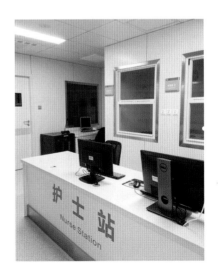

图 12-3-1 护士站

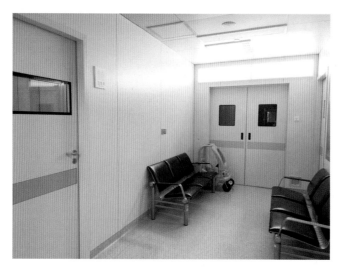

图 12-3-2　术前等候室（带洗手间）

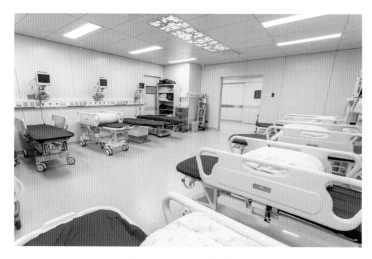

图 12-3-3　麻醉恢复室

房通过双门传递窗对接。

四、眼科日间手术室配套设施设备

洗手池在手术间之间布点合理,洗手龙头的数量与手术间数量相称。如果手术间在 30m² 以上可以安装 1 套吊塔,作为麻醉与设备平台综合使用。吊塔上的电源及气源接口的使用可以避免地面布线。与大外科手术室不同的是,吊塔定位于手术床脚端的位置。眼科手术室使用的医用气体主要是氧气和压缩空气。如果医院建有中心气站,可在塔臂设置 2 套医用气源装置,包括氧气、压缩空气及负压吸引。观片灯可按需配置。眼科手术设备多,吊塔上电源插座配置不少于 4 个,同时还应配有网络接口及 USB 接口。同时手术间的侧墙上应设置至少 2 个治疗设备用的电插座箱。同时靠近手术床一侧的墙壁还需可引进数字化手术室系统,方便手术示教及手术直播。嵌入式器械柜与药品柜也是手术间的标配,布置合理、足够数量的可以方便手术护士操作。眼科手术大多为显微手术,手术间无影灯可按手术需求配置(图 12-3-4)。

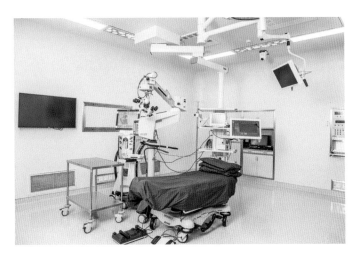

图 12-3-4 眼科手术间

第十三章

日间手术经济管理效益分析

随着医疗体制改革向纵深发展,人们生活节奏的加快,以"以人为本"为宗旨的医疗模式下产生的日间手术,很好地适应了新时代下人们对高效性、专业性、快捷性和方便性医疗服务的需求,可以有效地解决"看病难、看病贵、床位紧"的医疗现状。同时,也是医院求拓展、求信誉,提升服务形象、适应社会大环境医疗的必然趋势。

第一节　日间手术的支付政策

长期以来,医疗费用的不合理增长已成为世界各国面临的共同挑战。为控制医疗费用过快增长,美国于 20 世纪 80 年代开始实施按疾病诊断相关(diagnosis related groups,DRGs)支付制度改革,并被世界各国广泛应用。DRGs 支付制度,是以临床相似性优先、资源消耗相似性为辅,按照疾病的严重程度和诊疗方式的复杂程度及其资源消耗的程度进行分组,并按组制定支付标准的一种支付方式。与现有的付费方式相比,DRGs 是一种相对合理的医疗费用控制与管理的支付方式,不仅能兼顾政府、医院、患者等多方的利益,而且能达到医疗费用和医疗质量的合理平衡。

一、国外日间手术的医保政策

美国实行的是混合医疗保险制度,是以私营商业保险为主,社会医疗保险为补充的复杂的医疗保险体系。在 1983 年,美国的卫生费用占国内生产总值的比例上升、卫生开支大幅度上升,面对卫生经费急剧上升的局面,美国政府除缩减政府资助的医疗保健经费外,将DRGs 引入 Medicare,按 DRGs 规定的疾病诊断收费标准,向医疗单位付款。基于疾病诊断相关分组支付模式实施后,住院总费用增长速度从 1983 年的 18.5% 降至 1990 年的 5.7%,平均住院天数从 1980 年的 10.4 天降至 1995 年的 6.7 天,在医疗费用控制上取得显著的效果。日间手术作为医院垂直整合的应对策略而快速发展。日间手术的开展比例已由 1985 年的35% 增加至 2006 年的 90%。

澳大利亚从 1984 年 2 月开始实行一种称为"国家医疗照顾制"的全民医疗保险计划,规定所有澳大利亚居民均可免费享受医疗服务。因公立医院的绝大部分经费来源于州政府的拨款,政府医疗费用负担严重。同时期美国开发 DRGs 作为支付工具展现出的显著效益。在支付制度上,澳大利亚于 1988 年引进 DRGs 支付,1988 到 1990 年政府投资大量的澳元支持相关的研究,形成了具有澳大利亚特色的相关疾病诊断分类,它共有 24 个系统诊断类目和 661 个 DRGs 分类,病案归类指南再将其细分为诊断细目和过程细目。将同类型疾病、同类治疗方式、相似个体特征的患者归为一类,以此对医院进行预算拨款,控制医疗费用的上涨。在医保支付制度变革压力下,澳大利亚医院的日间手术从此开始被重视。1988 年有接近 70% 的择期手术以日间方式开展。

引入疾病诊断相关分组付费(DRGs)制度之前,德国的医疗保险报销方式主要是总额预算下的按住院床日付费、按特定项目付费等方式,这种支付方式具有医院延长患者的住院时间、无法激励医院改进效率、产生高昂的医疗费用等弊端。1972—1999 年,德国的医疗服务支出每年以 7% 的速度增长,支付制度改革迫在眉睫。德国具备实施 DRGs 付费改革的良好的外部环境、有完善的社会组织为 DRGs 付费制度的运行提供良好支持,学会、行业协会等组织通过职能整合承担了 DRGs 的开发、完善及监管工作。1993 年,德国出台了《卫生保健组织法》,该法规允许医院为门诊患者提供日间手术服务。2000 年,德国政府通过了法定的健康保险改革法案,规定从 2003 年 1 月 1 日起,对住院费用引入 DRGs 付费体系,其目标是为了控制医疗费用。德国利用引进全新的支付系统并通过各方努力加以落实,用 10 年的时间在降低平均住院日、控制医疗费用增长等方面取得了良好成效。虽然该系统在实施过程中存在一定的不足,但其经验却值得借鉴。

二、国内日间手术的医保政策

纵观上述国家日间手术的发展过程,均离不开政府及保险公司给予赔付的支持。在我国,日间手术起步晚,香港地区于 20 世纪 90 年代开展日间手术。从 2001 年起,武汉儿童医院就开始了日间手术的实践。随着日间手术的效果不断被证实,上海仁济医院、北京同仁医院、四川华西医院等医疗机构陆续开始了对日间手术模式的尝试。由于受医保支付政策的制约,在这一时期日间手术的开展没有统一的规范,手术费用的报销也存在困难,因此难以在全国范围内大面积开展。

从我国医保制度发展进程来看,我国医疗保险制度先后经历了公费医疗制度和劳保医疗制度的变迁。医保经办部门对医疗服务机构的支付方式是整个医疗保险制度运行中的重要组成部分,我国一直采用的是对住院门诊特殊疾病由统筹基金医疗费用支付,门诊由个人账户金支付的模式。医疗资源的相对不足和医疗费用的上涨,导致医疗市场出现了"看病难、看病贵"的现象。从发达国家日间手术的发展来看,因其"短、频、快、省"的特点,在一定程度上可缓解"看病难、看病贵"现象,我国各地相关部门也在积极探索,为日间手术的发展提供政策保障。但日间手术患者需在门诊完成所有的术前检查,而现有的医保支付政策不支持其门诊费用的报销,即使参加了门诊统筹的城乡居民,其基金支付水平也非常有限,故参保患者不愿意选择日间手术;而以住院形式开展的日间手术也必须要达到起付线以上的部分费用才能纳入报销范围,因而对日间手术的开展形成制约。2015 年至今,从国家层面陆续发布的政策极大促进了日间手术的开展,日间手术纳入医保也为其发展扫除了制度性障碍。2020 年 1 月 13 日,首个国家层面的规范性文件《国家卫生健康委办公厅关于印发第一批日间手术病种手术操作规范(试行)的通知》(国卫办医函〔2020〕1 号)发布,进一步保障了日间手术的规范开展。在取得医保政策支持的基础上,作为医院医保管理者,必须适时转变管理观念,要建立以质量和效益为中心的竞争机制、运行机制和激励机制,以谋求院未来生存与发展的空间。

医保支付是基本医疗保险管理的重要环节,是调节医疗服务行为、引导医疗资源配置的重要杠杆。DRGs 只是医疗改革方式下一种新型的支付方式,同时也是为了减少政府和企业对于医疗方面的压力。2003 年北京组建 DRGs 课题组;完成北京诊断相关组(BJ-DRGs)的编制;2011 年 8 月,试点 108 个 DRGs 组,取得一定的成效。我国在逐步学习先进国家基础上,开始大力推广 DRGs 支付技术改革,对部分地区进行试点推广,同各国之间加强交流,在其总结经验的基础上,使得 DRGs 支付改革在中国全面推广。目前,已有 30 个城市作为 DRGs 付费国家试点城市,旨在促进医保经办机构调整资源分配结构,促进服务提供者提高效率实现医保基金收支平衡。

　　医保支付是目前我国日间手术推广过程中面临的一个问题。日间手术的开展,降低了医疗费用,减轻了患者的疾病经济负担,然而由于我国医保报销政策的限制,日间手术患者在门诊完成的检查项目费用仍难以报销。采用 DRGs 支付方式同样要求完善的成本测算体系,成本测算的内容来自各疾病直接和间接的费用,这是一项庞大的工程,要求有完善的信息系统,更多的人力资源,就会使得人力和管理成本增加。同时由于日间手术患者的快速运转,各医院采取日间手术专用病历和护理记录的措施,但采用 DRGs 支付时,仍需规范、详细的病案首页的填写,这对日间手术病历的规范化管理产生巨大的挑战。

附:2015 年至今涉及日间政策的重要文件

2015 年至今涉及日间政策的重要文件

时间	发布机构	文件名称	相关内容
2015 年	国家卫生计生委、国家中医药局	《关于印发进一步改善医疗服务行动计划的通知》(国卫医发〔2015〕2 号)	在第九项中提出"推行日间手术"作为"合理调配诊疗资源"的措施
2015 年	国务院办公厅	《关于城市公立医院综合改革试点的指导意见》(国办发〔2015〕38 号)	第十五项中提出"逐步扩大纳入医保支付的日间手术"
2016 年	国务院办公厅	《关于印发深化医药卫生体制改革 2016 年重点工作任务的通知》(国办发〔2016〕26 号)	全面深化公立医院改革,加快推进分级诊疗制度建设,巩固完善全民医保体系,健全药品供应保障机制,建立健全综合监管体系,加强卫生人才队伍建设,稳固完善基本公共卫生服务均等化制度,推进卫生信息化建设,加快发展健康服务业
2016 年	国家卫生计生委办公厅	《关于印发 2016 年深入落实进一步改善医疗服务行动计划重点工作方案的通知》国(卫办医函〔2016〕362 号)	推行日间手术、专病门诊、多学科联合门诊等模式,提高服务效率
2016 年	国家卫生计生委、人力资源社会保障部	《关于印发开展三级医院日间手术试点工作方案的通知》(国卫医函〔2016〕306 号)	启动了三级医院日间手术试点工作,同时在附件中推荐了一批可以进行日间手术的病种及术式

时间	发布机构	文件名称	相关内容
2016 年	国家卫生计生委办公厅	《关于做好 2016—2017 年度提升医疗质量相关工作的通知》（国卫办医函〔2016〕765 号）	提到"加强日间手术质量精细化管理"
2017 年	国家卫生计生委	《关于印发 2017 年卫生计生工作要点的通知》（国卫办函〔2017〕11 号）	将"扩大日间手术实施范围"纳入 2017 年重点工作
2017 年	卫生计生委中医药局	《关于印发进一步改善、医疗服务行动计划（2018—2020 年）的通知》国（卫医发〔2017〕73 号）	以日间服务为切入点，推进实现急慢分治，要求医联体内基层医疗卫生机构为日间手术和日间治疗的患者提供随访等后续服务
2017 年	国务院办公厅	《深化医药卫生体制改革 2017 年重点工作任务》（国办发〔2017〕37 号）	组织开展三级甲等医院日间手术试点，进一步完善和落实医保支付和医疗服务价格政策，将推广日间手术纳入国家医疗改革重点日程
2019 年	国务院办公厅	《关于印发深化医药卫生体制改革 2019 年重点工作任务的通知》（国办发〔2019〕28 号）	推动三级公立医院主动调整门诊病种结构，逐步扩大日间手术病种
2020 年	国家卫生健康委办公厅	《关于印发第一批日间手术病种手术操作规范（试行）的通知》（国卫办医函〔2020〕1 号）	对日间手术术种的入院、出院标准、主要操作、医疗服务项目等进行了规范

第二节 日间手术经济管理效益分析

对于医院管理者来说，日间手术符合现代医院管理的理念和趋势，也是推进我国公立医院改革的重要举措，不但可以提升医院管理水平，有效控制医疗费用和提高医疗服务效率，对于加强医院内涵建设，优化管理流程，改善医患矛盾，增加患者满意度也发挥积极作用。

一、降低医院平均住院日

平均住院日是一项能够体现医院发展水平的综合性指标，它全面反映了医院管理水平、工作效率、工作质量、医疗护理质量和医院运营绩效等。平均住院日对医疗质量、住院费用、医疗保险偿付和医院效益的影响日益成为医院管理者、医护人员、患者及患者家属所关注的热点问题。医院在保证医疗质量和效率的前提下，缩短医院的平均住院日既能有效降低患者的住院费用，减轻患者的医疗经济负担，又能扩大医院的收容量，提高医院病床的利用率，从而提高医院的社会效益和经济效益。而日间手术就是一项能有效缩短平均住院日的重要手段。

温州医科大学附属眼视光医院从 2015 年开始试运行日间手术,从 2016 年开始全面开展日间手术,其中白内障专科日间手术量约占全院日间手术量的 73%。以 2013 年至 2019 年白内障专科日间手术开展情况为例,统计比较其平均住院日变化情况(图 13-2-1、表 13-2-1)。

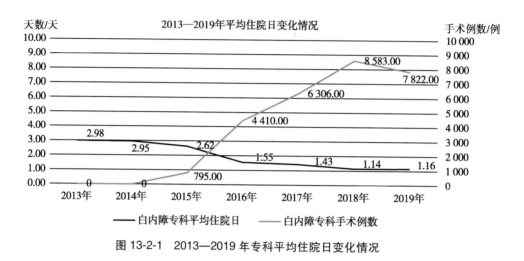

图 13-2-1　2013—2019 年专科平均住院日变化情况

表 13-2-1　2013—2019 年专科平均住院日、病床周转变化情况

专科	项目	2013 年	2014 年	2015 年	2016 年	2017 年	2018 年	2019 年
白内障专科	日间手术例数/例	0.00	0.00	795.00	4 410.00	6 306.00	8 583.00	7 822.00
	平均住院日/天	2.98	2.95	2.62	1.55	1.43	1.14	1.16
	病床周转次数/次	115.15	118.81	133.98	147.45	191.21	248.76	234.87

从上述图表数据中可以看出,随着专科日间手术量的增长,专科的平均住院日从 2.98 天逐渐下降接近 1 天。从全面推广日间手术的 2016 年的数据中可以看出,白内障专科平均住院时间较上一年同期降低 40.84%,平均住院日随着日间手术量的增加而逐年递减。白内障专科的病床周转次数从开展日间手术起较上一年同期增长 10.06%,并随着日间手术量的增加逐年增长。对于医院而言,日间手术的开展,有效提高了床位资源的使用效率,加快床位周转,在单位时间内可以接收更多的患者,从而提高医院患者收容量,也为社会提供更多的医疗服务。

二、优化医院资源配置

从时间安排上看,日间手术能比住院手术时间表的排定更准确,可以提高工作人员的工作效率与设备使用率,提高优势医疗资源的利用率,使更多的患者得到及时治疗。这个观点可以从表 13-2-2 的数据中看出,通过统计 2019 年日间病区护士工作效率,日间病区每护士人均所管理的患者数远高于普通病区,日间手术方式是一种高效的管理手段,能合理配置医院资源。

表 13-2-2　2019 年日间病区与普通病区工作效率比较情况

病区类型	月均出院数	在岗在编护士数	护士人均管理患者数
日间病区/人	975.58	11.48	84.98
普通病区/人	204.08	13.72	14.88
增幅/%	378.03%	-16.35%	471.11%

三、优化就诊结算流程

日间手术能否成功推行,还取决于高效率的管理和运作系统,只有日间手术各相关部门之间有效合作,缩短各环节运行时间,提高各部门工作效率,才能保证日间手术的顺利开展。特别是日间手术的大量开展,对智慧结算提出了更高的要求,促使医院床旁结算模式更趋完善,缩短了出入院结算时间,提高患者满意度。床旁结算服务是指通过利用信息化工具,将传统的窗口式等待服务转变为主动服务,患者在医院的结算业务从以前的无序化转换为预约式的定点定时,彻底消除了患者无效的等待时间。2019 年底全院床旁结算率达到 98.21%,患者出院结算排队等候时间从原来的 20 分钟,到现在的病区几秒办理出院结算手续。床旁结算与日间手术的有序结合,进一步推进医院运行效率,提高医院边际效益。

四、提高医院运营的经济效益

日间手术的开展不仅降低平均住院日,提高床位周转次数,优化医院的资源配置,从而推动医院优化就诊流程,提高医院管理水平。对开展日间手术的专科来说,也提高了运营的效益。从表 13-2-3 的数据中可以看出,从 2015 年试运行日间手术,到 2016 年全面推广,每床日创收能力在 2016 年推广开展日间手术后较上一年同期增长 45.85%,并随着日间手术量的增长逐年提高。白内障专科的经营结余率在 2016 年推广开展日间手术后较上一年同期增加约 6%,是 7 年内增幅最大的一次,其增长趋势与日间手术量的增长趋势基本一致。从上述的数据分析中可以发现,日间手术提高了医院的创收能力,专科的运营效率,给医院带来一定的经济效益。

表 13-2-3　以 2013—2019 年白内障专科经营指标为例

白内障专科	2013 年	2014 年	2015 年	2016 年	2017 年	2018 年	2019 年
日间手术/例	0.00	0.00	795.00	4 410.00	6 306.00	8 583.00	7 822.00
每床日创收/元	4 065.84	4 634.26	4 903.35	7 151.36	7 674.71	8 953.09	9 584.23
科室结余率/%	23.89%	33.90%	31.46%	37.29%	34.47%	37.73%	37.29%

由于运行效率的提高,医院床位周转率提高,医院的资金周转率也相应提高,与床旁结算等智慧医疗方式相结合的日间手术模式,有效降低了资金周转天数,医院不仅在 24h 内完成患者的诊治过程,也在 24h 内完成了住院费用的结算,这样一方面增加医院的流动资产,另一方面降低了医保基金的负担。

五、合理控制医疗费用

控制公立医院的医疗费用的不合理增长、缓解百姓医疗经济压力,是民生工程的任务之一,也是现今医疗改革进程中的重要指标。2015 年国家卫生计生委、发展改革委、财政部等五部委出台了《关于印发控制公立医院医疗费用不合理增长的若干意见的通知》(国卫体改发〔2015〕89 号)。2016 年浙江省出台了《浙江省卫生计生委办公室落实国家卫生计生委等五部委关于控制公立医院医疗费用不合理增长的若干意见的通知》(浙卫办体改〔2016〕1 号)。根据国家、省控费文件要求,医院应严格控制医疗费用不合理增长,各级各类公立医疗机构门、急诊,住院均次费用增长控制目标上限均为 5%。日间手术就是一项控制医疗费用增长的有力举措。选取温州医科大学附属眼视光医院开展日间手术前后年度的住院均次费用计算发现,2014 年至 2019 年白内障专科住院均次费用由 12 597.01 元下降到 10 134.29元,6 年时间内住院均次费用共下降 2 462.72 元,年平均下降 4.26%。

六、降低患者住院费用

日间手术是符合国家医疗改革精神和要求的,开展日间手术有利于节约患者住院时间,降低住院成本和提高医疗资源使用率,有效改善患者就医体验。选取温州医科大学附属眼视光医院 2019 年青光眼和复杂白内障手术分别开展日间及非日间的患者情况进行比较,情况如下表(表 13-2-4)。

表 13-2-4　2019 年日间与非日间手术情况比较

手术名称	日间手术	非日间手术	增幅
平均住院日	1.00 天	3.68 天	−72.83%
人均总费用	9 396.77 元	11 338.81 元	−17.13%
人均费用(不含药品、耗材)	5 725.13 元	7 314.51 元	−21.73%

从上表数据可以看出,青光眼和复杂白内障日间手术人均住院费用较非日间手术下降17.13%,剔除药品及耗材费用后,日间手术人均住院费用较非日间手术下降 21.73%,其平均住院时间下降 72.83%。因此,日间手术能有效减少平均住院日,降低患者及家属因陪护时间加长、过多占用劳动时间所导致的各种机会成本。而患者每次手术的住院费用却比非日间手术更低,降低患者及其家庭成员因病而产生的心理负担和经济负担。同时,日间手术也降低患者请假怠工、看病通勤、陪护食宿和院内感染治疗等隐性费用。日间手术在降低医疗成本的同时,减少了患者的痛苦。医院通过提供优质、安全、有效、方便、合理的医疗卫生服务,实现人人享有基本医疗卫生服务,以解决目前群众"看病难、看病贵"这一现实问题,给医院带来一定的社会效益。

综上所述,开展日间手术可有效提高医院周转率,加快床位周转,提高医疗效能;降低患者的经济负担,减少国家的保险支付费用,提升医保基金使用绩效;合理控制医疗费用增长,助力医药卫生体制改革。在当前老龄化加剧、医患供需矛盾突出、医疗费用上涨的大背景下,日间手术作为一种新型的诊疗模式兼顾多方需要,不论是给医院还是患者都能带来诸多益处,为深化医疗改革提供了新的突破点,是缓解"看病贵、看病难"问题的重要举措。

附录一

日间手术 24 问

1. 问:日间手术患者术后安全问题已引起关注,国内针对日间手术的延续性护理机制和体制尚不完善,在临床护理人力有限的情况下如何保证患者术后安全?

答:国内某项调查显示,大部分日间手术患者认为自己存在术后护理知识缺乏、心理准备不足等问题,难以满足自我照护需要。研究日间手术患者对延续性护理的需求情况,进而制定具有科学依据的延续性护理服务流程及临床实践指南,这对日间手术长远发展有着重要的科研价值和现实意义。有研究表明87.2%的日间手术患者希望通过电话随访提供延续性护理服务,其他需求从高到低依次是医院复查、网络通信、家庭访视和社区随访。术后日间病房或预住院病房可在医护一体化管理模式下,根据日间手术患者对延续性护理的需求、结合疾病诊断及患者术后恢复情况,在患者出院前制定科学、符合患者需求的延续护理计划。延续护理可借助互联网技术提高工作效率,可将电话随访,线上指导和线下门诊随访等结合起来,医护共同合作,保证患者术后安全。

2. 问:日间手术中心设计的基本原则?

答:日间手术中心的设计应遵循以下原则:

人性化设计:创造舒适日间手术环境,体现以人为本理念,包含患者、陪护者及医护人员手术单元三方位使用者的需求。营造适宜声色光环境,注重个人领域的限定,空间及家具符合人体力学。

安全高效:日间手术的概念决定保证患者健康安全的前提下,尽可能地提高医疗效率。因此其设计要注重安全性:洁污通道的分流,避免交叉感染;地面防滑材料,走廊扶梯安全防护;不同病房类型的设计,满足病情变化的需求。高效性:流线简洁流畅,医护办公区居中一体,南丁格尔一体化观察病房及二级护士站设置。

联动集成:区别与传统手术中心,注重自身体系的运转及与医院相关部门的联动配合,需要集成传统医院中病房、手术室、住院准备中心等相关体系,其位置设置应有利于实现医院医疗资源的共享化,在采取必要隔离措施的同时尽量缩短操作路线,指示标牌明确显眼。布局时节约运营成本,便于医院内部管理。

灵活适应:日间手术中心与医院相关部门的联动配合,及由于术种单一,不会严重受制于技术、经济等的发展,相关领域的革新很容易为日间手术的发展和运作带来较大改变。因此,日间手术中心在建设时应需要具备一定的灵活性和适应性,确保医院短期可用、长期可发展而预留必要空间。

3. 问：眼科日间手术中心病房如何体现对患者的人性化设计？

答：**空间**：①患者隐私及公共空间的划分，眼科日间病房日手术量较多，注重患者休息的个人空间保护隐私，同时开放患者休闲的公共空间，方便患者交流活动；②诊疗空间与公共空间的划分，明确诊疗及护理功能空间，指示标志显眼，方便患者寻找；③空间距离：患者与科室相关医护工作人员靠近，有视线交流和有效的智能呼叫系统的需求。

环境：声、色、光环境的营造：采用植物绿化带、双层隔音玻璃、隔音墙等来实现外界的降噪处理，保持与水泵房和锅炉房以及紧急配电室等噪声源一定距离。限定陪护人员，减少病房噪音干扰；宜采用亲和力较高的暖色调，放松心情；注重光环境对眼科患者的影响，光线避免与患者眼睛的直接对照，减少光源对患者眼睛的光线刺激，提供满足术前术后患者护理光模式的选择。

病房室内装修设计：①病房配备独立卫生间、更衣室。病房内墙面上集中布置正负压和氧气设备，以及各种开关插座和呼叫电话等综合医疗带等智能化设备。床单元配套电动护理床、陪人椅、床头柜、储物柜满足患者使用；②家具设施尺度和形体设计考虑人体尺度，符合人体工程学理论，固定不易滑动，锐角处防磕碰处理，满足低视力患者需求；③病房进出通道的净宽应保持 1.1m 以上，且病房门应配置具有抗击性能的门套。普通病房色彩以素雅为主，地面装饰材料可采用采用大于 2mm 的普通橡胶卷材或复合 PVC 卷材，其厚度通常在 0.5~2.2mm 之间，防滑降噪处理。

4. 问：日间手术病房的健康教育活动是如何开展的？

答：健康教育贯穿于患者院前、院中及出院后的全过程。健康教育采用集体宣教和单独宣教相结合，分批分时段（根据入院时间、手术时间）多种形式（如口头讲解、电视播放、发放文字资料、网络发布）进行。为了打造互联网+病房，以满足日间患者需求，特设计开发日间病房互联网系统，通过信息化将我们的健康教育及护理有效前移后延至患者的院前及院后阶段，以确保日间手术安全。健康教育护士与患者和家属讲解术后注意事项及护理要点，以确保患者及家属在最短的时间内掌握术后居家护理相关知识。同时为了了解健康教育活动实施的有效性，设计相关评价指标来优化健康教育的活动。

5. 问：如何选择健康教育的人员？

答：健康教育效果很大程度上取决于健康教育医护人员的综合素养。因此日间手术病房制定了严格的标准，分别从服务态度、知识理论和实践操作能力三方面进行择优选择，并进行培训考核。通过考核后才能正式成为健康教育工作者。在日常的健康教育过程中，健康教育人员还需要不断学习，完善知识体系，提高专业技能。

6. 问：眼科日间手术病房术后延伸护理的时机及内容？

答：眼科日间手术病房通常会在患者术后当晚及术后一周，对其进行术后延伸护理服务，通常使用人工电话随访和日间病房随访系统进行术后延伸护理。内容包括视力恢复情况、眼部不适症状、特殊卧位、用药情况、术后宣教、门诊随访时间等。内容录入至日间病房随访系统下拉式标准化电子随访记录表单中。

7. 问：如何设计和规范日间手术护理病历？

答：由于日间手术住院时间短、病种多、周转快，护理病历书写工作量较大，普通护理病历模板不适合作为日间手术病历。为适应快捷的日间手术工作，设计简洁、规范、实用的日间手术护理病历模板迫在眉睫。日间手术护理病历模板的设计既要体现核心要素，又能高效完成,因此可以设计为表单病历代替完整护理病历,建立结构化、表格式的电子日间手术护理病历。并根据日间手术病种的增加,建立以病种为基础的专科日间手术护理病历模板。

8. 问:是否所有的手术都适合开展日间手术?

答:不是。日间手术由于在院时间短,对医疗技术和临床护理都有着较高的要求,需要符合一定标准的手术才可纳入日间手术。一般情况下,日间手术应满足以下几个条件:①临床诊断明确;②是本院已开展成熟的术式;③手术风险小,术后并发症发生概率低;④术后气道受损风险小;⑤术后疼痛可用口服药缓解;⑥能快速恢复饮食能力;⑦不需要特殊术后护理;⑧术后经短暂恢复能够达到出院标准。国家和部分省市有日间手术病种及术式推荐目录,可以参考执行。

9. 问:医师开展日间手术有哪些要求?

答:开展日间手术的医师首先是执业医师,并获得相应的手术权限,还应具备以下条件:①原则上具有高年资住院医师及以上职称;②具备良好的医德和较好的医患沟通能力;③临床能力较强,相关手术操作技术熟练并已完成一定数量;④熟悉日间手术相关的管理制度。

10. 问:日间手术患者术前需告知哪些内容?

答:眼科日间手术患者在院时间短,需在入院前做好相关的检查,并接受患者健康教育。术前患者需知晓的内容:来院术前检查时间、检查基本流程、术前检查收费形式、术前检查注意事项、术前全身情况控制、预住院医保报销方式、退出预住院情况、术前谈话及入院当天流程等。

11. 问:日间手术患者遇到哪些情况,患者需退出预住院流程,门诊检查费用不能转入住院费? 费用该如何处理?

答:日间手术患者遇到以下情况,需退出预住院流程:①门诊术前检查结果提示不能手术;②日间手术患者因自身原因未能按时在5个工作日内实施手术;③预住院期间,病种或临床路径发生改变的需退出。

如果患者有门诊医保,可按门诊医保待遇报销;若没有门诊医保,则需自费处理。

12. 问:白内障手术采取日间手术方式,如何保证术后安全?

答:①患者的术前筛查与合理评估,不仅影响患者手术的顺利进行,对于患者术后的安全同样至关重要。医师应当根据患者全身及眼部的情况对手术难度进行合理评估,预期术后恢复慢、术后需要较长时间的观察、术后需要特殊护理、诊断不明确、复杂疑难的患者,建议不要进入日间手术流程;②在院期间的患者情况应得到充分关注和重视。对于在院期间出现血压高、血糖高等全身状况不稳定,出现伤口明显出血、眼压高等眼部不适的患者,应及时对症处理,并延长术后观察时间;③出院评估应按标准严格执行。只有符合出院标准,有负责能力的成年家属陪同和在家照料的情况,患者方可离院。主管护士应做好患者的术后宣教,包括预防眼部碰撞、注意眼部卫生、按时用药、正确使用滴眼液、定期随访、不揉搓眼球、尽量避免水进眼内、不吃刺激性食物等;④保证患者出院后的反馈及时有效。应为患者提供出院后日间病房的联系方式,有不良不适情况可及时反馈并得到指引,同时确保患者按要求定期复查。

13. 问:斜视日间手术流程如何?

答:开展斜视日间手术,主要是要有术前预约住院系统、术后患者全身和眼部反应情况良好。

温医大附属眼视光医院的斜视手术预住院流程如下:

(1) 门诊开住院单→患者于医生处登记预约斜视手术。

(2) 通常为手术前一天上午 8 点,患者来院办理预住院。预住院办理点为专属房间,患者来院后给予预住院登记和开检查单。给预住院流程表格和术前谈话须知(使患者明确自己要做什么并了解手术流程)→患者完成各项检查项目。

(3) 下午 1 点患者集合,主管医生问病史和术前谈话、麻醉科前来集中会诊、病区护士前来集中谈话。通常 2 点开始主刀医师斜视术前检查。→完成后预约住院时间。

以上流程场地集中,时间明确,条理清晰,效率较高。

斜视手术均在显微镜下操作,通过全身麻醉或靶控联合麻醉方式;如果术中疼痛较轻,术后全身情况和眼部都恢复良好,大部分患者可在 24h 内办理出入院。

14. 问:斜视患者采取全身麻醉或靶控联合麻醉方式能否日间手术?

答:由于斜视操作过程中需要钩取、牵拉、剪断、缝合肌肉等,若无麻醉支持术中患者往往疼痛难忍。故普遍对患者采取全身麻醉或靶控联合麻醉的方式。由于全麻术后需要意识恢复期,并常规心电监护。所以需要床位;靶控联合麻醉患者术后有可能出现恶心、呕吐等情况,也需要床位休养。但对于大部分患者,在术后数小时内能恢复意识和活动能力,术后眼部反应也较轻,在患者和家属同意下,可在 24h 内出入院。

为保证患者术后能得到充分休养,日间床位不可缺少。手术医生通过熟练的手术手法、精细轻柔的显微操作将减少患者术中的不适感;麻醉医生精确用药,在保证麻醉效果的前提下,减少麻醉药物的使用,也有利于患者术后从麻醉状态中恢复。

对于不适宜出院的患者(很少发生),仍将继续住院留观。

15. 问:眼底手术在眼科中属于较复杂的手术,适合做日间手术吗?

答:《日间手术(操作)试点病种及术式推荐目录》将玻璃体腔药物注射术、视网膜注气复位术、黄斑裂孔封闭术、黄斑前膜剥除术等已纳入日间手术。日间手术患者术前在门诊完成相关检查,医生在手术前对患者的全身和眼部情况进行充分评估,再纳入日间手术。如果手术后出现眼部严重并发症或全身情况不佳,有需要的患者还是可以转入住院病房进行观察和治疗。

16. 问:部分眼底手术术后有特殊的体位要求,日间手术住院观察时间短,如何保证患者术后能保持体位?

答:应在患者在院时间内加强宣教,确保患者知晓正确的体位姿势以及保持正确的体位姿势对于手术效果的重要性。同时,主管医生和责任护士可以在患者在院期间,观察患者体位姿势的保持情况,对于多次发现患者配合情况不佳者,可考虑转入住院病房,延长观察时间。

17. 问:门诊手术是日间手术吗?

日间手术包含了门诊手术,但日间手术并非就是门诊手术,两者的手术范畴)、麻醉要求不同,日间手术术前准备、术后恢复的要求更高。

18. 问:何为 DRGs? 其特点是什么?

答:按疾病诊断相关(diagnosis related groups,DRGs)支付制度简称为"DRGs 支付制度"。DRGs 支付制度,是以临床相似性优先、资源消耗相似性为辅,按照疾病的严重程度和诊疗方式的复杂程度及其资源消耗的程度进行分组,并按组制定支付标准的一种支付方式。与现有的付费方式相比,DRGs 是一种相对合理的医疗费用控制与管理的支付方式,不仅能兼顾政府、医院、患者等多方的利益,而且能达到医疗费用和医疗质量的合理平衡。

19. 问:来自新冠肺炎疫情风险高的区域的住院患者,入院前应采取哪些措施?

答:在感染病疫情风险高的区域,要求所有住院患者在入院前一日完成新冠病毒核酸及血清抗体检测,阴性者方可收治入院或者开展手术。儿童无法采样者,需做胸部 CT 或胸片检查。对于高风险区域接触或者本身为高度易感的患者或陪人来日间病房住院,均需入院前一日完成血常规、CRP、SAA 检查,必要时进行胸部 CT 检查(14 岁以下儿童予以胸片检查),阴性者方可收住入院。

20. 问:简述传染病疾病流行期间,医院内各类不同暴露风险采取的不同防护。

答:(1) 一级防护:穿戴一次性工作帽、一次性外科口罩和工作服(白大褂),必要时戴一次性乳胶手套。

适用于一般诊疗活动:预检分诊、普通门诊、普通病房。

(2) 二级防护(加强防护):穿戴一次性工作帽、防护眼镜(防雾型)、医用防护口罩(N95)、防护服或工作服(白大褂)外套一次性防护服和一次性乳胶手套,必要时穿一次性鞋套。

适用于医务人员在从事与患者有密切接触的诊疗活动时(如发热门诊、留观室和隔离病房)。

(3) 三级防护(额外防护):穿戴一次性工作帽、全面型呼吸防护器或正压式头套、医用防护口罩(N95)、防护服或工作服(白大褂)外套一次性防护服、一次性乳胶手套和/或一次性鞋套。

适用于为患者实施吸痰、呼吸道采样、气管插管和气管切开等有可能发生患者呼吸道分泌物、体内物质的喷射或飞溅工作时。

21. 问:如何通过信息技术提高医护人员工作效率?

答:利用信息系统数据共享特性,加强各个医疗信息系统的交互,使得临床诊疗和护理工作中医疗数据不用重复录入。针对日间手术应该开发专业电子病历,建立具有日间手术特征的病历模板,让医生和护士精简病历书写流程,在保证病历质量的同时,提高病历书写效率。通过信息系统推进电子病历三级归档流程的建立,其中需要着重建立归档逆向流程和归档病历的补偿机制,提高归档流程的完善性、可操作性、便捷性、容错性。需要考虑如对于已经提交病案室的病历如何进行召回修改,又如归档系统出现问题时,如何进行质控等问题。通过对业务流程的梳理和解析,建立流程工作流,利用信息技术的自动化特性和数据处理能力,减少医护人员工作量。如自动推送预约信息、自动推送宣教、术前评估、随访调研、满意度等消息给患者,减少人力成本。如对预住院的在院患者数、术后随访率、术前评估完成率能快速进行分析并总结。在数据分析图上应该提供柱状图、曲线图、饼图、折线图、散点图等图表方式呈现,统计图可以使复杂的数字简单直观,帮助医护人员快速了解业务开展的有效性和完成度以及病区情况,并根据数据让流程趋于完善。系统的参与节约医护人员之间的沟通时间,让日间手术流程推进更加顺畅。

22. 问:如何通过信息技术改善患者就医体验,提高患者满意度?

答:利用"互联网+"技术与日间手术相结合形成良好的医疗体验,着力于患者移动端、自助设备的建设。移动端为患者提供预约、查询、缴费等便捷功能,减少患者排队等候时间,提高患者就诊效率。移动端可以考虑以微信公众号、支付宝订阅号作为入口建立轻量级平台,让患者能够更加便捷地使用医院提供的服务,也减少了医院的开发成本。推荐建立医院公众号并与患者就诊卡进行绑定,通过信息系统根据患者的就医状态自动推送医院院前、院中、院后宣教、用药、复诊提醒等信息到患者手机,从而让患者随时随地进行线上学习,能准确准时用药和复诊。应该建立随访管理系统,并提供云咨询服务,有效弥补日间手术医患沟通时间少的问题,通过在线咨询让患者减少疑惑,更好地了解自己的病情,有利于提高治疗效果,从而构建和谐的医患关系。同时通过对常见问题的收集,建立问题库,实现系统根据患者问题自动回复的功能,消除患者对于病情的焦虑,也有利于提高治疗效果,构建和谐的医患关系。信息技术的使用需要多从患者的体验、服务、便捷等方面考虑,加强信息引导,改善医疗服务,让患者和医院形成良性互动,从而提高患者满意度。

23. 问:如何通过信息技术保障日间手术质量和安全?

答:手术质量和安全是日间手术开展的核心问题。借助信息技术构建日间手术质量与安全体系是一套可行方案。该方案包括但不仅限于以下方法:系统在后台对医疗数据一致性、规范性、有效性进行校验;对检验检查数据监测在使用界面做好感染、高危、过敏等显著标识并及时通知医护人员;通过短信、微信、弹窗等多种渠道向医护人员反馈患者的诊疗进程或紧急事件;建立随访系统开展术后随访,关注患者院中与院后的病情变化;在信息层建立日间手术准入、患者准入和医生准入制度,让系统去判断准入条件;建立手术通知单审核、手术排班审核、病历质控审核等多条信息化审核路径;建议在电子病历中集成临床路径系统,基于系统推出一套根据患者的诊断、治疗、康复、护理建立的标准化治疗模式和治疗程序,规范医疗行为,改善医疗质量,降低医疗成本。

24. 问:如何通过信息技术增强日间手术科学管理和有效监督?

答:信息技术使得日间病房的数据持久化存储。通过多种方式呈现,让医院管理者可以更加直观地监测和分析日间病房运行情况,从而为病房高效运行和资源合理调配提供决策和依据。随着硬盘等存储硬件成本的降低和大数据时代的来临,数据亦成为医院的价值体现。云计算、大数据技术、数据挖掘等新兴技术的引入也能使医疗业务数据得到快速处理和充分利用,从而增强了医院管理层对日间病房的科学管理和有效监督。

数据的存储和采集可以从以下几个方面考虑:尽量存储完整数据,保证数据的结构化,使得后期数据分析或人工智能数据挖掘成为可能;尽量带有目的的存储数据,避免存储的盲目性,形成科研数据集或临床试验数据集;临床数据标准化如诊断标准化、手术方式标准化,以此排除二义性。

日间手术患者手册

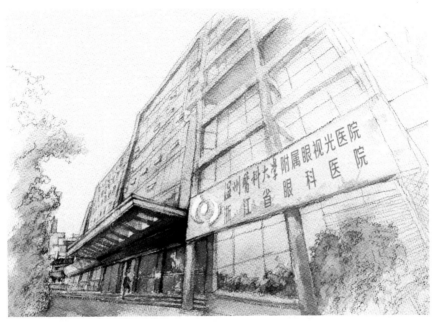

温州医科大学附属眼视光医院
浙江省眼科医院
日间病房（二病区）
Eye Hospital, WMU
Zhejiang Eye Hospital

目　　录

一、日间手术术前注意事项

1. 给患者的告知书

亲爱的患者：

感谢您选择我们日间手术病房进行手术治疗,请仔细阅读须知的所有信息。

我们医院的交通安排

我们医院最近的公交车站是附二医站(5 路、9 路、24 路、28 路、40 路、49 路、51 路、52 路、55 路、84 路、87 路、98 路),地址为温州市鹿城区学院西路 270 号。

自驾停车:医院地下停车场。

2. 日间手术之前

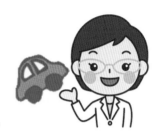

①按医嘱按时正确滴用眼药水。

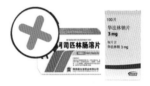

②请您遵医嘱术前一日或三日停用阿司匹林、华法林等此类药物。

③若出现严重感冒、发热、偏头痛、牙痛等情况,一定要提前告知医生是否需要延期进行手术。

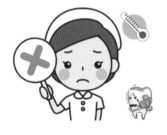

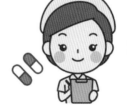

④请按原医嘱规律服用降血压或降血糖等药物。

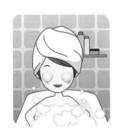

⑤做好自身清洁(洗头、洗澡、剪指甲、清洗指甲油)并确保充足睡眠;女患者如来月经请及时告知医护人员。

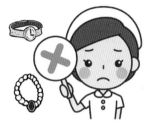

⑥请您术日不要化妆,穿宽松舒适的衣裤和平底鞋, 取下身上所有 首饰,不要随身携带贵重物品。

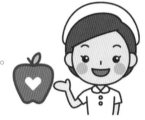

⑦术日正常进食(饮食需要自备)。

⑧术日请您携带就诊卡或医保卡、病历本、身份证、银联卡。及正在服用的药物、眼药水和水杯来院。

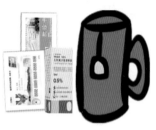

二、日间手术当日流程

1. 手术当天携带。
（1）就诊卡、医保卡
（2）身份证
（3）银联卡
2 号楼 8 楼二病区自助机缴费

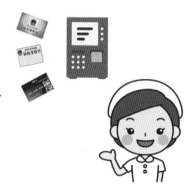

2. 护士站报到,称体重,戴手腕带。

一、日间手术术前注意事项

1. 给患者的告知书

亲爱的患者：

感谢您选择我们日间手术病房进行手术治疗,请仔细阅读须知的所有信息。

我们医院的交通安排

我们医院最近的公交车站是附二医站(5 路、9 路、24 路、28 路、40 路、49 路、51 路、52 路、55 路、84 路、87 路、98 路),地址为温州市鹿城区学院西路 270 号。

自驾停车:医院地下停车场。

2. 日间手术之前

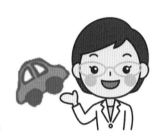

①按医嘱按时正确滴用眼药水。

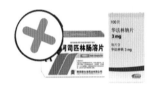

②请您遵医嘱术前一日或三日停用阿司匹林、华法林等此类药物。

③若出现严重感冒、发热、偏头痛、牙痛等情况,一定要提前告知医生是否需要延期进行手术。

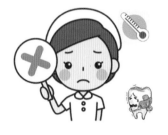
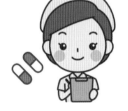

④请按原医嘱规律服用降血压或 降血糖 等药物。

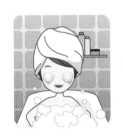

⑤做好自身清洁(洗头、洗澡、剪指甲、清洗指甲油)并确保充足睡眠;女患者如来月经请及时告知医护人员。

⑥请您术日不要化妆,穿宽松舒适的衣裤和平底鞋,取下身上所有首饰,不要随身携带贵重物品。

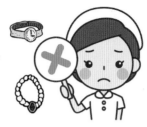

⑦术日正常进食(饮食需要自备)。

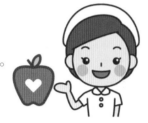

⑧术日请您携带就诊卡或医保卡、病历本、身份证、银联卡。及正在服用的药物、眼药水和水杯来院。

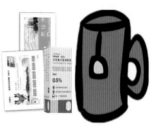

二、日间手术当日流程

1. 手术当天携带。

（1）就诊卡、医保卡

（2）身份证

（3）银联卡

2 号楼 8 楼二病区自助机缴费

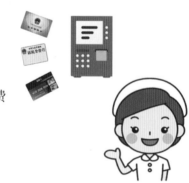

2. 护士站报到,称体重,戴手腕带。

3. 到病床后,护士为您进行入院评估,测量生命体征。

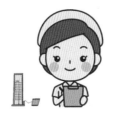

4. 术日可进食,按时服用日常药物, 包括降压药、降糖药,除非
医生另有告知。

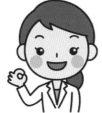

5. 要取下所有随身带品:(1)取下活动性假牙
(2)不要化妆　　　　(3)不要涂抹护肤品
(4)不要佩戴首饰　　(5)不要携带贵重物品

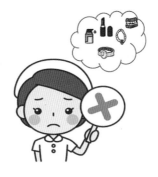

6. 等待主管医生的术前签字。

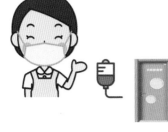

7. 等待护士通知,到术前准备室冲洗眼睛。

8. 换好手术衣,排空大小 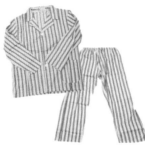 便,等待手术通知。

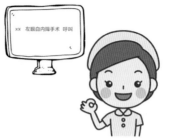

9. 接到手术通知,护士会 和您核对相关信息,护工送您去手术室。

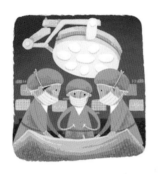

10. 手术开始后会进行眼部消毒、吸氧、手术部位铺巾,手术过程中,注视上方灯光,均匀呼吸。注意:
   (1) 不要随意转动头部和眼睛
   (2) 如有胸闷、咳嗽等不适,请及时告知医生,不能自行转动身体。

11. 手术完成后,返回病房休息,护士将为您做好术后护理。

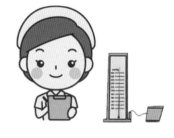

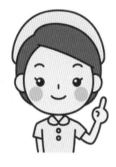

12. 每位患者允许一位家属陪同,其余家属在家属等候区休息。

13. 护士为您讲解术后注意事项。

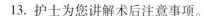

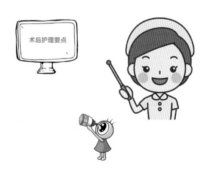

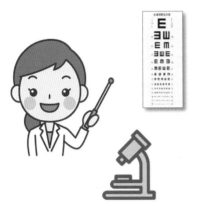

14. 在病房休息 1 小时后,护士将会为您测眼压,检查眼部等,评估是否可以出院。

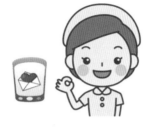

15. 将会帮助预约术后第二日门诊复查。

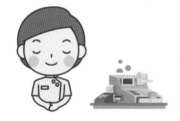

16. 接到出院通知后,请家属来护士站办理出院手续。

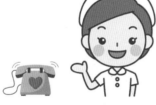

17. 手术日的当晚,护士将会对您进行电话回访。

三、日间白内障手术术后注意事项

1. 术后一周内,有异物感、痒感、部分人员视物不清等属于正常现象,继续观察。

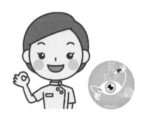

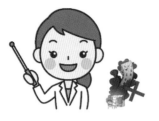

2. 术后避免接触油烟或去灰尘多的地方。

3. 饮食上注意忌烟、

酒、辣椒

等刺激性食物。

4. 用眼时间不可过长,避免长时

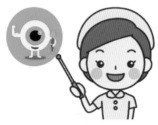

间看电视、电脑、避免强光刺

激等。

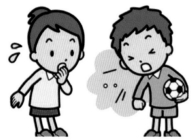

5. 术后避免如下动作:抱小孩、提重物、或长时间低头、剧

烈咳嗽等。

6. 每天可以适度活动,如散步、

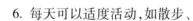
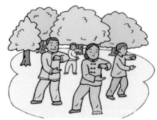

打太极拳等,避免激烈运动。

7. 注意手术眼部的清洁,勿用手揉眼,

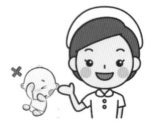

避免将污水溅入眼内。

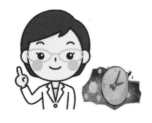

8. 要记得术后门诊随访时间:术后第一天、术后一周、术后一个月、术后三个月、术后半年、术后一年,复查时,请携带医疗卡、门诊病历和眼药水。

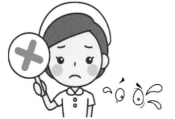

9. 如果遇到以下情况：①眼睛刺痛、发红　②眼睛分泌物增多　③不断流泪　④视力突然减退或消失等不适症状，请立即来院就诊或到就近医院检查就诊。紧急联系电话：周一至周五8：00至17：00：8805352＊；其他时间：1805777592＊。

四、白内障相关知识

1. 什么是白内障?

人晶状体混浊→白内障→视力下降。

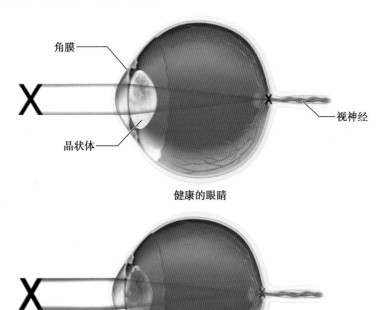

角膜

视神经

晶状体

健康的眼睛

混浊的晶状体

白内障眼睛

2. 白内障的病因有哪些?

大多数是由于年龄大导致的晶状体代谢功能减退引起。其他原因：先天性、外伤性、高度近视、糖尿病、葡萄膜炎、青光眼、紫外线、放射性、电击、某些药物等。

3. 白内障的种类主要有

①先天性白内障

②并发性白内障

③外伤性白内障

④糖尿病性白内障

⑤年龄相关性白内障

4. 白内障的症状

①早期往往没有感觉,常在体检时发现。

②视物模糊,视力进行性下降,一些人有眼前固定黑影,一般不会引起疼痛,感觉眼前像是加了块毛玻璃,总也看不清。

③随着程度的加重,视力越来越差,以致影响日常生活。

5. 白内障的治疗

①药物治疗:现在还没有一种药物被证明可以有效地延缓、防止或治疗白内障,早期的白内障可试用药物治疗。

②手术治疗:是最有效的治疗白内障的手段。手术可以去除混浊的晶状体,然后用透明的人工晶状体取而代之,是一种治标治本的方法。我国目前治疗白内障的手术方式主要有两种,即白内障超声乳化吸除术(Phaco)和白内障囊外摘除术(ECCE)。白内障超声乳化吸除+人工晶状体植入术(Phaco+IOL)是目前国际上主流的白内障治疗方法。该手术类型包括:普通白内障超声乳化吸除术、微切口白内障超声乳化吸除术和飞秒激光辅助的白内障超声乳化吸除术。而 ECCE 费用偏低,手术切口大,术后散光大,手术恢复慢,目前多用于扶贫白内障,较少开展。

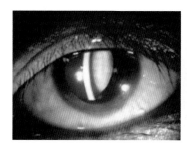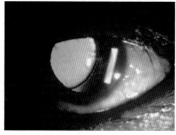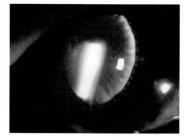

6. 白内障手术有年龄限制吗?

①能否承受白内障手术并不取决于年龄,而取决于患者的全身状况。只要老人身体素质良好,血压、心脏情况稳定、血糖控制在合理水平,都能承受手术。

②目前温州医科大学附属眼视光医院白内障手术最高年龄为 105 岁。

7. 白内障不做手术有危险吗?

早期的白内障没有危险,而膨胀期和过熟期的白内障可能会引起青光眼、葡萄膜炎、晶状体脱位等并发症,表现为眼红、眼痛、头痛、视力丧失等。

8. 什么时候选择手术?

①取决于患者对日常生活的视力要求,只要白内障影响患者的生活、工作,即使是 0.8 的视力也可以考虑手术治疗。

②陈旧的观念:白内障要等成熟才可以手术,由于白内障手术技术及仪器的进步,这一观念已过时且严重错误。等待是痛苦的,等待过程可能发生一些严重并发症,如继发性青光眼、葡萄膜炎、晶状体脱位等。

③有些类型的白内障应该尽早手术,如先天性白内障、高度近视引起的并发性白内障、糖尿病性白内障、青光眼并发的白内障等。

9. 白内障超声乳化吸除+人工晶状体植入术可能出现的主要并发症

①晶状体后囊膜破裂玻璃体脱出,晶状体核坠入玻璃体腔;

②干眼;

③玻璃体积血;

④葡萄膜炎;

⑤眼压升高;

⑥视网膜脱离;

⑦切口感染、眼内炎;

⑧角膜内皮失代偿;

⑨后发性白内障;

⑩人工晶状体脱位;

⑪病毒性角膜炎。

若术后发生人工晶状体脱位、切口渗漏、虹膜等眼内容物脱出、碎核或皮质残留、继发性青光眼、感染性眼内炎、角膜后弹力层脱离、视网膜脱离等情况,可能需要二次手术治疗。

10. 术后的视力恢复受哪些因素影响?

①术后有没有屈光不正。

②角膜是否透明。

③人工晶状体位置是否正常。

④患者的玻璃体、视网膜、视神经是否正常等。

11. 术后常见并发症后发性白内障(PCO)

①白内障手术后发生的晶状体后囊膜混浊导致视力下降叫后发性白内障(PCO)。PCO一般发生在白内障术后数月或数年,3年内的发生率约为20%。

②YAG激光截囊可快速处理PCO,只需要在门诊治疗,无痛苦,治疗过程只需几分钟,全部费用为100元左右。PCO治疗后一般不会再复发。

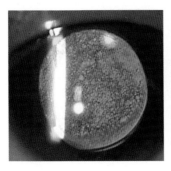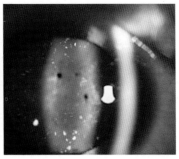

12. 什么是白内障超声乳化吸除+人工晶状体植入术?

白内障超声乳化是指手术医师在表面麻醉下通过3mm的切口,用超声乳化机器发射超声将混浊的晶状体(白内障)击碎并将其吸出眼外,然后将透明的人工晶状体植入到眼内,从而使患者恢复良好的视力。

13. 白内障超声乳化吸除+人工晶状体植入术适合哪些类型的白内障?

适合各种类型的白内障,但晶状体完全脱位的除外。

14. 白内障超声乳化吸除+人工晶状体植入术的优点

(1)"三不"境界:只需要表面麻醉,不必球后或球旁麻醉;不必切开含血管的组织;不必缝合切口。

(2)术后患者实现"三早"的效果:早期恢复视力,早期离床活动,早期参加工作。

（3）切口小，术后视力恢复好且快。白内障超声乳化术的切口小于 3mm，而传统的白内障囊外摘除（ECCE）的切口大于 6mm。

15. 白内障超声乳化吸除+人工晶状体植入术的步骤

（1）在角膜上或角膜缘做切口，把探头插入晶状体内，探头振动产生超声波，把白内障击碎吸出。

（2）植入透明的人工晶状体替代被去除的混浊晶状体。

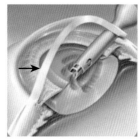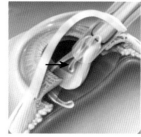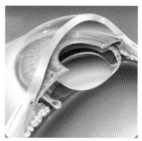

摘除白内障　　　　　　植入人工晶状体　　　　　　新的人工晶状体

16. 白内障手术最新技术有哪些？

（1）小于 2mm 微切口超声乳化手术：随着技术的发展小于 2mm 微切口超声乳化手术在温州医科大学附属眼视光医院开展迅速，微切口手术具有术源性散光小，术后切口愈合快，感染概率减少等优势。

20世纪70年代	20世纪80年代	20世纪90年代—21世纪	最新技术
12mm	6mm	3~3.5mm	1.8mm
硬性人工晶状体	硬性人工晶状体	折叠式人工晶状体	折叠式人工晶状体

（2）飞秒激光白内障手术：白内障手术最近几年取得突破性进展，进入了激光趋光性白内障手术时代。飞秒激光辅助白内障超声乳化手术是利用飞秒激光代替医生划开切口，并预先分割患者眼睛囊膜内的混浊晶状体，整个过程都有电脑扫描成像技术辅助，医生再用超声波去除晶状体。优点：手术切口、撕囊精准，人工晶状体植入后稳定居中。比超声碎核缩短手术时间，减少角膜内皮等眼组织的损伤。缺点：手术费用贵。

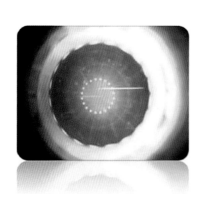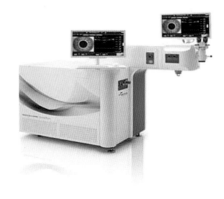

17. 什么是人工晶状体?

人工晶状体是由一些组织相容性很好的材料制成,可以在眼内永久存放。与超声乳化白内障术切口配套的为可折叠人工晶状体,折叠晶状体有许多类型,各种人工晶状体都有优、缺点,晶状体价格的高低与视力的恢复程度没有直接相关性。

人工晶状体的选择

类型	优点	缺点
普通单焦人工晶状体	成像质量清晰,价格中等	只能看远清楚,或者看近清楚,但是无法同时清楚,不能矫正散光
散光型人工晶状体	成像质量清晰,同时可矫正散光	只能看远清楚,或者看近清楚,但是无法同时清楚,价格略高
多焦点人工晶状体	可看远看近,术后绝大多数患者不需要戴眼镜	价格高,不是所有的患者都合适,可能适应不良

	看近	看中	看远	散光矫正
多焦点	✓	✓	✓	
矫正散光			✓	✓
单焦点			✓	

(1)普通单焦人工晶状体:这种人工晶状体可以通过不同度数的选择,让您在术后,看远清楚,或者看近清楚,但是无法同时清楚。如果您选择看远清楚,那么,术后就处于一个老花眼的状态,看近距离的手机、阅读的时候需要配戴老花镜。如果您选择看近清楚,那么术后就是一个近视眼的状态,看远需要配戴近视眼镜。视觉模拟见下图,价格约 2 300 元到 3 700 元不等。

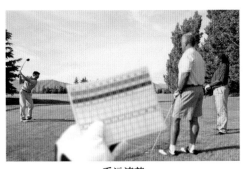
看远清楚

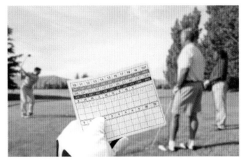
看近清楚

(2)散光型人工晶状体:如果您的角膜散光超过 75 度,普通的人工晶状体不能矫正散光,术后可能需要配戴散光眼镜才能看得更清楚。散光型人工晶状体可以中和角膜散光,提高术后的视力,降低其术后对眼镜的依赖。但是,如果术后人工晶状体偏离指定方向较大,会降低散光矫正效果,可能需要配镜矫正或手术调位置。视觉模拟见下图,价格约 4 400 元。

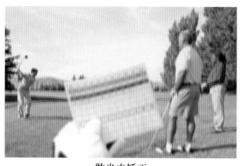 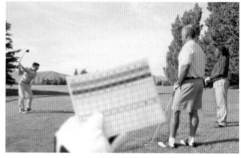

散光未矫正　　　　　　　　　　　　　　散光已矫正

（3）多焦点人工晶状体:这种人工晶状体有两个焦点或一段连续的聚焦视程,能够实现同时看近和看远。由于多焦点人工晶状体的分光作用,看近比普通人工晶状体好,但是远视力可能稍有下降。对眼睛条件要求高,植入术后可能出现眩光、光晕、夜间视力稍下降,需一段时间适应,多数人可改善,极少部分人可能不能适应,需重新更换人工晶状体。看很细小的东西,很近的东西仍可能需借助眼镜,价格在 5 800 元至 12 400 元不等。

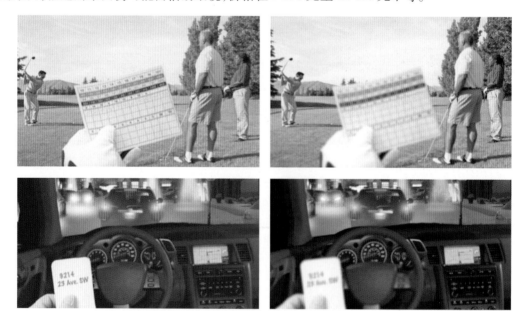

多焦人工晶状体　　　　　　　　　　　　单焦人工晶状体

五、玻璃体腔注药相关知识

1. 玻璃体腔位于什么部位?

玻璃体腔是指位于眼球后 4/5 的空腔,在晶状体后方、视网膜前方,里面充满无色透明的胶质体,即玻璃体。

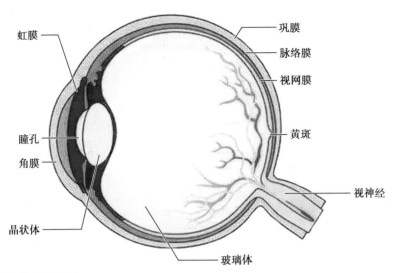

巩膜

脉络膜

视网膜

虹膜

黄斑

瞳孔

角膜

视神经

晶状体

玻璃体

2. 注的是什么"药"?

抗血管内皮生长因子药物(例如:雷珠单抗、康柏西普)。

3. 玻璃体腔注药可以治疗哪些眼病?

由湿性年龄相关性黄斑变性引起的黄斑区视网膜下或脉络膜新生血管膜生成。

4. 玻璃体腔注药(抗血管内皮生长因子药物)一次就可以了吗?

湿性年龄相关性黄斑变性一般不是"一针见效""立竿见影",通常需要多次治疗,国外推荐每月注射 1 次。

需要提醒广大患者的是,在玻璃体腔注药后虽然视力可能有所提高,但一定要定期复查,听从医生的建议,避免病情反复。

5. 玻璃体腔注药的治疗优势有哪些?

当前,玻璃体腔注药已经成为一种公认的眼病治疗途径,玻璃体腔注药与其他给药途径相比,具有显著优越性:

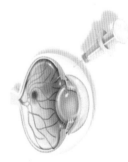

药物作用针对性强

局部组织内容易达到治疗所需药物浓度

药物在局部组织内快速起效

局部用药,降低全身用药的副作用

手术操作简便快速

6. 术前检查　术前实验室检查(包括血常规、尿常规、肝肾功能、血糖、血脂、凝血功能、乙肝五项、丙肝、HIV、TP-ab 等等)

血压测定

常规心电图

眼压检查

裂隙灯检查

泪道冲洗

眼底血管造影、OCT、眼底彩照

7. 术前用药　术前应使用抗生素眼药水预防感染,推荐左氧氟沙星滴眼液,一天 4 次,

滴用三天,手术禁忌包括全身及眼部不适宜手术的情况。全身禁忌:危急值、高血压、肝肾功能差、凝血功能障碍、幽闭空间恐惧症等不建议手术。眼部禁忌:结膜炎、前部巩膜葡萄肿、泪囊炎等。

8. 玻璃体腔注药术注意事项

①手术结束后予纱布遮盖术眼,至第二天早上才可取下。

②术后滴用抗生素眼药水,推荐左氧氟沙星滴眼液,一天4次,滴用5天。

③术后的异物感、沙粒感常常是由于术中眼部使用消毒液而损伤角膜上皮引起,该症状通常3~5天后消失,也可以使用人工泪液缓解。

④注射部位的局部结膜下出血也较常见,它是因为眼部表面的细小血管较多,注射操作容易损伤到这些小血管,人体会有自愈和吸收能力,局部结膜下出血通常7天左右消失,无需特殊用药。

⑤术后眼前黑影飘动则是由于药物进入眼内后悬浮于玻璃体腔所致,该症状一般7天左右消失,也无需特殊用药。

⑥此外,部分人术后会出现一过性眼压增高,表现为眼胀、眼痛,一般术后1天即可缓解,也可以使用降眼压眼药水对症治疗。

⑦术后请注意眼部护理,保持眼部卫生,请避免生活用水进入眼睛,请勿用手擦拭眼睛。

⑧治疗后若出现眼红、眼痛、眼胀、恶心呕吐或视力下降等不适,请立即联系医生或及时就诊。

六、青光眼患者日间手术指导

(一) 正确点眼药的方法

1. 点眼药的步骤

(1) 取坐位或平卧位。

(2) 点药前注意手卫生,洗手后再进行操作。注意核对眼别、滴眼液名称、用法、有效期等。

(3) 如眼周有分泌物,需擦拭后再点眼药,点眼药时头稍后仰,将下眼皮向下拉开,眼睛向头顶方向注视。

(4) 将眼药水滴到下穹窿部,每次1~2滴。

(5) 轻轻闭合眼睑3~5min,使用医用棉签将眼周药液擦干,刚滴完时头部避免向另一侧眼部倾斜,以免眼药水流到对侧眼。

(6) 眼药使用后拧紧瓶盖,一经开启,宜放于阴凉避光处保存。

2. 点眼药注意事项

(1) 注意眼药瓶不能触及眼睛的任何部位,距离眼睛2~3cm。

(2) 避开角膜。

(3) 先滴眼药水,再滴眼药膏。

(4) 不同种眼药水需要间隔5~10min,降压眼药水需要间隔15min以上。

(二) 手术前及手术日注意事项

1. 术前3天滴用消炎眼药以及其他医嘱要求使用的眼药。

2. 预防感冒、咳嗽。

3. 睡眠　术前晚保证充足睡眠。

4. 术前务必保持血压、血糖正常平稳。

5. 抗凝药　如长期服用阿司匹林、华法林、氢氯吡格雷等抗凝血药物,要询问医生是否停药。

6. 术前饮食

（1）局麻患者:手术日饮食正常,但不可进食过饱。

（2）全麻患者:严格遵守术前禁食、禁水时间。

7. 卫生　术前一日沐浴(注意保暖,勿着凉),剪指甲,男患者刮胡子。手术当日患者不佩戴任何饰品如项链、手镯等,女士不化妆。

8. 家属　手术日必须带一名家属,贵重物品交家属保存。

9. 手术　当天入院手术办理后,不要随意取下手腕带,做任何治疗以及手术时,我们将会根据腕带上的信息进行核对,待出院后方可弃去。患者换好病号服后在床单位等待,全麻患者不可穿紧身内衣裤,不可涂指甲油。

10. 牙齿与助听器　老年患者进手术室前摘掉义齿及助听器,全麻小儿患者有活动牙齿需提前告知麻醉师和主管医生。

11. 手术中局麻患者不要过度紧张,要尽量放松,特别注意头不能移动,双手固定在身体两侧不可随意举动以免触碰术眼及手术区域。手术时面部要覆盖治疗巾,提醒已经给予吸氧,如仍有憋闷等不适情况立即告知医生。

（三）手术后注意事项

1. 饮食

（1）局麻患者:进食清淡易消化的饮食,避免辛辣刺激或坚硬的食物。恢复期注意粗细粮搭配,保持大便通畅。尽量避免喝浓茶和咖啡。

（2）全麻患者:回病房后听从麻醉师的指示,如无特殊要求,常规患者禁食禁饮 2 小时后可进食少量粥、面、馄饨等易消化食物。第二天正常饮食。

2. 排尿　全麻患者第一次排尿,进饮食需告知护士。

3. 体位

（1）局麻患者:手术后可正常完成日常生活,如吃饭、如厕等。

（2）全麻患者:听从麻醉师的指示,如无特殊要求,去枕平卧2h后改自主体位。

4. 眼部纱布及次日门诊复查　术眼纱布覆盖,除眼部点眼药外请勿自行打开。第二天,遵医嘱按时复查。

5. 术后可能会出现轻微疼痛,一般 12~24h 可自行缓解,如感觉眼部疼痛加剧、眼胀、头痛、恶心、视力突然下降等情况,请及时就医。

6. 眼部卫生、安全指导　勿用纸巾、手擦拭眼部,洗头、洗澡避免脏水溅入;勿碰撞眼部,避免剧烈运动;避免在长期处于光线暗的环境阅读或看电子产品,注意眼部休息;不可一次性饮水超过 300ml。

7. 用药指导　遵医嘱用药,不可随意停药或加药,如有不适要及时门诊复查后遵医嘱再行改药,或联系青光眼个案管理师。

七、斜视患者日间手术指导

（一）斜视相关知识

1. 什么是斜视　任何一眼视轴偏离的临床现象称为斜视,一经发现应该医院就诊。

2. 为什么会发生斜视　①屈光不正;②感觉障碍;③遗传因素。

3. 斜视的分类　内斜、外斜、上斜视、下斜视。

4. 斜视会产生那些不良后果　歪头或斜颈、缺乏融像能力、影响美观、缺乏立体视觉。

5. 治疗斜视的最佳时机是何时　一般来讲,对于儿童的共同性斜视如果不及时治疗,等到 12 岁以后则可能丧失双眼视觉功能,此年龄以后即使通过手术解决了斜视,也只能起美容效果。

因此,斜视应该及时治疗。但是,对于配合检查且有轻微斜视的儿童,可以根据视功能的好坏决定手术的时间。对于非共同性斜视的手术时机,一般在发病半年后进行手术治疗。

6. 几种常见斜视的手术时机?

（1）先天性斜视:必须早期手术,如不及时矫正,最终孩子的双眼视觉就不能得到正常的发育而形成弱视。

（2）屈光不正:由屈光不正造成的斜视首先要矫正屈光不正,并根据有无弱视再考虑斜视的治疗。

（3）间歇性:如果斜视程度较低,平时基本看不出斜视,则可以在检查双眼视功能的基础上观察眼位。

7. 答疑

（1）斜视手术会不会引起视力下降?

不会。斜视手术属于外眼手术,不进入到眼球里面去,因此不会对患者的视力产生影响。

（2）为什么有时斜视需要分次进行手术治疗?

一般讲,对于≥90°的斜视患者,由于偏斜角度较大,常常要行多条眼外肌手术。原则上不允许在一只眼上行 3 条直肌的手术,否则会造成眼球的前端缺血。

（二）斜视手术宣教

1. 斜视术前检查流程

（1）请确认以下手术信息:主刀医生、手术日期、手术时间、住院病区。

（2）今日流程:术前检查,术前宣教,麻醉会诊,主刀。

2. 斜视手术原理和目的

（1）手术原理:调整眼外肌力量。

（2）手术目的:改善外观,恢复一定的双眼视功能,改善复视、歪头症状。

3. 麻醉方式的选择

（1）全身麻醉:无痛,术前术后禁饮食严格,全身情况要求高(以 10~12 周岁为大概界限)。

1）禁饮禁食时间:术前 3h 禁水 8h 禁食;具体参照饮食通知单。

2）术前准备:入院,洗眼睛,打留置针,签署手术同意书。

3）手术:主要为静脉药物麻醉。

4）手术结束:恢复室留观半小时回病房后禁饮食 2h。

5）术后反应:烦躁、无力、胃口差、恶心呕吐等。

（2）靶控联合麻醉:轻度疼痛,恐惧心理,手术中需要配合医生。

1）靶控联合麻醉-半麻

2）禁饮禁食时间:术前 3h 禁水 6h 禁食;具体参照饮食通知单。

3）术前准备:入院,洗眼睛,打留置针,签署手术同意书。

4）手术:局部麻醉+静脉药物麻醉,术中配合手术、调整。

5）手术结束:直接回病房,术后无禁食。

6）术后反应:无力,胃口差,恶心呕吐等。

4. 斜视手术风险点

（1）眼红肿

（2）眼痛及异物感

（3）视力和度数:大多数与术前一致

（4）复视

（5）头位恢复情况

（6）术后切口感染、结膜切口开裂、愈合延迟

（7）术后干眼

（8）术后短期内眼位大幅度变化

（9）术后欠矫、过矫,远期眼位变化 20%~30%

危险因素:单眼视力差、双眼视力参差、双眼视功能低下、先天性斜视、复杂斜视、视疲劳、近视尤其度数增长快者、体弱多病者等。

5. 术后护理注意事项

（1）眼部卫生。

（2）按时滴眼药水。

（3）忌辛辣上火饮食。

（4）勿揉眼 1 周。

（5）1 周后复查拆线。

（6）术后 1 周少用眼,1 个月内适量用眼,1 个月后正常用眼。

6. 答疑

（1）医疗报销事项:①术前检查费用会归入住院费用清单中;②温州地区医疗报销:直接医保卡上结算;③温州以外地区请咨询大厅服务中心的社保窗口。

（2）证件准备:身份证、市民卡（农保卡）、就诊卡、门诊病历一定要带齐。

（3）入院缴费方式:银行卡、微信、支付宝均可。

八、慢性泪囊炎日间手术指导

概述:由于鼻泪管的阻塞或狭窄而引起,这是一种比较常见的眼病,好发于中老年女性。常见于沙眼、泪道外伤、鼻炎、鼻中隔偏曲、鼻息肉、下鼻甲肥大等阻塞鼻泪道,泪液不能排

出,长期滞留在泪囊内。

（一）临床表现

1. 溢泪

2. 有黏液或脓性分泌物自泪小点流出

（二）治疗要点

1. 勤滴眼药 抗生素眼药水滴患眼,滴眼药前先将泪囊脓液挤压干净。保持眼部清洁,不用脏手或脏手帕、纸巾擦眼睛。

2. 泪道冲洗 用生理盐水或抗生素配置溶液冲洗泪道。

3. 探通与扩张 经过一个疗程的冲洗,待分泌物消失时方可采用,但禁用暴力,以防形成假道,使感染扩散,导致加重其阻塞程度。

4. 手术疗法 以鼻内镜下泪囊开窗引流为主,亦可作泪囊摘除。

5. 饮食上多吃蔬菜水果,忌食辣椒、大葱等刺激性食物,忌烟酒。

6. 及时彻底治疗沙眼、慢性鼻炎、鼻中隔偏曲等。

九、上睑下垂日间手术指导

（一）定义

上睑下垂(ptosis)指提上睑肌和 Müller 平滑肌的功能不全或丧失,以致上睑呈现部分或全部下垂,轻者遮盖部分瞳孔,严重者瞳孔全部被遮盖,先天性者还可造成弱视。为了克服视力障碍,双侧下垂者,因需仰首视物,形成一种仰头皱额的特殊姿态。

分类：

1. 先天性上睑下垂

2. 麻痹性上睑下垂

3. 交感神经性上睑下垂

4. 肌源性上睑下垂

（二）治疗

主要是防止视力减退和改善外貌,应针对病因治疗。先天性上睑下垂如果影响视力发育,应早期手术矫正。如果是轻度上睑下垂,不影响视力发育,可择期手术改善外观。单侧下垂遮挡瞳孔者更应争取早期手术,手术时间最好在 6 岁以前,以防形成弱视。肌源性或麻痹性上睑下垂可应用三磷酸腺苷、维生素 B_1 或新斯的明,久治无效时再考虑手术。

十、视网膜脱离日间手术指导

1. 什么是视网膜疾病?

视网膜就像照相机里的感光底片,专门负责感光成像。当我们看东西时,物体的影像通过屈光系统,就落在视网膜上。当这张底片出现问题时,我们就看不清楚东西了。而我们视网膜总共有 10 层,就好像我们日常所吃的三明治一样,其中视网膜神经感觉层与色素上皮层之间最易发生分离,也就是我们通常所说的视网膜脱离。

临床上根据把视网膜脱离分为三类,分别是孔源性视网膜脱离、牵拉性视网膜脱离、渗出性视网膜脱离。

2. 什么原因会引起视网膜脱离呢?

一般视网膜裂孔、玻璃体积血等都会引起视网膜脱离。

3. 视网膜脱离的发生机制是什么?

视网膜裂孔形成后,液化的水经裂孔进入视网膜下,从而引起视网膜脱离。通俗一点说,视网膜脱离就好像我们家里的墙纸,受潮后,水进入墙壁,引起墙纸的脱离。

4. 什么样的人容易得视网膜脱离呢?

首先是高度近视患者,因为高度近视时,周边的视网膜就会非常脆弱,就很容易导致视网膜脱离。其次是老人,老年人的玻璃体容易变性、液化,常伴有各种视网膜病变,因而容易发生视网膜脱离。再次是眼外伤患者,眼部受到挫伤时,撞击运动的瞬间会引起视网膜脱离。如果有糖尿病病史,就要注意控制好血糖。因为高血糖能损害视网膜的微小血管,使其渗漏、出血,产生视网膜病变,从而导致视网膜脱离。

5. 视网膜脱离通常有哪些临床表现?

首先可能有闪光感、眼前黑影飘动和飞蚊症。黑影一般呈烟雾状或点、片状。飞蚊症就是感觉有蚊子在眼前飞来飞去,可老飞不走,也抓不住。当病变累及到黄斑时,就会引起中心视力下降和视野缺损。

什么是视野缺损呢? 视野缺损的表现就好像在阳光灿烂的日子里,大家边就餐边欣赏风景,而你却只能看到食物,却看不到漂亮的风景。

视网膜脱离除了以上常见的临床表现外,还有其特征。眼底彩照可以看出脱离的视网膜呈现灰色、不透明的,视网膜隆起呈波浪状,上面还可能有暗红色视网膜血管。通过全面仔细的眼底检查,就会发现视网膜裂孔的形态和大小了。

6. 视网膜疾病的检查为什么要散瞳呢?

散瞳是视网膜脱离患者最常见的检查项目。我们通常把眼睛比喻成心灵的窗户。如果不散瞳,那我们的眼睛就是小窗户,从窗户外看只能看到一点东西。散瞳后,就是把窗户打开,那房间里的东西就能一目了然。

7. 手术治疗1——外路手术方式

巩膜外加压及环扎手术统称为外路手术,就是在眼外通过硅胶条或者环扎带的压力将裂孔顶起来,从而让脱离的视网膜平伏。我们的巩膜就是一道墙,而视网膜就是墙纸。外路手术就是把墙往墙纸方向推。一般来说,相对比较简单的视网膜脱离患者,会选择外路手术方式。

8. 手术治疗2——内路手术方式

通过睫状体平坦部的玻璃体切除手术简称为内路手术。内路手术适合裂孔较多或较大的患者。内路手术就是把墙纸往墙的方向粘贴。内路手术通常需要通过气体、硅油等眼内填充物帮助视网膜恢复平伏。无论是填充气体或是硅油,患者手术后通常需要保持特殊卧位,以帮助视网膜平伏。

9. 视网膜手术术前注意事项

(1) 为防止术前裂孔变大,增加手术难度,术前建议双眼闭目,卧床休息,避免剧烈运动及过度用眼,并保持裂孔最低位。必要时遵医嘱双眼包扎休息。

(2) 手术前当晚建议做好个人卫生,如洗头洗澡,修剪指甲,保证充足的睡眠。

（3）手术当日，护士会为您测量生命特征，包括血压，体温，脉搏，血糖。另外护士会为您剪睫毛，冲洗泪道及结膜囊，一切准备完毕，护送到手术室。

10. 术后注意事项

（1）术后根据医嘱保持特殊体位：术后正确体位的原理：是让裂孔处于最高位，利用硅油和气体向上浮的压力，关闭裂孔，使视网膜复位。请一定要遵照医生的要求，保持正确的卧位。

如果裂孔在左眼的颞侧，那么术后就取右侧卧位。如果裂孔在左眼的鼻侧，那么术后就取左侧卧位。如果裂孔在上方，那就必须半靠位。假如裂孔在下方，那么必须前倾位、头低坐位或俯卧位，如图所示。

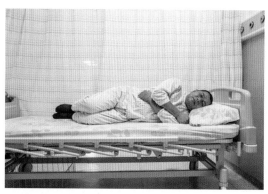
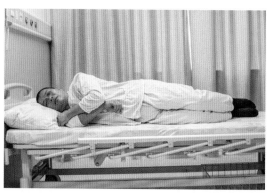
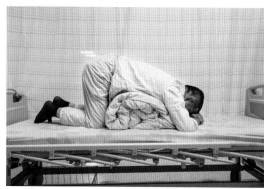
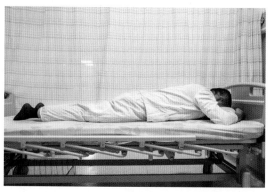
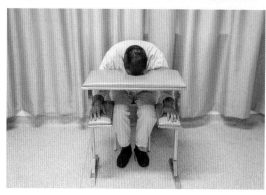
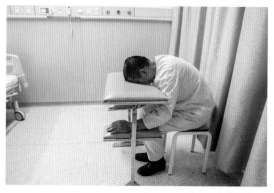

当取被迫体位时，很可能会引起一些不舒适感。如果长时间处于俯卧位可能会感到腰部酸痛，可每2h变更为头低坐位，前倾位，但还是要坚持。我们医院提供了一系列的辅助器

具如气圈、有孔床垫、有孔床单,玻切体位桌等,将会帮助取相对舒适的特殊体位。手术回病房后,您的责任护士将会及时指导,如何使用这些辅助器具。

（2）术后眼部卫生很重要,请不要用手揉眼睛,建议三天内注意不要洗头和淋浴洗澡,避免脏水进入眼内。

（3）术后不要去油烟、灰尘多的地方,不能做剧烈运动。因为外力的撞击会引起平伏的视网膜再次脱离。

（4）如果眼底注入气体的话,至少1个月内不能坐飞机或去高原地区旅行。因为在高空环境中,气体膨胀,引起眼压急剧升高,导致视神经损伤,引起视力下降或者无光感。

（5）视网膜脱离术后要清淡饮食,多吃水果、蔬菜,不宜进食刺激性食物。注意不能用力解大便,保持大便通畅。

（6）出院后要按时门诊随访,可拨打114,12580预约就诊;或者上温州医科大学附属眼视光的网站进行预约,方便就诊。

（7）如果居家期间发生视力突然下降,雾视或者眼睛红,眼胀,眼痛等异常情况,请及时到医院就诊。

2017 年、2020 年日间

序号	专业	疾病名称 （文件发布）	ICD-10 编码 （文件发布）	疾病名称 （对应疾病分类代码 国家临床版 2.0）	疾病编码 （对应疾病分类代码 国家临床版 2.0）
1	普通外科	肛瘘	K60.3	肛瘘/高位肛瘘/低位肛瘘/复杂性肛瘘	K60.300/K60.301/K60.302/K60.303
2		下肢静脉曲张	I83	下肢静脉曲张/大隐静脉曲张	I83.900x004/I83.903
3					
4		腹股沟疝	K40.2, K40.9	单侧或未特指的腹股沟疝，不伴有梗阻或坏疽/单侧腹股沟疝/单侧腹股沟斜疝/单侧腹股沟直疝/先天性腹股沟斜疝/单侧腹股沟疝，不伴有梗阻或坏疽	K40.900/K40.900x002/K40.900x003/K40.900x004/K40.900x006/K40.900x011
5					
6		乳腺良性肿瘤	D24	乳腺良性肿瘤	D24.x00x001
7	骨科	腰椎间盘突出症	M51.0+G99.2*/M51.1+G55.1*	腰椎间盘突出伴脊髓病/腰椎间盘突出伴神经根病/腰椎间盘突出伴坐骨神经痛/腰椎间盘突出	M51.003+G99.2*/M51.100x001G99.2*/M51.100x003/M51.202
8		闭合性肱骨干骨折	S42.300	肱骨干骨折	S42.300
9		闭合性尺骨鹰嘴骨折	S52.001A	尺骨鹰嘴骨折	S52.000x011

手术病种及术式推荐

试点病种及术式推荐目录

手术名称 （文件发布）	ICD-9-CM-3（文件发布）	手术名称 （对应手术操作分类代码国家临床版 2.0)	ICD-9-CM-3 编码 （对应手术操作代码国家临床版 2.0)	2012 年版价格项目规范名称与编码(CCHI)
高位复杂肛瘘挂线治疗	49.73	肛瘘挂线术	49.7301	高位复杂肛瘘挂线治疗 PBEA1201
大隐静脉腔内激光闭合术	38.59	大隐静脉主干激光闭合术	38.5900x003	大隐静脉腔内激光闭合术 HM559301
大隐静脉高位结扎+剥脱术		大隐静脉高位结扎和剥脱术	38.5901	大隐静脉高位结扎+剥脱术 HM573301
腹股沟疝修补术	53.00	单侧腹股沟疝修补术（包括无张力修补及疝囊高位结扎）	53.0	腹股沟疝修补术 HQS83301
无张力腹股沟疝修补术				无张力腹股沟疝修补术 HQS83302
乳腺肿物切除术	85.21	乳房病损切除术	85.2100x003	乳腺肿物切除术 HYA73307
		乳腺区段切除术		乳腺区段切除术 HYA73308
		乳腺肿瘤旋切术		乳腺肿瘤旋切术 HYA73314
经椎间盘镜髓核摘除术（MED）	80.51	内镜下腰椎髓核切除术	80.5111	经椎间盘镜髓核摘除术（MED）HVF56501
肱骨干骨折切开复位钢板螺丝钉内固定术	78.52	肱骨骨折切开复位钢板内固定术/肱骨骨折切开复位螺钉内固定术	79.3100x005/ 79.3100x006	肱骨干骨折切开复位钢板螺丝钉内固定术 HWH70310
尺骨鹰嘴骨折切开复位内固定术	79.02	尺骨骨折切开复位内固定术	79.32	尺骨鹰嘴骨折切开复位内固定术 HWM70302

序号	专业	疾病名称 （文件发布）	ICD-10 编码 （文件发布）	疾病名称 （对应疾病分类代码 国家临床版 2.0）	疾病编码 （对应疾病分类代码 国家临床版 2.0）
10	骨科	闭合性尺桡骨干骨折	S52.400	桡尺骨骨干骨折	S52.400x001
11		先天性肌性斜颈	Q68.001	先天性胸锁乳突肌性斜颈	Q68.001
12		腱鞘囊肿	M67.4	腱鞘囊肿	M67.400
13		闭合性髌骨骨折	S82.000	髌骨骨折	S82.000
14		腘窝囊肿	M71.2	腘窝囊肿	M71.200x001
15		膝关节骨关节炎	M17	膝关节骨关节炎	M17
16		多指、趾畸形	Q69.9	多指、趾畸形	Q69
17	泌尿外科	肾结石	N20.0,N13.201	肾结石	N20.000
18					
19		输尿管结石	N20.1,N13.202	输尿管结石	N20.100
20					
21		睾丸鞘膜积液	N43.301	鞘膜积液/睾丸鞘膜积液	N43.300、N43.301
22		隐睾（睾丸可触及）	Q53.1～Q53.9	单侧睾丸未降-隐睾	Q53.1/Q53.9
23		精索静脉曲张	I86.1	精索静脉曲线	I86.101
24		压力性尿失禁/张力性尿失禁	N39.3/N39.301	压力性尿失禁/张力性尿失禁	N39.300/N39.300x001
25	消化内科	结肠息肉	D12.6/D12.8/K62.1/K63.5	结肠息肉	K63.500
26					
27		直肠息肉	D12.8,M8210/0	直肠息肉	K62.100

续表

手术名称 （文件发布）	ICD-9-CM-3 （文件发布）	手术名称 （对应手术操作 分类代码国家 临床版2.0）	ICD-9-CM-3编码 （对应手术操作 代码国家临床 版2.0）	2012年版价格项目 规范名称与编码（CCHI）
尺骨干骨折闭合复位钢板螺丝钉内固定术	79.32	桡尺骨骨折切开复位内固定术	79.32	尺骨干骨折闭合复位钢板螺丝钉内固定术 HWM70304
肌肉松解术	83.19	胸锁乳突肌切断术/胸锁乳突肌部分切断术	83.1903/ 83.1900x020	肌肉松解术 HX857301
腱鞘囊肿切除术	82.21	腱鞘囊肿切除术/手部腱鞘囊肿切除术	83.3101/ 82.2101	腱鞘囊肿切除术 HX873303
髌骨骨折闭合复位内固定术	79.19	髌骨骨折闭合复位空心钉内固定术	79.1900x005	髌骨骨折闭合复位内固定术 HXH70303
腘窝囊肿切除术	81.47	腘窝囊肿切除术	83.3902	腘窝囊肿切除术 HXJ73304
关节镜下膝关节清理术	80.86	关节镜膝关节病损切除术	80.8602	关节镜下膝关节清理术 HXJ73501
多指/趾切除矫形术	86.26	多余指切除术/多余趾切除术	86.2601/ 86.2602	多指/趾切除矫形术 HW273301
经皮肾镜超声碎石取石术	55.04	经皮肾镜超声碎石取石术（Ⅱ期）（再次住院）/经皮肾镜超声碎石取石术（Ⅱ期）（同次住院）	55.0400x005/ 55.0400x008	经皮肾镜超声碎石取石术 HRB65506
经尿道输尿管镜激光碎石取石术	57	经尿道输尿管/肾盂激光碎石取石术	56.0x06	经尿道输尿管镜激光碎石取石术 HRF65604
经尿道输尿管镜气压弹道碎石取石术		经尿道输尿管/肾盂气压弹道碎石取石术	56.0x07	经尿道输尿管镜气压弹道碎石取石术 HRF65607
经尿道输尿管镜超声碎石取石术	59.95	经尿道输尿管/肾盂超声碎石取石术	56.0x08	经尿道输尿管镜超声碎石取石术 HRF65610
精索或睾丸鞘膜根治术	61.49	阴囊和睾丸鞘膜的其他修补术	61.49	精索鞘膜结扎或睾丸鞘膜翻转术 HSB70301
隐睾下降固定术	62.5	睾丸固定术	62.5x00	隐睾下降固定术 HSB71302
精索静脉曲张高位结扎术	63.1	精索静脉高位结扎术	63.1x01	精索静脉曲张高位结扎术 HSH59301
经阴道前壁尿道悬吊术		经阴道无张力尿道悬吊术（TVT）	59.5x01	经阴道前壁尿道悬吊术 HRJ71401
经电子内镜结肠息肉微波切除术	45.42	纤维结肠镜下结肠息肉切除术	45.4200x003	经电子内镜结肠息肉微波切除术 HPS72602
经电子内镜结肠息肉激光切除术				经电子内镜结肠息肉激光切除术 HPS72604
经内镜直肠良性肿物切除术	48.35	内镜下直肠病损切除术	48.3508	经内镜直肠良性肿物切除术 HPU73602

序号	专业	疾病名称（文件发布）	ICD-10 编码（文件发布）	疾病名称（对应疾病分类代码国家临床版2.0）	疾病编码（对应疾病分类代码国家临床版2.0）
28	妇科	卵巢良性肿瘤、卵巢非肿瘤性囊肿、输卵管积水、输卵管系膜囊肿		卵巢良性肿瘤/卵巢单纯性囊肿/输卵管积水/输卵管系膜囊肿	D27.x00/N83.200x004/N70.103/N83.800x010
29	儿科	慢性扁桃体炎（儿童）	J35.0	慢性扁桃体炎	J35.000
30		脐窦	K60.0~K60.2	先天性脐窦	Q43.002
31					
32					
33	眼科	翼状胬肉	H25.901	翼状胬肉	H11.000
34		难治性青光眼	H44.501	青光眼术后眼压失控/继发性青光眼/新生血管性青光眼/无晶状体性青光眼/绝对期青光眼/青少年型青光眼	H40.000x004/H40.500x002/H40.501/H40.502/H44.501/Q15.005
35					
36		老年性白内障	H25.901	老年性白内障	H25.0~H25.9
37					
38					
39	耳鼻喉科	先天性耳前瘘管	Q18.1	先天性耳前瘘管	Q18.102
40		慢性化脓性中耳炎	H66.1~H66.3/H71	慢性化脓性中耳炎	H66.301
41					
42		会厌良性肿瘤	D14.1	会厌良性肿瘤	D14.101
43		声带息肉	J38.102	声带息肉	J38.102

注：医疗服务项目的项目编码、项目名称、技术难度来自于《全国医疗服务价格项目规范（2012年版）工作手册》。"技专业，具体为外科系统-a、内科系统-b、医技系统-c、综合-d、放疗-e、牙科-f、精神-g、理疗-h、康复-j、麻醉-k、中医-m。

续表

手术名称 （文件发布）	ICD-9-CM-3 （文件 发布）	手术名称 （对应手术操作 分类代码国家 临床版 2.0）	ICD-9-CM-3 编码 （对应手术操作 代码国家临床 版 2.0）	2012 年版价格项目 规范名称与编码（CCHI）
经腹腔镜卵巢囊肿剥除术（单或双侧）	65.01	腹腔镜卵巢病损切除术	65.2501	（单或双侧）经腹腔镜卵巢囊肿剥除术 HTB73501
扁桃体切除术	28.2	扁桃体切除术	28.2x00x002	扁桃体切除术 HGS75301
脐窦烧灼术				脐窦烧灼术 HQQ72301
脐窦手术切除	54.3	脐病损切除术	54.3x00x027	脐茸手术切除 HQQ73301
脐窦切除术				脐窦切除术 HQQ73302
翼状胬肉切除组织移植术	11.32	胬肉切除术伴角膜移植术/翼状胬肉切除伴自体干细胞移植术/翼状胬肉切除术伴异体干细胞移植术/翼状胬肉切除伴羊膜植片移植术/翼状胬肉切除伴结膜移植术	11.3200/11.3201/11.3202/11.3203/11.3901	翼状胬肉切除组织移植术 HEH89309
外路经巩膜激光睫状体光凝术	12.73	睫状体光凝固法	12.7300	外路经巩膜激光睫状体光凝术 HEM72301
睫状体冷凝术	12.72	睫状体冷凝疗法	12.7200	睫状体冷凝术 HEM72302
白内障超声乳化吸除+人工晶状体植入术	13.71	白内障摘除伴人工晶体一期置入术/白内障超声乳化抽吸术	13.7100x001/13.4100x001	白内障超声乳化吸除+人工晶状体植入术 HEP61302
小瞳孔白内障超声乳化吸除+人工晶状体植入术		白内障摘除伴人工晶体一期置入术/白内障超声乳化抽吸术	13.7100x001/13.4100x001	小瞳孔白内障超声乳化吸除+人工晶状体植入术 HEP61303
白内障超声乳化摘除术	13.41	白内障超声乳化抽吸术	13.4100x001	白内障超声乳化摘除术 HEP65302
耳前瘘管切除术	18.21	耳前瘘管切除术	18.2100x006	耳前瘘管切除术 HFA73301
Ⅰ型鼓室成形术	19.4	鼓室成形术，Ⅰ型	19.4x01	Ⅰ型鼓室成形术 HFE83301
经耳内镜Ⅰ型鼓室成形术		内镜下鼓室成形术	19.4x00x005	经耳内镜Ⅰ型鼓室成形术 HFE83601
经支撑喉镜会厌良性肿瘤切除术	30.09	支撑喉镜下会厌病损切除术	30.0900x008	经支撑喉镜会厌良性肿瘤切除术 HGN73401
经支撑喉镜激光辅助声带肿物切除术		支撑喉镜下声带病损切除术	30.0900x011	经支撑喉镜激光辅助声带肿物切除术 HGP73601

术难度"用于体现项目技术操作相对难易程度，由易至难按 1~100 分赋值，不同字母代表医疗服务项目所属的不同系统和

第二批日间手术（操作）试点病种及术式推荐目录

序号	专业	疾病名称（对应疾病分类代码 国家临床版 2.0）	疾病编码（对应疾病分类代码 国家临床版 2.0）	手术名称（对应手术操作代码 国家临床版 2.0）	ICD-9-CM-3 编码（对应手术操作代码 国家临床版 2.0）	2012 年版价格项目规范名称与编码（CCHI）
1	眼科	上睑下垂	H02. 400	上睑下垂修补术，用额肌法伴筋膜吊带法	08. 32	额肌筋膜瓣悬吊上睑下垂矫正术 HEV83301/上睑下垂矫正联合眦整形术 HEV83304
2		青光眼	H40. 200x002	外路小梁切除术	12. 64	小梁切除术 HEJ73301
3				虹膜周边切除术	12. 1403	虹膜周边切除术 HEJ73305
4		麻痹性斜视	H49. 900	眼外肌手术后的修复术	15. 6x00	眼外肌探查＋斜视矫正术 HEV83311
5		麻痹性斜视/会聚性共同性斜视/散开性共同性斜视/斜视/同歇性共同性斜视/垂直斜视/其他共同性斜视，其他和未特指的/机械性斜视/斜视，其他特指的	H49. 900/H50. 000/H50. 100/H50. 200/H50. 300/H50. 400/H50. 600/H50. 800	眼外肌手术	15. 1/15. 2/15. 3/15. 4/15. 5/15. 9	直肌减弱联合眶壁固定术 HEV71301/双眼水平垂直肌后徙缩短术 HEV81301/水平直肌减弱术 HEV83305/非水平直肌加强术 HEV83306/非水平肌加强弱术 HEV83307/非水平肌减弱术 HEV83308/单眼两条直肌移位联结术 HEV83309/直肌调整缝线术 HEV83310/眼外肌探查＋斜视矫正术 HEV83311
6		渗出性年龄相关性黄斑变性/黄斑视网膜变性，未特指/黄斑下新生血管形成/视网膜水肿/视网膜层间分离，未特指的	H35. 300x011/H35. 300x001/H35. 012/H47. 101/H35. 700/H35. 100	玻璃体腔药物注射术	14. 7903	玻璃体腔穿刺术 HEQ45101

续表

序号	专业	疾病名称（对应疾病分类代码国家临床版2.0）	疾病编码（对应疾病分类代码国家临床版2.0）	手术名称（对应手术操作代码国家临床版2.0）	ICD-9-CM-3编码（对应手术操作代码国家临床版2.0）	2012年版价格项目规范名称与编码（CCHI）
7	眼科	视网膜脱离或裂孔/孔源性视网膜脱离	H33.200x002/H33.304/H33.001	视网膜注气复位术	14.5903	视网膜注气复位术 HET48301
8		黄斑裂孔	H35.303	黄斑裂孔封闭术	14.3901	黄斑裂孔封闭术 HET59301
9		黄斑前膜	H35.306	黄斑前膜剥除术	14.2900x002	黄斑前膜剥除术 HET65301
10		眦角异位	H02.800x014/H02.800x016	内眦成形术	08.5900x004	内眦成形术 HED83305/外眦成形术 HED83305
11				外眦成形术	08.5900x005	
12				眦成形术	08.5902	
13		睑内翻/瘢痕性睑内翻	H02.003/H02.000x004	睑内/外翻矫正术	08.41～08.49	非瘢痕性睑内翻矫正术 HED83318/非瘢痕性睑内翻缝线矫正术 HED83319/瘢痕性睑内翻中厚植皮矫正术 HED83320
14		泪小管阻塞/泪道阻塞	H04.505/H04.509	泪道重建术+人工泪管置入术	09.7300x004+09.7301+09.4404	泪道成形术+泪小管吻合术 HEE83303+HEE86301
15				泪小管探通术+人工泪管置入术	09.4200+09.4404	泪道探通术 HEE87302
16		泪小点狭窄	H04.500x009	泪点重建术+人工泪管置入术	09.7201+09.4404	泪道成形术 HEE83303
17		陈旧性泪小管断裂	H04.801	泪小管吻合术+人工泪管置入术	09.7301+09.4404	泪小管吻合术 HEE86301

续表

序号	专业	疾病名称（对应疾病分类代码国家临床版2.0）	疾病编码（对应疾病分类代码国家临床版2.0）	手术名称（对应手术操作代码国家临床版2.0）	ICD-9-CM-3编码（对应手术操作代码国家临床版2.0）	2012年版价格项目规范名称与编码（CCHI）
18	眼科	眼睑或眼周区疾患/眼睑黄色瘤	H02.901/E78.200x001	眼睑病损切除术	08.2000x006	眼睑肿物切除术 HED73302
19	耳鼻喉科	分泌性中耳炎	H65.900x001	鼓膜切开术伴置管/内镜下鼓膜置管术	20.0100/20.0100x006	鼓膜置管术 HFF62301/经耳内镜鼓膜置管术 HFF62601
20		鼓膜穿孔/鼓膜中心穿孔/鼓膜紧张部穿孔/鼓膜鼓室上隐窝穿孔/鼓膜松弛部穿孔/鼓膜边缘性穿孔	H72.900/H72.000/H72.001/H72.100/H72.101/H72.200x001	鼓膜成形术	19.4	显微镜下鼓膜修补术 HFF83302/经耳内镜鼓膜修补术 HFF83601
21		耳郭良性肿瘤/耳郭肿物	D23.200x002/H61.100x008	耳郭病损切除术	18.2900x003	耳郭良性肿物切除术 HFB73304
22		鼻腔肿瘤/鼻腔良性肿瘤/鼻腔肿物/鼻窦肿物/鼻前庭肿物/鼻中隔肿物/鼻咽肿物/鼻部肿物	D38.502/D14.000x003/J34.810/J32.906/J34.800x033/J34.800x034/J39.200x016/R22.003	内镜下鼻内病损切除术	21.3104	经鼻内镜鼻腔肿瘤切除术 HCC73602/鼻部肿物切除术 HGA73301
23		鼻息肉	J33.900	内镜下鼻息肉切除术	21.3102	经鼻内镜鼻息肉切除术 HCC73601
24		鼻中隔偏曲	J34.200	鼻中隔黏膜下切除术	21.5x00/21.8400x002/21.5x00x004/21.5x01	经鼻内镜鼻中隔偏曲矫正术 HGD83601
25		鼻前庭囊肿	J34.100x007	鼻前庭病损切除术	21.3200x003	鼻前庭囊肿切除术 HGC73302
26		腺样体肥大	J35.200	腺样增殖体切除术不伴扁桃体切除术	28.6	经鼻内镜腺样体切除术 HGT75601
27		咽部囊肿	J39.215	咽部病损切除术	29.3901	咽部囊肿切除术 HGH73302

续表

序号	专业	疾病名称 (对应疾病分类代码 国家临床版 2.0)	疾病编码 (对应疾病分类代码 国家临床版 2.0)	手术名称 (对应手术操作代码 国家临床版 2.0)	ICD-9-CM-3 编码 (对应手术操作代码 国家临床版 2.0)	2012 年版价格项目规范 名称与编码(CCHI)
28	耳鼻喉科	喉肿物/喉室带囊肿	J38.708/J38.700x001	支撑喉镜下喉病损切除术	30.0911	经支撑喉镜室带肿物切除术 HCM73603
29		会厌囊肿/会厌肉芽肿/会厌增生/会厌良性肿瘤	J38.715/J38.717/D14.101	支撑喉镜下会厌病损切除术	30.0900x008	经支撑喉镜会厌病变切除术 HCN73604
30		鼻咽肿物/鼻咽囊肿/鼻咽良性肿瘤	J39.200x016/J39.203/D10.600	内镜下鼻咽病损切除术	29.3908	鼻内镜鼻咽肿物切除术 HCJ73601
31		咽部肿物/口腔肿物	J39.219/K13.702	口腔病损切除术	27.4906	口咽部肿物局部切除术 HHM73306
32			R04.000	咽部病损切除术	29.3901	咽部肿瘤切除术 HGH73303
33		鼻出血		鼻内镜下电凝止血术	21.0300x004	经鼻内镜电烧止血术 HGC46604
34		压扁鼻/后天性歪鼻/鼻翼肥大/鞍鼻	M95.007/M95.005/J34.812/M95.001	隆鼻伴人工假体置入术	21.8500x004	假体置入隆鼻术 HGB62302
35	普通外科	低位肛瘘	K60.302	肛门瘘管切开术	49.1100	低位肛瘘切开术 HPV50301
36		肛周脓肿/肛门脓肿	K61.001/K61.000	直肠周围脓肿切开引流术	48.8101	直肠肛门周围脓肿切开引流术 HPU45301
37				肛周脓肿切开引流术	49.0100x004	直肠肛门周围脓肿切开引流术 HPU45301
38		血栓性外痔/出血性外痔/脱垂性内痔	I84.300/I84.401	痔切除术	49.46	外痔切除术 HPV73306/内痔环切术 HPV73307
39				吻合器痔上黏膜环切术	49.4900x003	
40				痔上直肠黏膜环形切除吻合术(PPH术)	49.4901	

续表

序号	专业	疾病名称（对应疾病分类代码 国家临床版2.0）	疾病编码（对应疾病分类代码 国家临床版2.0）	手术名称（对应手术操作代码 国家临床版2.0）	ICD-9-CM-3 编码（对应手术操作代码 国家临床版2.0）	2012年版价格项目规范名称与编码（CCHI）
41	普通外科	单侧腹股沟疝，不伴有梗阻或坏疽	K40.900x011	单侧腹股沟直疝囊高位结扎术	53.0100x001	
42				单侧腹股沟斜疝囊高位结扎术	53.0202	腹股沟疝高位结扎术 HQS59301
43				腹腔镜下单侧腹股沟斜疝疝囊高位结扎术	53.0204	
44		脐疝	Q79.200	脐疝修补术	53.4901	脐疝修补术 HQQ83302
45		乳房良性肿瘤	D24.x00	乳房病损局部切除术	85.2100	乳腺区段切除术 HYA73308
46				乳房象限切除术	85.2200	乳腺象限切除术 HYA73309
47		副乳房	Q83.100	副乳腺切除术	85.2401	副乳腺整形术 HYA73313
48	泌尿外科	输尿管结石	N13.504	经尿道输尿管支架置入术	59.8x03	经尿道输尿管支架置入术 HRF62603/经膀胱镜输尿管支架置入术 HRF62604
49				膀胱镜下输尿管扩张术	59.8x00x001	经膀胱镜输尿管扩张术 HRF80601
50				输尿管镜输尿管支架取出术	97.6204	经尿道输尿管支架取出术 HRF64601
51		取出输尿管支架管	Z46.600x002	膀胱镜输尿管支架取出术	97.6205	膀胱镜输尿管支架取出术 HRF64602/经电子膀胱镜输尿管支架取出术 HRF64604
52		尿道肿物	N36.901	尿道病损切除术	58.3901	尿道良性肿物激光气化切除术 HRJ73601

续表

序号	专业	疾病名称（对应疾病分类代码国家临床版2.0）	疾病编码（对应疾病分类代码国家临床版2.0）	手术名称（对应手术操作代码国家临床版2.0）	ICD-9-CM-3编码（对应手术操作代码国家临床版2.0）	2012年版价格项目规范名称与编码（CCHI）
53		单纯性肾囊肿	N28.101	肾囊肿去顶术	55.0105	经腹腔镜肾囊肿去顶术 HRB73501
54		尿道狭窄	N35.900	尿道扩张	58.6x00	尿道狭窄扩张术 HRJ80301
55		鞘膜积液	N43	睾丸鞘膜积液切除术	61.2x00	交通性鞘膜积液修补术 HSB83302
56		无精子症	N46.x01	显微镜下睾丸切开取精术	62.9900x001	显微镜下睾丸切开取精术（MT-SA）HSB60302
57		阴囊肿物	N50.902	阴囊病损切除术	61.3x03	阴囊肿物切除术 HSM73301
58		精索静脉曲张	I86.101	精索静脉高位结扎术	63.1x01	精索静脉曲张高位结扎术 HSM59301
59	泌尿外科	尿道口息肉	N36.201	尿道口病损切除术	58.3906	尿道良性肿物激光气化切除术 HRJ73601
60		附睾肿物	N50.903	附睾病损切除术	63.3x03	附睾切除术 HSD73301
61		阴茎硬结症	N48.600	阴茎病损切除术	64.2x01	阴茎硬结切除术 HSN73303
62		梗阻性无精子症	N50.800x031	附睾输精管吻合术	63.8300	显微镜下输精管附睾管吻合术 XHS00018
63		血精	N50.102	精囊镜探查术	60.1901	经尿道精囊镜探查术 FSJ09501
64		膀胱结石	N21.000	经尿道膀胱镜膀胱碎石钳碎石术	57.0	经尿道膀胱镜超声碎石取石术 HRG65606
65		睾丸肿物/无精症	N50.901/N46.x01	闭合性[经皮][针吸]睾丸活组织检查	62.1100	睾丸穿刺活检术 FSB07101
66				开放性睾丸组织检查	62.1200	睾丸切开活检术 FSB07301

续表

序号	专业	疾病名称（对应疾病分类代码 国家临床版2.0）	疾病编码（对应疾病分类代码 国家临床版2.0）	手术名称（对应手术操作代码 国家临床版2.0）	ICD-9-CM-3编码（对应手术操作代码 国家临床版2.0）	2012年版价格项目规范名称与编码（CCHI）
67	泌尿外科	PSA增高，前列腺增生	R77.800x002/N40.x00	前列腺穿刺活检术	60.1101/60.1100x003	经直肠前列腺穿刺活检术 FSK07101/经会阴前列腺穿刺活检术 FSK07102
68		肾囊肿	N28.1	肾囊肿硬化剂注射术	55.9601	肾囊肿穿刺硬化剂治疗 HRB48101
69	妇科	宫颈病变	N87	宫颈锥切术	67.2x00/67.3202	宫颈锥形切除术 HTG73401
70	骨科	腰椎间盘突出症	M51.202	内镜下腰椎间盘切除术	80.511	椎板间镜下腰椎间盘切除术 XHV00086/椎间孔镜下腰椎间盘切除术 XHV00087
71				椎间盘镜下后入路腰椎间盘切除术	80.5100x032	
72				椎间盘镜下前入路腰椎间盘切除术	80.5100x033	
73		取除骨折内固定装置	Z47.001	骨置入装置去除	78.6	骨内固定物取出术 HX664302
74		骨肿物/四肢及脊柱骨恶性肿瘤/四肢及脊柱骨良性肿瘤/四肢及脊柱骨交界性肿瘤	M89.9/C40/C41.2/C41.3/C41.4/C41.8/C41.9/D16.0/D16.1/D16.2/D16.3/D16.6/D16.8/D48.000x006/D48.000x010/D48.000x018	骨活组织检查	77.4	四肢骨穿刺活检术 FW607101/肢体骨肿瘤切开活检术 FW607301
75	皮肤科	腋臭	L75.000x001	腋臭切除术	86.3x05	腋臭切除术 HYU73301
76		瘢痕/增生性瘢痕(>5cm)	L90.5	瘢痕切除术	86.3x01	瘢痕切除缝合术 HYR73318
77	心血管内科	心绞痛	I20	单根导管的冠状动脉造影术	88.5700	经皮穿刺冠状动脉造影术 EACKU001

参考文献

1. 国际日间手术学会,中国日间手术合作联盟,译.日间手术发展与实践,北京:人民卫生出版社,2016.

2. 国际日间手术学会,中国日间手术合作联盟,译.日间手术手册,北京:人民卫生出版社,2015.

3. 瞿佳.眼科专科医院评价与管理.上海:上海科学技术出版社,2010.

4. 魏文斌.同仁眼科日间手术.北京:人民卫生出版社,2018.

5. 马洪升.日间手术[M].北京:人民卫生出版社,2016.

6. 中华人民共和国国家标准.医院洁净手术部建筑技术规范 GB 50333-2013[M].北京:中国建筑工业出版社,2014.

7. 陈捷茹,胡延秋,归纯漪.美国眼科日间手术护理管理见闻及启示[J].中华现代护理杂志,2019,25(19):2382-2385.

8. 宋谨,黄如春.医院日间手术室建设与管理在几点思考[J].中国医院建筑与装备,2016,7:27-29.

9. 王玉婕.基于医疗工艺设计的综合医院日间手术中心设计研究[D/OL].重庆:重庆大学,2017:58-68[2020-01-06].
   https://kns.cnki.net/kcms/detail/detail.aspx?dbcode=CMFD&dbname=CMFD201801&filename=1017723157.nh&v=09SVpr93HWAv2orB%25mmd2BoK1Z0qn57Qhupn aCbKhWfL1SphzU61zVse4q1MNWXPiPLXX

10. 赵秀芸,刘玉琦,李兆芝,等.内科慢性疾病在眼科专科医院中的管理[J].中国医学创新,2019,16(4):143-146.

11. 郭曲练,姚尚龙.临床麻醉学.4 版.北京:人民卫生出版社,2016.

12. Ronald D. Miller.邓小明,曾因明,黄宇光译.米勒麻醉学.8 版.北京:北京大学医学出版社,2016.

13. 雅各布森,著.田国刚,王颖林,译.日间手术的麻醉.上海:上海世界图书出版公司,2012.8.

14. 陈燕燕.眼科手术护理配合及护理操作[M].北京:人民卫生出版社,2019.

15. 闻大翔,李天佐,郭曲练.日间医疗麻醉与加速术后康复.上海:上海世界图书出版公司,2019.

16. 李文硕.实用眼科麻醉学.天津:天津科学技术出版社,2018.

17. 贺伟忠,张新,钱刚,等.术前 2 小时口服清饮对小儿心脏介入手术全麻诱导及术后恶心呕吐的影响[J].实用医学杂志,2017,33(3):440-442.

18. 赵凡,吴秀文.术前口服含碳水化合物饮料的方法及作用机制[J].肠外与肠内营养, 2018,25(2):120-122.

19. 金约西,姜婉娜,陈鸿飞,等.小儿眼科日间手术术前2小时口服多维饮料的应用观察 [J].中华全科医学,2019,17(1):32-35.

20. 金约西,姜婉娜,吴温馨,等.卡通视频辅助的术前访视对学龄前患儿术后不适应性行为 的影响[J].中华麻醉学杂志,2017,37(1):30-33.

21. 姜婉娜,金约西,吴温馨,等.围术期情景模拟视频对学龄前儿童苏醒期躁动及术后行为 的影响[J].中国急救医学,2017,37(z1):309-310.

22. Wang L,Su S,Bi Y,et al. Bat-origin coronaviruses expand their host range to pigs[J]. Trends Microbiol,2018,26(6):466-470.

23. Masters PS. Coronavirus genomic RNA packaging[J]. Virology,2019,537:198-207.

24. Chen Y,Liu Q,Guo D. Emerging coronaviruses:genomestructure,replication,and pathogenesis [J/OL]. J Med Virol,2020.

25. Lu R,Zhao X,Li J,et al. Genomic characterizationand epidemiology of 2019 novel coronavirus:implications for virus origins andreceptor binding[J/OL]. Lancet,2020.

26. 瞿佳,胡亮.新型冠状病毒肺炎眼部防护50讲.北京:科学技术文献出版社,2020.

27. 中华医学会检验医学分会.新型冠状病毒肺炎病毒核酸检测专家共识[J].中华医学杂 志,2020,100:E003.

28. 中华人民共和国卫生健康委员会.新型冠状病毒肺炎诊疗方案(试行第七版)[EB/OL]. (2020-03-03)[2020-04-03]. http://www.gov.cn/zhengce/zhengceku/2020/03/04/content_ 5486705.htm

29. 中华人民共和国卫生健康委员会.新型冠状病毒肺炎防控方案(第五版)[EB/OL].(2020-02-21) [2020-03-03]. http://www.nhc.gov.cn/jkj/s3577/2020 02/a5d6f7b8c48c451c87dba14889b30147. shtml

30. 郑美琴,吴文灿,陈蔚,等.新型冠状病毒肺炎防控期间眼专科机构开展病毒核酸检测的 必要性和可行性评估[J].中华实验眼科杂志,2020,38(3):257-260.

31. 黄小琼,瞿佳,陈燕燕,等.新型冠状病毒肺炎疫情期间佩戴护目镜的正确选择和防雾指 导[J].中华眼视光学与视觉科学杂志,2020,22(4):253-255.

32. 周翔天,瞿佳.新型冠状病毒与眼,我们所知道的与我们应该做的[J].中华眼视光学与 视觉科学杂志,2020,22(4):241-246.

33. Yu AY,Tu R,Shao X,et al. A comprehensive Chinese experience against SARS-CoV-2 in ophthalmology[J]. Eye Vis(Lond),2020,7:19.

34. 徐万洲,李娟,何晓云,等.血清2019新型冠状病毒IgM和IgG抗体联合检测在新型冠状 病毒感染中的诊断价值[J].中华检验医学杂志,2020,43.

35. 王季芳,洪怡莉,席淑新,等.应用最佳证据构建眼科日间手术患者围术期护理方案[J]. 中华现代护理杂志,2019,25(19):2386-2390.

36. 徐小奇,林超,陈燕燕.眼科医用高值耗材供应链管理体系的构建与应用[J].中华医院 管理杂志,2018,34(10):863-865.

37. 孙莲莲,杨汉喜,陈燕燕,等.患者参与医疗安全意愿及行为现状调查分析[J].中华医院 管理杂志,2017,33(9):697-700.

38. 于海琴,高正,谢晓眉,等.眼科日间手术"互联网+"信息平台的应用及效果评价[J].中 国护理管理,2020,20(1):11-14.